中德合作双元制老年护理专业人才培养精品教材

老年营养护理

主　编　苏　晗　白　柳　金　莉
副主编　王艳华　张玉婷　才艳红　姚月荣
编　委　（按姓氏笔画排序）
才艳红　　盘锦职业技术学院
王　硕　　盘锦职业技术学院
王子易　　盘锦职业技术学院
王术华　　盘锦职业技术学院
王艳华　　盘锦职业技术学院
白　柳　　盘锦职业技术学院
关　凌　　盘锦职业技术学院
苏　晗　　盘锦职业技术学院
李思思　　盘锦职业技术学院
杨　丽　　盘锦市社会福利院
迟冰媛　　盘锦市中医医院
张玉婷　　盘锦职业技术学院
范　华　　盘锦职业技术学院
金　莉　　盘锦职业技术学院
郑敏娜　　盘锦职业技术学院
孟　磊　　盘锦职业技术学院
姚月荣　　盘锦职业技术学院
高美静　　盘锦市中心医院
崔　丽　　盘锦市卫生健康委员会

华中科技大学出版社
http://www.hustp.com
中国·武汉

内 容 提 要

本书是中德合作双元制老年护理专业人才培养精品教材。

本书共分为十个项目,包括老年营养基础知识概览、老年人与其他人群营养饮食比较、老年人营养膳食模式、老年人饮食与健康的关系、社区老年人营养调查和评价、老年人营养饮食加工安全、患病老年人的营养护理、养老机构老年人的饮食护理、中国老年人的营养护理、家庭老年人饮食护理。书后还附有中国居民膳食营养素参考摄入量、常用食物成分表。

本书可供老年护理专业等相关专业教学使用。

图书在版编目(CIP)数据

老年营养护理/苏晗,白柳,金莉主编. ——武汉:华中科技大学出版社,2020.8(2024.1重印)
ISBN 978-7-5680-6520-7

Ⅰ.①老… Ⅱ.①苏… ②白… ③金… Ⅲ.①老年人-营养卫生 Ⅳ.①R153.3

中国版本图书馆 CIP 数据核字(2020)第 151726 号

老年营养护理
Laonian Yingyang Huli

苏 晗 白 柳 金 莉 主编

策划编辑:居　颖
责任编辑:张　琳　郭逸贤
封面设计:廖亚萍
责任校对:张会军
责任监印:徐　露
出版发行:华中科技大学出版社(中国·武汉)　　　电话:(027)81321913
　　　　　武汉市东湖新技术开发区华工科技园　　　邮编:430223
录　　排:华中科技大学惠友文印中心
印　　刷:广东虎彩云印刷有限公司
开　　本:889mm×1194mm　1/16
印　　张:18.25
字　　数:572千字
版　　次:2024 年 1 月第 1 版第 3 次印刷
定　　价:59.80 元

健康长寿是人类永恒追逐的梦想,机体生长与衰退和许多因素有关,其中营养是机体健康的物质基础。"民以食为天",人体只有从食物中不断地获取营养,才能维持机体的能量代谢与平衡,促进身体健康。随着年龄的增长,老年人的形态结构、生理功能发生了不同程度的退化,机体的老化特别是消化功能的改变,导致了饮食结构的改变,从而出现老年人营养状况不佳、免疫力下降、抗病能力减弱等情况,极大地影响了老年人的健康。为贯彻党的十九大精神,我国提倡"孝老爱亲"。给予老年人营养丰富、喜爱的美食就是对老年人的"孝";符合老年人年龄特点,根据老年人需要、为老年人提供耐心的优质的服务就是对老年人的"亲"。老年人的营养护理是延长老年人健康时段、减少残障、提高老年人生命质量的重要保障。

随着全球人口老龄化加剧,世界各国对老年人服务的需求日益增加,这对老年护理职业教育也提出了更高和更新的要求。2015年9月,国家发展改革委、教育部、人力资源和社会保障部、国家开发银行联合研究制定了《老工业基地产业转型技术技能人才双元培育改革试点方案》,旨在建立产教融合、校企合作的双元办学模式。由地市级人民政府结合地方自主推动方案实施,中央、省级有关职能部门出台配套支持政策措施。盘锦市申请并成功获批成为老工业基地产业转型技术技能人才双元培育改革试点城市。盘锦职业技术学院作为当地职业教育机构处于此次改革的中心位置,将建设一个符合国际标准的高度现代化职教园区,并在未来与本地区企业打造一个合作培育人才的新模式。

本书的编写以高职高专护理专业培养目标为依据,体现"产教融合、校企合作""强化教育引导、实践养成"的指导思想;以中德双元制教学模式为主体,实践高职教育教学改革,突出了学生在"做中学"的特点;根据老师提供的相关的知识材料,通过完成任务,培养学生自主学习基础知识、实训技能的能力;通过医学、老年相关的企业实践活动,培养高素质的适应老年护理事业的一线人才。

本书是基于《中德合作盘锦双元培育项目人才培养方案》编写,以现有医疗护理专业职业教育为基础,适用于老年护理专业等相关专业教学使用。本书的编写以"职业行动情境"为引领,以"学校教学领域"和"企业工作领域"为双元制教学单位,深入浅出,激发学生的学习兴趣,培养学生将理论知识与实践技能相结合,以及发现问题、分析问题和解决问题的能力,从而获得较高的专业能力、社会能力和个人能力,形成护士应有的职业素养,成为社会所需的高层次护理人才。本书以职业行动为导向,吸纳了德国护理专家的教学经验,通过职业行动情境的开发,导入任务,激发学生对新教学对象的兴趣,降低授课的复杂性。课程导入形式:问题导入、联想、感官-视觉展示、游戏、程序等。教学方法:头脑风暴、无声启发、模型/对象、卡片式问卷、时间表、先行组织者、测试等。组织形式:小组研讨(课堂管理、材料准备、分组原则、任务的分配)。教师行为:设计任务、分组、布置任务、解释问题、分发教学材料;学生讨论时,教师进行巡视并回答问题,必要时进行管理、检验成果。学生行为:小组管理、完成任务。教学流程:组织/导向、了解相关背景信息、计划、决定、执行/展示、监督、评价/反思、系统化等教学过程。引导学生运用恰当的方法,正确使用工具,使学生能在"做中学",完成并创新成果。改革创新、适应护理人才需求,是

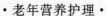

我们永远的追求!

　　本书在编写过程中,得到了各界同行的大力支持。盘锦市社会福利院的杨丽副院长提供了老年人营养饮食配餐表、照片等;盘锦市中心医院的高美静护士长提供了老年妇女疾病的营养问卷;盘锦市兴隆台迎宾社区和双台子区社会福利院的领导提供了大量的帮助;盘锦职业技术学院 GIZ 中德项目小组的领导和德国专家 Astrid、Anja Lull、Anke Bordihn、Seltrecht 及翻译李琳、杨钧杰、陈曦提供了很多指导和帮助;老年护理中德班的学生在教学过程中也积极配合。在此一并表示衷心感谢! 由于篇幅有限,编委人数限制,对不能出现在编委名单里的人员深表歉意。

　　在此,特别感谢华中科技大学出版社的领导和编辑对编委们的悉心指导。

　　由于首次尝试采用中德双元制教学理念编写教材,编者水平有限,加之时间紧、任务急,难免出现错误和纰漏,真诚地希望读者及同仁给予批评指正,并提出宝贵意见以帮助本书逐步完善。

苏　晗

目 录

MULU

绪　　论

一、营养学发展简史

人类在漫长的生活实践中对营养逐渐由感性认识上升到科学认识。营养过程是一种最基本的生理过程，从生理的角度出发，人们一开始就注意了营养学的研究，因而营养学是一门很古老的科学。早在两千多年前，《黄帝内经·素问》即总结出"五谷为养、五果为助、五畜为益、五菜为充"科学的配膳原则，确切地指出合理膳食所需的食物及各类食物在膳食中的地位：五谷杂粮供给人类能量；动物性食物供给人类动物蛋白质，有益于健康；水果生食供给人类维生素；蔬菜供给人类无机盐、维生素以及膳食纤维。这对指导当时人们的合理膳食起到了重要作用，而这些思想依然为现代人所用。

现代营养学起源于 19 世纪末，19 世纪到 20 世纪初是发现和研究各种营养素的鼎盛时期。基础营养侧重从生物科学和基础医学角度揭示营养与机体间的一般规律。从 19 世纪中叶开始，经过长期探索，人们逐渐认识到蛋白质、脂肪、糖类、矿物质以外的营养素，即维生素的生理作用。对微量元素的大量研究始于 20 世纪 30 年代，当时世界一些地方出现原因不明的人畜地区性疾病，经研究认为与微量元素有关。如 1931 年有研究发现人的氟斑牙与饮水中氟含量过多有关，1937 年发现仔猪营养性软骨障碍与锰缺乏有关等。从此，开始了微量元素研究的热潮。在以后的几十年间，铜、锰、硒、锌等多种微量元素被确认为是人体所必需的微量元素。

第二次世界大战以后，生物化学及分子生物学的发展为探索生命奥秘奠定了理论基础，分析技术的进步又大大地提高了营养学研究的速度和有效性。酶、维生素及微量元素对人体的重要作用不断地得到印证，营养与疾病、营养与美容的关系也得到进一步阐明。营养科学进入了实验技术科学的鼎盛时期。对营养科学规律的认识也从宏观转向微观、更微观方面。以分子营养学的研究手段阐述各种营养相关疾病的发病机制，探讨营养素与基因间的相互作用，并从分子水平利用营养素预防和控制这些相关疾病，已成为 21 世纪营养学的研究热点。

近年来，对基础营养的研究有许多新的进展，例如膳食纤维的生理作用及其预防某些疾病的重要性逐渐被认识。对多不饱和脂肪酸特别是 n-3 系列的 α-亚麻酸及其在体内形成的二十碳五烯酸（EPA）和二十二碳六烯酸（DHA）的研究越来越受到重视，α-亚麻酸已被许多学者认为是人体必需的营养素。叶酸和 B 族维生素与出生缺陷及心血管疾病病因关联的研究已深入到分子水平。维生素 E、维生素 C、β 胡萝卜素及微量元素硒、锌、铜等在体内的抗氧化作用及其机制的研究已成为当前热点。微量元素、维生素等营养物质对人体美容的影响也日渐深入到营养素生理功能的研究，说明其已经不仅仅具有预防营养缺乏病的作用。膳食、营养与一些重要慢性疾病（癌症、心脑血管疾病、糖尿病等）及人体美容的关系已成为现代营养学的一项重要内容。越来越多的研究资料表明，营养与膳食因素成为这些疾病的重要病因或预防和治疗这些疾病的重要手段。如高盐可引起高血压；蔬菜和水果对多种癌症有预防作用；叶酸、B 族维生素与同型半胱氨酸血症及冠心病的关系；食物的血糖生成指数与糖尿病的关系等。这些方面的研究还在不断发展。另外一些研究表明，癌症、高血压、冠心病、糖尿病乃至骨质疏松症等疾病的发生和发展都与一些膳食因素有关，尤其是由于营养不平衡而导致的肥胖，是大多数慢性疾病的共同危险因素。还有一些研究表明，缺乏维生素 E、维生素 C、β 胡萝卜素及微量元素硒等与人体皮肤色斑形成有一定关系。所以，世界卫生组织强调，在社区中用改善膳食和进行适当体力活动为主的干预方式来防治多种主要慢性疾病是很重要的。

在食物成分方面，除营养素以外，近年来食物中的非营养素生物活性成分成为研究热点。这是因为有些流行病学观察结果难以用营养素来解释，如蔬菜、水果对癌症的预防作用，难以用所含的维生素和矿物质来解释，同时，越来越多的动物实验结果和一些流行病学研究资料表明，这些成分具有预防癌症的重要功能。目前，最受重视的非营养素生物活性成分如下：茶叶中的茶多酚、茶色素；大蒜中含有的硫化物；蔬菜中的胡萝卜素及异硫氰酸盐；大豆中的异黄酮；蔬菜和水果中的酚酸类；魔芋中的甘露聚糖以及姜黄素、红曲等。如果再加上一些药食两用食品以及保健食品中的人参皂苷、枸杞多糖、灵芝多糖等，则可形成一大类不同理化性质和生理生化功能的营养成分。这些成分中的大多数具有不同强度的抗氧化作用和免疫调节作用。有较多动物实验和少数流行病学研究表明，这些成分对心血管疾病和某些癌症具有预防作用。尽管目前还没有可靠的流行病学证据表明从一般膳食中摄入的这些成分的量确实对健康有促进作用或对某些慢性疾病有防护作用，但是多数学者认为这个新领域无论在理论上还是在实际应用上均具有广阔的前景。经过长期的实践与发展，营养学已发展为人类营养学、公共营养学、预防营养学与临床营养学等分支学科。随着分子生物学与临床医学的迅速发展，营养学的一些新领域正在不断拓展，如美容营养、分子营养、完全胃肠外营养、营养与癌症、营养与机体的抗氧化延缓衰老等。

营养学的进展和成果只有被广大民众了解和应用后才能发挥更大的作用，为了指导民众合理选择和搭配食物，世界各国都制定了膳食指南。膳食指南的内容随着营养学的研究进展而不断被修改。

现代营养学在我国也有了飞速发展，并取得了显著成就。20世纪80年代，我国先后组织了两次全国性的营养调查，全面了解了我国居民的基本营养状况，制定并修改了我国居民膳食指南，提出我国营养改善计划，重新制定了我国居民膳食营养素参考摄入量标准，并使我国营养学队伍不断发展、壮大。目前，营养学在预防医学、临床医学、卫生保健学、康复医学中都发挥着重要作用。

然而，要真正做到改善国民营养、增强全民体质和预防疾病，除了政府制定和颁布有关的政策法规和标准以外，全民的参与是十分重要的。因此，广泛开展营养宣传教育，将营养改善作为健康促进的一项重要内容具有十分重要的意义。当前，我国面临着两个方面性质截然不同的营养问题：一方面是营养不良和营养缺乏的问题还没有得到根本解决，微量营养素（如铁、维生素A、碘、锌等）以及钙的缺乏也比较普遍，即使在城市，儿童、孕产妇、老年人的缺铁性贫血仍不容忽视。另一方面已经出现了由于营养不平衡和体力活动不足所致的肥胖和一些主要慢性疾病（如癌症、心脑血管疾病、糖尿病等）的上升，在城市和富裕的农村地区尤为明显。这是我国现阶段在营养工作中面临着的双重挑战。我们相信，只要有政府的重视，营养工作者的努力，以及广大人民的积极参与，在一段时间内将会取得可喜的成绩。营养平衡的膳食不仅能提高人们的身体素质，还是人们美容不可缺少的要素。随着社会的发展，营养研究也将成为21世纪的热点课题。

二、营养学在医学中的地位

随着我国社会、经济、科技、文化的发展和医学的不断进步，未来的卫生服务已不是单纯的治疗服务，而是集治疗、预防保健和社会医学服务于一体的综合性服务。21世纪的中国卫生事业将是以预防保健为主、具有中国特色的社会主义卫生事业。因此，预防医学将成为医学发展的重点学科，营养与膳食是预防医学范畴中的重要学科之一，具有新的发展前景。本学科研究的内容涉及人的生长、发育、健康和长寿相关的问题。

人从胚胎期开始到生命终止的整个生命过程都需要营养供给，因此，营养是维持生命的物质基础。人们每日通过进食摄取身体所需的各种营养素，以保障正常的生长发育和从事各种社会活动的需要。人体需要的营养素有几十种，概括为七大类：蛋白质、脂类、碳水化合物、维生素、矿物质、水和膳食纤维。各种营养素都有独特的营养功能，一种营养素可兼有几种生理功能，各种营养素的功能可归纳为供给能量和调节生理功能。

随着科学的发展,人们逐渐掌握了生、老、病、死的规律,更加明确营养在生命过程中的重要作用,认识到合理营养不仅能提高一代人的健康水平,而且还能改善民族素质、造福子孙后代。营养失调、营养过剩或不足都会给健康带来不同程度的危害。饮食无度、营养过剩可导致肥胖症、糖尿病、胆石症、动脉硬化、高血压及心脑血管疾病,还可成为某些肿瘤和多种疾病的诱因。营养缺乏或不足所产生的影响也很复杂,涉及优生、优育、免疫功能、预期寿命和劳动能力等各个方面。孕期营养不良可导致早产、流产,甚至畸胎、死胎;婴幼儿营养不良可导致体格瘦弱、智力发育不良、患病率和病死率增高。合理营养可促进婴幼儿、儿童及青少年的生长发育,改善成年人的健康状况,使人精力充沛、体格健壮,生产、工作效率提高,对疾病的抵抗力增强,并可使壮年期延长,防止过早衰老,从而延长寿命。世界卫生组织将合理营养定为保证健康的四大基石(心理健康、体育锻炼、合理营养、健康生活行为)之一,营养与膳食在医学中的作用和地位正在不断提高。

随着护理科学的发展,护理学由简单的医学辅助学科发展成为现代独立的护理学,而营养护理在护理工作中占有重要的地位。营养护理的支持大大加强了临床的治疗效果,成为临床综合治疗的重要组成部分。营养护理的实施明显改善了患者的营养状况,增强了患者的抗病能力,纠正了代谢紊乱,减轻了患病器官的负荷,有效地提高了治愈率,明显地缩短了病程。

食品卫生对人体健康的影响更加直接和重要,食品受到污染可引发肠道传染病和寄生虫病,还可引起急、慢性中毒,并带来潜在危害。随着工农业生产的发展,食品的污染问题日益严重,如何防止和消除这些危害是当前食品卫生工作的重要内容。因此,营养与膳食直接关系着人民的健康,它在医学中占有极其重要的地位。

三、食物对性格、行为的作用

食物影响人类的性格和行为。在动物界,食肉动物与食素动物的性格和行为差异很大,前者凶猛而后者温顺。人类中,多食肉的民族和以素食为主的民族在民族性格方面差别也很大。幽默大师林语堂在《生活的艺术》一书中曾经提到他对食物与性格关系的见解:以素食为主的人终身以管自己的事为主,而以肉食为主的人专以管别人的事为生。日本学者也认为性格并不是与生俱来的。事实上,每日摄取的食物可以决定个性。比如喜欢吃肉的人个性比较活泼,盐分摄取过多的人较内向、阴沉,因此不同的食物对个性的形成会造成不同的影响,如果摄取得当,可应用食物来改善个性。

饮食习惯也会影响行为和性格。美国营养学学术期刊 *Nutrition Reviews* 曾经有一系列食物对行为的影响的研究报道,其中提到,长期的饮食习惯对行为的影响是可以肯定的。例如某些氨基酸和维生素的缺乏,极可能会导致性格忧郁,这类改变也有了生物化学方面的依据。通常生理方面的改变会影响心理。一个饮食均衡且健康的人,精神焕发、朝气蓬勃,自然也就较为乐观进取、自信积极,也较有冒险向上的精神。如今的速食食品普遍都含有很高的热量,营养不均衡,常吃容易肥胖,使人精神较差、依赖心重、反应较慢。除了食物本身之外,吃的习惯也可能影响人们的健康。例如,吃得太快的人较易进食过量,而细嚼慢咽的人较能满足食欲、控制食量,身材也较易维持,个性也较稳定、安静。通常不吃早餐的人不但不能减肥,反而可能危害健康,导致血糖低而精神差、耐性差,注意力不集中,变得暴躁易怒。美国的一项营养调查发现,常吃过度加工的食品的人可能较健忘,容易焦虑、情绪不稳定、注意力不集中、缺乏耐心、容易紧张、思绪混乱、较易有自杀倾向等。而在生理方面也可能有肌肉易抽搐,易流手汗,食欲强烈,心律不齐,眼睛怕光,视物模糊,不易熟睡和盗汗等表现。此外,身体各器官细胞的营养和代谢也受到饮食习惯和内容的影响,进而影响内脏器官的功能。例如脑细胞的功能状况与人的性格行为有密切关系。所以,有种说法是"您的表现和您的食物有关。您如果觉得您的个性有许多缺点,您可能就应该检讨下您的饮食习惯。"

不当的饮食也是健康的隐形杀手。随着生活水平的提高,现代人的食物趋于精细,高脂肪、高热量、高蛋白的"三高"饮食结构,使得肥胖病、糖尿病、高脂血症、动脉粥样硬化、冠心病等患者增多。研究显示,糖尿病、冠心病、中风、癌症等疾病,与我们日常生活中摄取的食物种类有密切关系。人的死因有

70％是与摄取过量"三高"食物有关。但许多患者并没有及早意识到情况的严重性,待身体出现症状后才开始重视。

我们知道,人类必需的营养素有七大类:碳水化合物、蛋白质、水、脂类、维生素、矿物质、膳食纤维。那么如何建立正常合理的饮食结构呢?食物可分为五大类,即谷类及薯类,动物性食物,豆类和坚果,蔬菜、水果和菌藻类,纯能量食物。它们提供维生素、矿物质、脂肪、碳水化合物和蛋白质五种营养素。此外膳食纤维和水也是维持健康所必需的。越来越多的研究证明,饮食与健康的关系密切,困扰现代人的慢性疾病可以通过改善营养和饮食习惯来预防。

四、心理、情绪与健康

1. 保持良好的心情对身体健康有重要意义　医学心理学认为,所谓心理健康,即人对内部环境具有安全感,对外部环境能以社会认可的形式去适应。也就是说,人们在自然和社会环境中,遇到困难、挫折和重大变化等情况时,心理不会失衡,能适应和克服。

保持心理健康已成为全社会共同关注的问题,在当前和今后都具有十分重要的意义。

1)心理健康是人们健康的重要组成部分　健康长寿是人们在社会经济生活提高到一定水平之后的一种强烈的心理要求,也是人生重要求索目标之一。可是,人们对健康的认识往往局限于躯体的健康,而对心理健康缺乏足够的理解和认识。现代医学认为健康是生理健康与心理健康的有机统一,两者在一定条件下能互相影响与转化。所以,心理健康与生理健康(躯体健康)同等重要。

2)保持心理健康是社会环境的需要　人作为社会的一员,必然要不断地对人生的奋斗目标(如生活、工作等各方面)进行顽强的拼搏和不懈追求。当社会无法满足人的部分或全部需要时,就必然会对人们的心理产生一些不良的刺激和反应,这些不良的刺激和反应如果不能用正确的方法及时地排除或疏解,就会因人而异产生不同的心理、社会疾病(心理缺陷及精神病)和心理、生理疾病(心身疾病)。这两类疾病无疑会给患者带来痛苦,同时也会给社会造成很大的负担。

3)保持心理健康可防止心身疾病的不断上升　随着社会竞争日益激烈,发病率逐年增高。有些地区已深刻地认识到心理健康的重要性,设立了心理门诊、心理咨询,了解心理疾病的起因及危害,教会人们如何在日常生活中检视自己并用正确的方法预防和治疗心理疾病,这是做好个人心理保健的关键。

2. 心理健康的标准

1)有适应社会环境的能力　热爱生活和工作,能适应自己的生活和进入工作角色;有切合实际的生活目标,能正视现实,接受现实,随遇而安,从不怨天尤人,从不觉得"生不逢时"。

2)能正确对待自己和控制情绪　充分了解和恰当评估自己,有自知之明,不自责、不自怨、不自卑,不给自己制造心理危机;能协调和控制自己的情绪,喜不狂、忧不绝、胜不骄、败不馁,对人有礼、不卑不亢、富有自信心和安全感。

3)善于学习,富于正义　坚持"活到老学到老",永葆青春活力;能认清挫折,善于从失败中寻找成功之道;在不违背国家和集体利益的前提下,适当满足个人的兴趣、爱好和基本要求;能经常帮助别人,不是为了回报,而是助人为乐。

4)保持良好的人际关系　严以律己,宽以待人,奉公守法,多做贡献;对人有同情心、友善、信任、尊重。我们生活在复杂多变的社会中,与各种各样的人都要打交道,要互相产生良性影响。

5)保持完整和谐的人格　人格是个人心理品质的总和,包括理想、信念、性格、气质、兴趣、道德和人生观等。和谐就是要全面、平衡地发展,避免脆弱、不稳定、极端的内向或外向等各种心理缺陷。

3. 影响心理健康的因素　随着社会的变革和生活节奏的加快,人的生存环境发生了变化,各种矛盾也日益增多,影响心理健康的因素也随之增多。

1)社会竞争激烈,心态失衡　随着市场经济的发展,新体制的建立,人们为了生活、工作和学习要接受来自各方面的刺激,如高考落榜、就业困难、职称评定、财产损失、股市风险等。处在信息时代,人们每日要接收大量的信息,忙碌的生活使大脑处于紧张状态,心理压力不断上升。这些都会导致不平衡的心态。

2）个人情感生活及家庭社会关系突变 如失恋、丧偶、婚变、失去子女、父母离世，以及赡养老年人、抚育子女、婆媳关系、妯娌相处等问题，都会使人的精神受到明显刺激，从而影响心理健康。

（白 柳）

项目一　老年营养基础知识概览

 ## 学习导航

　　人的健康除了与遗传基因有关，营养也是极其重要的因素。人们每日摄取食物以获取所需的营养素和能量。这些人体生命活动所必需的营养素既具有各自的功能，在代谢过程中又密切联系，共同调节和参与生命活动。随着科学的不断进步，人们对食品安全逐渐重视，对食物的获取、选材、加工都有了严格的安全措施，提高了饮食安全，为老年人的身体健康保驾护航。人们渴望健康，提高保健意识是现代经济发展、社会进步的体现，而宣传营养知识和对人们进行营养指导是预防疾病、促进健康的重要措施。营养不良和营养过剩都会加速衰老，这也是许多老年常见病高发的重要原因。

 ## 学习目标

领　　域	学 校 学 习	企 业 学 习
内容	1. 营养的专业知识内容 2. 老年人营养与饮食的关系 3. 营养护理的发展历史 4. 食品安全常识	1. 在实践中观察营养物质的来源与用途 2. 运用适当的方法对提高老年人合理营养意识进行健康宣教并总结
需要培养的职业能力	1. 学生能运用正确的方法对营养物质进行分类并能描述营养物质的来源 2. 通过分析老年人营养与饮食的关系，学生能了解营养素的价值，实施对老年人的营养健康宣教 3. 学生能总结与反思在对老年人进行营养与健康关系认识的宣教过程中存在的问题	

 ## 职业行动情境

李奶奶瘦得好可怜

　　寒假的一天，董同学来到李同学家，李同学的妈妈正在给李奶奶喂饭，已经喂了30分钟，李奶奶也没吃上两口饭。李同学的妈妈喂红烧肉，李奶奶不要，喂饭也摇头，就是喝点汤。李同学说："你不知道，我奶奶今年78岁，吃饭可费劲了，我妈妈都喂她5年了，一顿饭要吃上40

~50分钟,不是菜不想吃,就是饭不好吃,还经常发脾气。"看着李奶奶瘦成这样,董同学觉得她好可怜。

◎ 行动情境任务

纠正营养失衡的老年人的饮食习惯。

·行动情境任务的导入

追求长寿是永恒的主题,职业行动情境中的李奶奶何尝不希望长寿?但李奶奶不知道什么是健康长寿,不喜欢的食物不吃,挑食、偏食现象严重,性格倔强、任性。我们的教学是以职业行动情境为导向,让学生通过学校里的理论教学掌握营养专业知识,通过老年营养护理的手段,在企业进行实践学习,验证对老年人进行营养饮食基础知识的宣教是否有效,对取得的成果进行总结,以便更好地服务于老年人,促进老年人健康长寿。

·行动情境任务的分析

食物能提供人体所需要的营养素。营养素分为几类?营养素的来源是什么?营养素的作用是什么?营养护理的发展历史如何?应运用哪些手段和方法对老年人及社会各年龄阶段的群体进行营养健康宣教?带着这些问题我们走进以下模块。

学校教学领域

老年人偏食的护理计划

学习领域	根据老年人的个人情况和情境特点开展护理工作	所需学时:____学时
学习情境	"李奶奶瘦得好可怜"——老年营养护理基础知识	所需学时:____学时

根据教学大纲应获得的能力

1.学生能列举营养素分类及营养素的来源
2.学生能分析老年人的营养素的需要特点
3.学生能描述营养护理的发展历史
4.学生能运用恰当的方法制作小视频"偏食现象导致的结果"
5.学生能在实习老师的指导下对老年人进行健康宣教
6.学生能总结并反思在为老年人进行营养指导的过程中出现的问题

"老年营养基础知识概览"的教学内容

职业行动情境

寒假的一天,董同学来到李同学家,李同学的妈妈正在给李奶奶喂饭,已经喂了30分钟,李奶奶也没吃上两口饭。李同学的妈妈喂红烧肉,李奶奶不要,喂饭也摇头,就是喝点汤。李同学说:"你不知道,我奶奶今年78岁,吃饭可费劲了,我妈妈都喂她5年了,一顿饭要吃上40~50分钟,不是菜不想吃,就是饭不好吃,还经常发脾气。"看着李奶奶瘦成这样,董同学觉得她好可怜。

Note

7

续表

项目	作业
组织/导向	1.营养素分类 要求： (1)谈谈对李奶奶的感受(无声的启发) (2)分析李奶奶不吃饭的原因(小组讨论,答案写在题板上) 2.学生进行食品分享活动 要求： (1)学生折纸盒 (2)学生将喜欢吃的食物名称写在卡片上放入纸盒里 (3)学生选择站队(每排的第一个人分别代表一种偏爱的食物) 小组折盒 (4)选择偏爱食物站队结果,填入练习1 (5)谈谈感受 (6)谈谈同学们是否有偏食现象
了解相关背景信息	3.分析李奶奶是否有偏食现象并说明理由(小组讨论),完成练习2 要求： (1)阅读学习相关材料 (2)绘出李奶奶多年饮食行为及规律的数轴 (3)学生可以在手机上查询李奶奶同龄人的生活经历、饮食习惯及营养情况,完成练习3 (4)分4个小组抽签(幼儿组、青少年组、中年组、老年组) 4.听老师讲述营养护理的发展历史,回答问题,完成练习4 小组展示
计划	5.对李奶奶偏食行为进行指导(小组讨论) 要求： (1)通过手机在互联网查询偏食的指导内容 (2)每小组提出一个(共4个)

Note

续表

决定	6.以"偏食的后果"为题进行角色扮演 要求： (1)小组角色扮演(用手机录制小视频) (2)完成剧本的编写(如缺乏碳水化合物、水、蛋白质、维生素等的表现),以抽签的方式选择,完成练习5
执行/展示	7.小组表演 要求： (1)分工明确、准备用物 (2)练习认真(语言清晰、说普通话、态度端正) (3)表演并录制视频,发给老师存档
监督	8.监督其他小组的活动 要求： (1)抽签,产生互相监督小组 (2)保密,向其他小组学习 (3)观察监督的小组的情况(分工、用物准备、练习程度) (4)记录
评价/反思	9.小组抽签回答问题,完成练习6 要求： (1)小组互评(每个小组必须对其他小组点评) (2)小组自评(评价应真实具体) (3)老师点评(一针见血地指出优点、缺点) (4)回答问题,完成练习6 10.营养知识小组对抗赛(在学习通题库选题)
系统化	12.讨论老年人贪食的后果并设计应对方案(阅读相关材料)完成练习7

学校练习部分

练习	姓名：	学号：		班级：		组别：			
练习1	学生选择喜爱的食物站队结果表								
	种类	水	蛋白质	糖类	矿物质	维生素	膳食纤维	脂类	备注
	人数								

练习2	1.李奶奶是否偏食？说明理由。 2.偏食的后果如何？ 3.列举老年人的营养素需要的特点。 4.绘制李奶奶多年饮食行为习惯表。 幼年　　　青少年　　　中年　　　老年
练习3	根据数轴上显示的李奶奶不同时期的结果分析其是否偏食。
练习4	1.营养护理起源于哪个年代？ 2.中国的营养护理最早出现在哪个年代？ 3.营养护理对老年护理有哪些作用？ 4.营养与饮食的关系如何？
练习5	偏食行为表现内容和指导： 1.缺乏碳水化合物的表现 2.缺乏水的表现 3.缺乏蛋白质的表现 4.缺乏维生素的表现 剧本纲要： 1组 2组 3组 4组
练习6	题板A： 1.青少年的能量需求大,蛋白质需求高,膳食应如何安排？ 2.人乳含量较少的营养素是什么？ 题板B： 1.影响成年人热能的因素有哪些？ 2.老年人每日营养素摄入量的上限是多少？ 题板C： 1.婴儿缺铁性贫血的发病高峰期是什么时候？ 2.老年人合理膳食的基本要求是什么？ 题板D： 1.婴儿开始添加辅食的时间是什么时候？ 2.可能引起孕期贫血的因素有哪些？
练习7	小组完成:讨论老年人贪食的后果并设计应对方案。

企业工作领域

老年人偏食不良习惯的改变

企业名称/类别	××老年社会福利院		负责人	
	养老机构	实习时间		
指导教师/职业	杨××			
学生/培训生	董××			
小组				
学习领域	根据老年人的个人情况和情境特点开展护理工作		所需学时：____	
学习情境	"李奶奶瘦得好可怜"——老年营养护理基础知识		所需学时：____	
流程	作业			
	独立完成		指导老师帮助	
观察	绘制老年人就餐统计表		1.学生观察养老院老年人的就餐情况并记录 要求：尊重老年人，与老年人沟通要和善，保护老年人隐私。将数据填入表格，完成练习1 2.学生参观养老院食堂 要求：遵守规章制度并记录	
交流/操作	向营养师咨询各种营养素的作用，绘制老年人选择食品表，完成练习2		完成老年人饮食习惯问卷（参考材料1）	
实施	1.与老年人一起观看制作的小视频"偏食的后果" 2.观察老年人的表现并记录		请指导老师对"偏食老年人的护理计划"进行指导，进行健康教育宣传，完成练习3	
评价	自己	给老年人吃不喜欢的食物，考虑老年人的感受，完成练习4	反思在实践过程中遇到问题，写一份关于在实践过程中的感受的实习笔记，比较在学校学习和在企业学习的异同点，完成练习5	
	小组	组间互评，小组自评 给出合理的建议，指出优点、缺点		
	指导老师	根据企业的考核标准给学生评分，写评语		
系统化	如何纠正食欲很好（贪食）的老年人暴饮暴食的习惯？写出护理计划，完成练习6		由于人民生活逐渐富裕，肥胖儿童增多，有人说："这大胖小子真可爱！"谈谈你的观点，并写出一份纠正儿童营养失衡的护理计划，完成练习7	

Note

企业练习部分

练习	姓名：	学号：	班级：	组别：

练习1

老年人就餐统计表

老年人姓名	食物种类	饮食情况

练习2

老年人选择食品表

老年人	种类	营养	种类	营养	种类	营养	种类	营养	种类	营养	种类	营养	备注
1													
2													
3													
4													
5													
6													

练习3 指导老师对"偏食老年人的护理计划"提出指导意见。

练习4 给老年人吃不喜欢的食物，谈谈你在实践过程中的感受。

练习5

实习日志

姓名	感受	
	企业	学校
相同点		
不同点		
总结		
老师评价		

练习6 如何纠正食欲很好（贪食）的老年人暴饮暴食的习惯？写出护理计划。

练习7 谈谈你对"这大胖小子真可爱！"这句话的观点，写出一份纠正儿童营养失衡的护理计划。

（苏　晗）

问卷　老年常用的营养成分摄入量问卷

1.您的性别

□男　　　　　　□女

2.您的年龄段

□60～65 岁　　□66～70 岁　　□71～75 岁　　□76～80 岁　　□80 岁以上

3.您每日蛋白质的摄入量[g/(kg・d)]

□1.27　　　　　□高于 1.27　　□低于 1.27

4.您每日脂肪的摄入量(mg)

□10～20　　　　□20～30　　　□30～40

5.您每日维生素 B_1 的摄入量(mg)

□低于 1.3　　　□1.3　　　　　□高于 1.3

6.您每日维生素 B_2 的摄入量(mg)

□低于 1.4　　　□1.4～1.5　　□高于 1.5

7.您每日维生素 B_6 的摄入量(mg)

□低于 1.2　　　□1.2～100　　□高于 100

8.您每日维生素 B_{12} 的摄入量(mg)

□低于 2.4　　　□2.4　　　　　□高于 2.4

9.您每日维生素 C 的摄入量(mg)

□低于 100　　　□100～1000　□高于 1000

10.您每日维生素 A 的摄入量(μg)

□低于 700　　　□700～800　　□800 以上

11.您每日维生素 D 的摄入量(μg)

□低于 10　　　□10～20　　　□20 以上

12.您每日维生素 E 的摄入量(μg)

□14　　　　　　□低于 14　　　□高于 14

13.您每日钙的摄入量(mg/d)

□3000　　　　　□低于 3000　　□高于 3000

14.您每日磷的摄入量(mg/d)

□700　　　　　□700～3500　　□高于 3500

15.您每日钾的摄入量(mg/d)

□2000　　　　　□低于 2000　　□高于 2000

16.您每日钠的摄入量(mg/d)

□2200　　　　　□低于 2200　　□高于 2200

17.您每日镁的摄入量(mg/d)

□350　　　　　□350～700　　□高于 700

(王术华)

Note

学习园地

材料 1　营养基础

　　人体不断从外界摄取食物,经过消化、吸收、代谢和利用食物中身体需要的物质(养分或养料)来维持生命活动。营养是一种全面的生理过程,而不是专指某一种养分。食物中的养分称为营养素。它们是维持生命的物质基础,没有这些营养素,生命便无法维持。人体需要的基础营养素约有 50 种,归纳起来分为六大类,即蛋白质、脂类、糖类(碳水化合物)、维生素、矿物质和水。近年来发现膳食纤维也是维持人体健康必不可少的物质,列为第七类营养素。这些营养素在体内功能各不相同,概括起来可分为三个方面:供给能量以满足人体生理活动对能量的需要;作为构建和修补身体组织的材料;在体内物质代谢中起调节作用。

一、能量

　　能量不仅是维持机体正常活动的基础,也同时影响其他营养素的正常代谢,因此能量代谢是营养学中应首先考虑的问题。食物摄取过多,能量的摄取量大于消耗量,剩余的能量将以脂肪的形式储存于体内,人体逐渐肥胖,从而带来一系列生理功能的改变,甚至发生疾病。反之,食物摄取不足,能量的摄取量小于消耗量,人体逐渐消瘦,也会带来一系列不良后果。

　　1. 概述

　　1)能量单位　能量的国际单位是焦耳,营养学中还常使用千焦。1000 kJ＝1 MJ。能量常用的单位是卡、千卡,两种能量单位之间可换算。1 cal＝4.184 J;1 J＝0.239 cal。

　　2)能量来源和能量系数　人体所需的能量主要来源于食物中的糖类、脂肪、蛋白质。能量系数是每克糖类、脂肪、蛋白质在体内氧化产生的能量值:1 g 糖类约产能量 16.7 kJ;1 g 脂肪约产能量 37.7 kJ;1 g 蛋白质约产能量 16.7 kJ。

　　2. 人体的能量消耗　人体对能量的需求与消耗相等。人体消耗的能量用于以下几个方面:基础代谢、体力活动和食物的特殊动力作用。对于生长发育中的儿童,还包括生长发育和身体各种组织生长和更新所需要的能量。

　　1)基础代谢　基础代谢是维持生命基本活动的代谢状态,即身体完全松弛,无体力、脑力负担,无胃肠消化活动,清醒静卧于室温 18～25 ℃舒适条件下的代谢状态。基础代谢消耗的能量是维持生命活动最起码的能量。基础代谢消耗的能量受许多因素的影响,体型、性别、年龄和生理状态都对基础代谢能量消耗的高低有影响。一般来说,男性比女性高,儿童和青少年比成年人高,寒冷气候下比温热气候下高。

　　2)体力活动　人体能量消耗的主要部分是体力活动的消耗。体力活动消耗的能量值与劳动强度、劳动时间、劳动姿势及熟练程度有关。

　　3)食物的特殊动力作用　人体由于摄入食物而引起能量代谢额外增高的现象称为食物的特殊动力作用,又称食物热效应。食物在消化、转运、代谢及储存的过程中需要消耗能量。各种营养素的特殊动力作用强弱不同:蛋白质最强,约为 30%;其次是碳水化合物,为 5%～6%;脂肪最弱,为 4%～5%。一般混合膳食的特殊动力作用所消耗的能量约为每日消耗能量总量的 10%。

　　4)生长发育　儿童和青少年的生长发育需要能量。每增加 1 g 新组织约需要消耗 20 kJ 能量。同样,孕妇体内胎儿的生长发育也需要消耗相应的能量。能量摄入必须和生长速度相适应,否则生长便会减慢甚至停止。

3.能量的供给量 中国营养学会将18~44岁的男性的体力活动强度分为五级,根据体力活动强度的差异提出了不同的能量供给量标准。极轻劳动:以坐着为主的工作,如办公室工作、组装和修理收音机与钟表等工作,业余有一定的文体活动;轻劳动:以站着为主的工作,有少量走动,如一般实验室操作,教师讲课等;中等劳动:如学生的活动和汽车司机的工作;重劳动:如炼钢工人、农民的劳动;极重劳动:如非机械化的装卸、伐木、采矿等劳动。女性的体力活动强度分为四级(无极重劳动一级)。儿童、青少年和孕妇、乳母的能量供给量应相应增多。中年以后,基础代谢率降低,体力活动减少,能量供给量应适当减少以免肥胖。

食物中的碳水化合物、脂肪和蛋白质是人体的能量来源。这三种营养素每克供给人体的能量分别为16.7 kJ、37.7 kJ和16.7 kJ。这三种物质普遍存在于各类食物中。动物性食物含有较多的脂肪和蛋白质。植物性食物中油料作物的籽仁含有丰富的脂肪;谷类则以碳水化合物为主。大豆除含脂肪外还含有丰富的蛋白质;坚果(如花生、核桃等)与大豆类似;蔬菜、水果可供给人体的能量很少。

碳水化合物、脂肪和蛋白质这三种供给能量的营养素在代谢中可以互相转化,但彼此不能完全替代,因为它们在人体中各自有其独特的生理功能,应保持恰当的摄入比例。根据我国人民膳食习惯,摄入的总能量中碳水化合物提供的能量应占总能量的55%~65%,脂肪提供的能量应占总能量的20%~30%,蛋白质提供的能量应占总能量的10%~15%。

二、碳水化合物

1.组成与分类 碳水化合物又称糖类,是由碳、氢和氧三种元素组成,由于所含的氢氧的比例为2:1,和水一样,故称为碳水化合物。碳水化合物是为人体提供热能的三种主要的营养素中最廉价的营养素。食物中的碳水化合物分成两类:人可以吸收利用的有效碳水化合物,如单糖、双糖、多糖;人不能消化的无效碳水化合物,如纤维素,是人体不可缺少的物质。

碳水化合物是一切生物体维持生命活动所需能量的主要来源。它不仅是营养物质,而且有些还具有特殊的生理活性。例如:肝脏中的肝素有抗凝血作用;血液中的糖与免疫活性有关。此外,核酸中也含有糖类化合物——核糖和脱氧核糖。因此,碳水化合物对医学来说,具有重要的意义。

碳水化合物包括单糖、寡糖、淀粉、半纤维素、纤维素、复合多糖,以及糖的衍生物。它与蛋白质、脂肪同为生物界三大基础物质,为生物的生长、运动、繁殖提供主要能源,是人类生存发展必不可少的重要物质之一。

2.生理功能

1)供给能量 每克葡萄糖产热16.7 kJ(4 kcal),人体摄入的碳水化合物在体内经消化变成葡萄糖或其他单糖参加机体代谢。平时摄入的碳水化合物主要是多糖,在米、面等主食中含量较高,摄入碳水化合物的同时,能获得蛋白质、脂类、维生素、矿物质、膳食纤维等其他营养物质。而摄入单糖或双糖(如蔗糖),除能补充热量外,不能补充其他营养素。

2)构成细胞和组织 每个细胞都有碳水化合物,其含量为3%~10%,主要以糖脂、糖蛋白和蛋白多糖的形式存在,分布在细胞膜、细胞器膜、细胞质以及细胞间质中。

3)节省蛋白质 食物中碳水化合物供应不足,机体不得不动用蛋白质来满足机体活动所需的能量。因此,完全不吃主食,只吃肉类是不适宜的,因肉类中含碳水化合物很少。

4)维持脑细胞的正常功能 葡萄糖是维持大脑正常功能的必需营养素,当血糖浓度下降时,脑组织可因缺乏能量供给而使脑细胞功能受损,造成功能障碍,并出现头晕、心悸、出冷汗,甚至昏迷。

5)抗生酮作用 当食物中碳水化合物供应不足时,体内脂肪或植物脂肪被动员并加速分解为脂肪酸来供应能量。在这一代谢过程中,脂肪酸不能彻底氧化而产生过多的酮体。酮体可导致高酮酸血症。

6)参与肝脏解毒功能 碳水化合物经糖醛酸途径代谢可生成葡萄糖醛酸,葡萄糖醛酸可与体内毒素(如药物、胆红素)结合进而解毒。

7)其他 碳水化合物中的糖蛋白和蛋白多糖有润滑作用。另外它可控制细脑膜的通透性。并且是一些合成生物大分子物质的前体,如嘌呤、嘧啶、胆固醇等。

15

3. 健康影响 膳食中缺乏碳水化合物将导致全身无力、疲乏、血糖含量降低,产生头晕、心悸、脑功能障碍等。严重者会导致低血糖昏迷。

当膳食中碳水化合物过多时,就会转化成脂肪储存于身体内,使人过于肥胖而导致各类疾病(如高血脂、糖尿病)等。

4. 供给量与食物来源 一般来说,对碳水化合物的摄入没有特定的要求,人主要是从碳水化合物中获得合理比例的能量。另外,每日应至少摄入 50～100 g 可消化的碳水化合物以预防碳水化合物缺乏症。

膳食中碳水化合物主要来源于粮谷类(如水稻、小麦、玉米、大麦、燕麦、高粱等)、根茎类(如红薯、土豆等)、水果类(如甘蔗、甜瓜、西瓜、香蕉、葡萄等)。

营养专家普遍认为,人们每日碳水化合物的供给量以占总能量的 50%～60% 为宜。

三、蛋白质

蛋白质是一切生命物质的基础,没有蛋白质就没有生命。蛋白质是构成人体的基本物质,正常成人体内 6%～19% 是蛋白质。人体内蛋白质含量并非一成不变,而是在不停地新陈代谢,总体来说,人体内每日约更新 3% 的蛋白质。

1. 蛋白质的化学组成 蛋白质主要由碳、氢、氧、氮四种元素组成,其最大特点是含有氮。有些蛋白质还含有硫、磷、铁等其他元素。上述这些元素按一定结构组成氨基酸。氨基酸是蛋白质的基本组成单位。

食物中的蛋白质必须经过肠胃道消化,分解成氨基酸才能被人体吸收利用,人体对蛋白质的需要实际就是对氨基酸的需要。吸收后的氨基酸只有在数量和种类上都满足需要,人体才能利用它们合成自身的蛋白质。

营养学上将氨基酸分为必需氨基酸和非必需氨基酸两类。

1)必需氨基酸 必需氨基酸指的是人体自身不能合成或合成速度不能满足人体需要,必须从食物中摄取的氨基酸。对成人来说,这类氨基酸有 8 种,包括赖氨酸、蛋氨酸、亮氨酸、异亮氨酸、苏氨酸、缬氨酸、色氨酸和苯丙氨酸。对婴儿来说,组氨酸也是必需氨基酸。

2)非必需氨基酸 非必需氨基酸并不是说人体不需要这些氨基酸,而是说人体可以自身合成或由其他氨基酸转化而得到,不一定非从食物中摄取。这类氨基酸包括谷氨酸、丙氨酸、精氨酸、甘氨酸、天门冬氨酸、胱氨酸、脯氨酸、丝氨酸和酪氨酸等。

有些非必需氨基酸如胱氨酸和酪氨酸如果供给充裕还可以节省必需氨基酸中蛋氨酸和苯丙氨酸的需要量。

2. 蛋白质的分类 营养学上根据蛋白质所含氨基酸的种类和数量将蛋白质分三类。

1)完全蛋白质 这是一类优质蛋白质。完全蛋白质所含的必需氨基酸种类齐全,数量充足,比例适当。这一类蛋白质不但可以维持人体健康,还可以促进生长发育。奶、蛋、鱼、肉中的蛋白质都属于完全蛋白质。

2)半完全蛋白质 这类蛋白质所含氨基酸虽然种类齐全,但其中某些氨基酸的数量不能满足人体的需要。它们可以维持生命,但不能促进生长发育。例如,小麦中的麦胶蛋白便是半完全蛋白质,含赖氨酸很少。食物中所含的与人体所需的相比有差距的某一种或某几种氨基酸称为限制氨基酸。谷类蛋白质中赖氨酸含量多半较少,所以,它们的限制氨基酸是赖氨酸。

3)不完全蛋白质 这类蛋白质不能提供人体所需的全部必需氨基酸,单纯靠它们既不能促进生长发育,也不能维持生命。例如,肉皮中的胶原蛋白便是不完全蛋白质。

3. 蛋白质的生理功能

1)构成和修补人体组织 蛋白质是构成细胞、组织和器官的主要物质。婴幼儿、儿童和青少年的生长发育都离不开蛋白质,成年人的身体组织也在不断地分解和合成不断进行更新,例如,小肠黏膜细胞每 1～2 日更新一次,血液红细胞每 120 日更新一次。身体受伤后的修复也需要依靠蛋白质的补充。

2)调节身体功能　体内新陈代谢过程中起催化作用的酶,调节生长、代谢的各种激素以及有免疫功能的抗体都是由蛋白质构成的。此外,蛋白质对维持体内酸碱平衡和水分的正常分布也都有重要作用。

3)供给能量　虽然蛋白质的主要功能不是供给能量,但当食物中蛋白质的氨基酸组成和比例不符合人体的需要,或摄入蛋白质过多超过人体需要时,多余的食物蛋白质就会被氧化分解放出能量。此外,在正常代谢过程中,陈旧破损的组织和细胞中的蛋白质也会分解,释放出能量。每克蛋白质可产生16.7 kJ(4 kcal)能量。

4. 食物蛋白质营养价值的评定　蛋白质的分子大小可相差几千倍,但它们含氮的百分率相当恒定,各种蛋白质每100 g中的含氮量约是16 g。这样,我们要测定某一种食物的蛋白质含量便可以首先测定其含氮量,再乘以6.25(100/16=6.25),即可得出该食物的蛋白质含量。

5. 蛋白质的互补作用　由于各种植物性蛋白质的氨基酸含量和组成各不相同,因而可以互相搭配,取长补短,提高其营养价值。这种食物搭配的效果称为蛋白质的互补作用。在实际生活中我们也常将多种食物混合食用。例如,谷类食物蛋白质内赖氨酸含量较少,蛋氨酸含量较高,而豆类食物恰好相反,混合食用时可相互补充。

6. 健康影响

1)缺乏症　蛋白质缺乏症在成人和儿童中都有发生,处于生长阶段的儿童更为敏感。蛋白质缺乏症常见症状是代谢率下降,对疾病抵抗力减退,易患病,远期症状是器官的损害,常见的是儿童生长发育迟缓、营养不良、体质下降、淡漠、易激惹、贫血或水肿,并因为易感染而继发疾病。蛋白质的缺乏,往往又与能量的缺乏共存,即蛋白质-热能营养不良。这种营养不良分为两种:一种指能量摄入基本满足而蛋白质摄入严重不足的营养性疾病,称为加西卡病;另一种即为"消瘦",指蛋白质和能量的摄入均严重不足的营养性疾病。如果蛋白质长时间摄入不足,正常代谢和生长发育便会无法进行,轻者发生疾病,重者可以导致死亡。

2)过量及危害　如果蛋白质摄入过量会在体内转化成脂肪,造成脂肪堆积。

蛋白质摄入过量时,分解产生的大量氮素会增加肾脏的负担。蛋白质尤其是动物性蛋白质摄入过多,对人体同样有害。首先摄入过多的动物性蛋白质,就必然伴有较多的动物性脂肪和胆固醇的摄入。其次蛋白质过多本身也会产生有害影响。正常情况下,机体必须将过多的蛋白质脱氨分解,氮则由尿排出体外,这加重了代谢负担,而且,这一过程需要大量水分,进而加重了肾脏的负荷,若肾功能本来不好,则危害就更大。过多动物性蛋白质摄入,可造成含硫氨基酸摄入过多,这样可加速骨骼中钙质的丢失,易产生骨质疏松。

7. 蛋白质的供给量和食物来源　蛋白质的供给量与膳食蛋白质的质量有关。成年人每日蛋白质推荐摄入量为1~1.2 g/kg。蛋白质供给量也可用占总能量摄入的百分比来表示,在能量摄入得到满足的情况下,成人为10%~12%,生长发育中的青少年为12%~14%。

动物性食物中蛋白质含量高、质量好,如奶、蛋、鱼、瘦肉等。植物性食物主要是谷类和豆类。大豆含有丰富的优质蛋白质。谷类是我们的主食,蛋白质含量约为10%,是我国人民膳食蛋白质的主要来源。蔬菜水果等食品中蛋白质含量很低,在蛋白质营养中作用很小。

四、脂类

1. 分类与组成　脂类也称脂质,包括两类物质。一类是脂肪,又名中性脂肪,是由一分子甘油和三分子脂肪酸组成的三酰甘油。另一类是类脂,它与脂肪化学结构不同,但理化性质相似。在营养学上较重要的类脂有磷脂、糖脂、胆固醇、脂蛋白等。由于脂类中大部分是脂肪,类脂只占5%并且常与脂肪同时存在,因而营养学上常把脂类统称为脂肪。

1)脂肪酸　脂肪酸是由碳、氢、氧三种元素组成的一类化合物,是中性脂肪、磷脂和糖脂的主要成分。根据脂肪酸分子结构中碳链的长度分为短链脂肪酸(碳链中碳原子少于6个)、中链脂肪酸(碳链中碳原子6~12个)和长链脂肪酸(碳链中碳原子超过12个)三类。一般食物所含的脂肪酸大多是长链脂肪酸。根据碳链中碳原子间双键的数目又可将脂肪酸分为单不饱和脂肪酸(含1个双键)、多不饱和脂肪酸(含 1 个以上双键)和饱和脂肪酸(不含双键)三类。富含单不饱和脂肪酸和多不饱和脂肪酸的脂肪在室温下呈液态,大多为植物油,如花生油、玉米油、豆油、菜籽油等。以饱和脂肪酸为主组成的脂肪在室温下呈固态,多为动物脂肪,如牛油、羊油、猪油等。但也有例外,如深海鱼油虽然是动物脂肪,但它富含多不饱和脂肪酸,如二十五碳五烯酸(EPA)和二十二碳六烯酸(DHA)在室温下呈液态,近年来它们之所以得到重视是因为人们发现居住在北极的因纽特人的膳食虽然以鱼、肉为主,脂肪、能量和胆固醇摄入量都很高,但冠心病、糖尿病的发生率和死亡率都远低于其他地区的人群。经研究发现,鱼油中富含 EPA 和 DHA,它们有降低胆固醇、增加高密度脂蛋白的作用,而高密度脂蛋白是一种能去除血管壁上积存的胆固醇、疏通血管的物质。它们还有抑制血小板聚集、降低血黏度和扩张血管等作用。动物实验还发现 DHA 可促进脑的发育,据此推测对儿童的生长发育也有好处。有些植物油中含量丰富的亚麻酸在体内可以转变成 EPA 和 DHA,与深海鱼油所含的 EPA 和 DHA 有同样的作用。人体自身不能合成,必须由食物供给的称为必需脂肪酸。以往认为亚油酸、亚麻酸和花生四烯酸这三种多不饱和脂肪酸都是必需脂肪酸。近年来的研究证明只有亚油酸和亚麻酸是必需脂肪酸,而花生四烯酸则可利用亚油酸由人体自身合成。必需脂肪酸对人体的生理作用主要表现在以下方面。

(1)必需脂肪酸是细胞膜的重要成分,缺乏时发生皮炎,还会影响儿童的生长发育。

(2)必需脂肪酸是合成磷脂和前列腺素的原料,还与精细胞的生成有关。

(3)必需脂肪酸促进胆固醇的代谢,防止胆固醇在肝脏和血管壁上沉积。

2)胆固醇　胆固醇是类脂的一种。人体胆固醇来自膳食和体内合成。体内合成量受膳食胆固醇水平影响,膳食胆固醇摄入过多时体内合成量减少,摄入过少时体内合成量增多。胆固醇在肝脏内经过分解随粪便排出。正常情况下,胆固醇在血液中的浓度维持一个恰当的水平。当脂质代谢发生异常或膳食胆固醇摄入量超过身体调节能力时,血液中的胆固醇浓度就会升高并逐渐在血管内壁上沉积而引起血管腔狭窄和心血管疾病。这时,除药物治疗外还应限制进食富含胆固醇的食物。但在脂质代谢正常的情况下无须过分限制,因为胆固醇也是人体不可缺少的物质。

胆固醇在人体内的重要生理功能如下。

(1)胆固醇是细胞膜的组成成分,细胞吸收养分、排出代谢废物都由细胞膜控制。

(2)胆固醇是合成胆汁酸和维生素 D_3 的原料,前者可帮助脂肪消化吸收,后者可预防儿童佝偻病。

(3)胆固醇是合成类固醇激素的原料,特别是性激素和肾上腺皮质激素。

2. 脂肪的生理功能

1)储存和供给能量　1 g 脂肪在体内分解成二氧化碳和水并产生 37.7 kJ(9 kcal)能量。

2)构成一些重要生理物质　磷脂、糖脂和胆固醇构成细胞膜的类脂层,胆固醇又是合成胆汁酸、维生素 D_3 和类固醇激素的原料。

3)维持体温和保护内脏　皮下脂肪可防止体温过多向外散失,也可阻止外界热能传导到体内,有维持正常体温的作用。内脏器官周围的脂肪垫有缓冲外力保护内脏的作用。

4)提供必需脂肪酸。

5)脂溶性维生素的重要来源　鱼肝油和奶油富含维生素 A、维生素 D,许多植物油富含维生素 E。脂肪还能促进这些脂溶性维生素的吸收。

6)增加饱腹感　脂肪在胃肠道内停留时间长,所以有增加饱腹感的作用。

3. 健康影响　脂肪摄入过量将产生肥胖,并导致一些慢性病,现代医学研究表明,高饱和脂肪酸和高胆固醇是诱发冠心病的重要因素;膳食脂肪总量增加,还会增大某些癌症的发生概率。

4. 脂肪的供给量和食物来源　脂肪无供给量标准。不同地区由于经济发展水平和饮食习惯的不同,脂肪的实际摄入量有很大差异。中国营养学会建议膳食脂肪供给量不宜超过总能量的 30%,其中饱和脂肪酸、单不饱和脂肪酸、多不饱和脂肪酸的比例应为 1:1:1。亚油酸提供的能量达到总能量的 1%～2% 即可满足人体对必需脂肪酸的需要。按照总能量百分比计算,成人为 20%～30%,儿童、青少年为 25%～30%。胆固醇的摄入量不应过高,以平均每日摄入量不超过 300 mg 为宜。

脂肪的主要来源是烹调用油脂和食物本身所含的油脂。植物性食物来源:各种植物油及坚果,如大豆油、花生油、葵花籽油、玉米胚芽油及花生、核桃、松子、榛子等;动物性食物来源:动物油脂和肉类、动物内脏、奶类、蛋类及制品。

三大营养素之间的关系

蛋白质、脂肪和碳水化合物三大营养素除了各自有其独特生理功能之外,还都是产生能量的营养素,在能量代谢中既互相配合又互相制约。例如,脂肪必须有碳水化合物的存在才能彻底氧化而不导致酸中毒。再如,当能量摄入超过消耗,不论这些多余的能量是来自脂肪还是来自蛋白质或碳水化合物,都会一律转化成脂肪积存在体内造成肥胖。又如,碳水化合物和脂肪在体内可以互相转化,互相替代,而蛋白质是不能由脂肪或碳水化合物替代的。但充裕的脂肪和碳水化合物供给可避免蛋白质被当作能量的来源。由此可见,在膳食中必须合理搭配这三种营养素,保持三者平衡,才能使能量供给处于最佳状态。

五、膳食纤维

1. 概念与分类　膳食纤维是一种既不能被胃肠道消化吸收又不能产生能量的多糖。过去曾认为膳食纤维是无营养价值的废料。近年来发现很多慢性疾病,如便秘、高脂血症、冠心病、肥胖等与饮食中膳食纤维的多寡有关。

2. 生理功能

1)预防便秘和大肠疾病　由于膳食纤维有很强的吸水性,可在肠道内吸收水分,增大粪便体积并使之变软,从而刺激和促进肠蠕动,使粪便易于排出,故可有效地预防便秘、肛裂、痔疮、结肠息肉等。

2)控制体重,防止肥胖　这是由于富含膳食纤维的食物体积较大,能量密度(单位重量所含能量)较低,有利于减少能量的摄入量。

3)预防心血管疾病及胆石症　膳食纤维可抑制胆固醇的吸收,加速其排出,降低其在血液中的浓度,从而预防动脉粥样硬化和胆石症的发生。

4)预防癌症　膳食纤维具有吸水性,使粪便易于排出,缩短代谢废物在大肠内的停留时间,减少这些物质对肠道的刺激,有利于机体健康;另外,纤维可与胆汁酸代谢产物、胆固醇结合,减少初级胆汁酸和次级胆汁酸对肠黏膜的刺激作用,所以,高膳食纤维能降低大肠癌、胰腺癌的发病率。

膳食纤维虽然有上述有益作用,但摄入过多的膳食纤维会妨碍矿物质、微量元素和维生素的吸收。

3. 供给量与食物来源　我国营养学家建议每人每日膳食纤维适宜摄入量为 $30.2\,g$。膳食纤维广泛存在于粗粮(如玉米、高粱、糙米、全麦粉)、干豆类及各种蔬菜水果中。

六、水

水是人体最重要的营养素,是维持生命活动最基本的物质,没有水任何生物均不能生存。人不吃食物仅喝水仍可存活数周,如果不喝水,5~10 日即可危及生命。

1. 水的种类

1)纯净水　纯净水的优点:没有细菌、没有病毒、干净卫生。纯净水中含有极少量的微量元素,人体所需要的微量元素补充主要来源于食物,从水中吸收的只占1%。

2)矿泉水　矿泉水中矿物质适中才是健康水。例如:饮用水中碘化物含量在 $0.02\sim0.05\,mg/L$ 时对人有益,大于 $0.05\,mg/L$ 时会引发碘中毒。

3)自来水　自来水是天然水的一种,是安全水,是符合人体生理功能的水。但自来水存在管网老化、余氯等二次污染。

按水中钙、镁含量可分为软水和硬水。软水硬度低于 8 度,不含或较少含有钙镁化合物。硬水硬度高于 8 度,含较多的钙镁化合物,硬水加热会有较多的水垢,人长期饮用会危害健康。

2. 生理功能

1）构成机体组织　水占成人体重的50%～70%，胎儿期可达90%左右。

2）参与并促进物质代谢　水是体内吸收、运输营养物质、排泄代谢废物的最重要的载体，这是由于水有很强的溶解能力，许多物质可以溶解在水中通过循环系统转运。没有水，一切代谢活动无法进行，生命也就停止了。

3）维持正常体温　汗液的蒸发可散发大量热量，从而避免体温过高。

4）润滑功能　泪液、唾液、关节液及胸腔、腹腔的浆液起着润滑组织的作用。

3. 供给量和食物来源　许多因素，如年龄、疾病、环境温度、劳动强度等可影响人体对水的需要量。一般情况下，正常成人每日约需水2500 mL。人体主要通过饮水和进食食物获得水分。碳水化合物、脂肪和蛋白质代谢过程中也产生一部分水，称为代谢水，但数量较少。

七、维生素

1. 概述　维生素是维持生命活动必需的一类有机物质，也是保持人体健康的重要活性物质。维生素在体内的含量很少，但在人的生长、代谢、发育过程中却发挥着重要的作用。人体就像一座极为复杂的化工厂，不断地进行着各种生化反应。其反应与酶的催化作用有密切关系。酶必须有辅酶参加才能产生活性。已知许多维生素是酶的辅酶或者是辅酶的组成分子。因此，维生素是维持和调节机体正常代谢的重要物质。可以说，维生素是以"生物活性物质"的形式，存在于人体组织中。

2. 生理功能　虽然人体对维生素的需要量不多，但维生素却是不可缺少的物质。各种维生素的化学结构以及性质虽然不同，但它们却有着以下共同点。

（1）维生素均以维生素原（维生素前体）的形式存在于食物中。

（2）维生素不是构成机体组织和细胞的组成成分，它也不会产生能量，它的作用主要是参与机体代谢的调节。

（3）大多数的维生素，机体不能合成或合成量不足，必须从食物中获得。

（4）人体对维生素的需要量很小，每日需要量常以毫克（mg）或微克（μg）计算，但一旦缺乏就会引发相应的维生素缺乏症，对人体健康造成损害。

维生素与碳水化合物、脂肪和蛋白质三大物质不同，在天然食物中仅占极少比例，但又为人体所必需。维生素本身不提供能量。有些维生素如维生素 B_6、维生素 K 等能由动物肠道内的细菌合成，合成量可满足动物的需要。动物细胞可将色氨酸转变成烟酸（一种B族维生素），但生成量不足以满足需要；除灵长类动物（包括人类）及豚鼠以外，其他动物都可以自身合成维生素C。植物和多数微生物都能自己合成维生素，不必由体外供给。许多维生素是辅基或辅酶的组成部分。

3. 分类　营养学按其溶解性分为脂溶性维生素和水溶性维生素。

1）脂溶性维生素

脂溶性维生素是不溶于水而溶于脂肪及非极性有机溶剂（如苯、乙醚及氯仿等）的一类维生素，包括维生素 A、维生素 D、维生素 E、维生素 K 等。这类维生素一般只含有碳、氢、氧三种元素，在食物中多与脂质共存，其在机体内的吸收通常与肠道中的脂质密切相关，可随脂质吸收进入人体并在体内储存（主要在肝脏），排泄率不高；摄入过多易引起中毒，若摄入过少则缓慢出现缺乏症状。另外，脂溶性维生素大多稳定性较强。

（1）维生素 A：不溶于水，而溶于脂肪及有机溶剂。维生素 A 在无氧条件下对热相当稳定，使用一般的热加工方法不会使其破坏，即使加热到120～130 ℃也不会分解，维生素 A 在碱性和冷冻环境中比较稳定，但对酸不稳定。维生素 A 的作用如下。①维持暗适应能力：促进视觉细胞内感光物质的合成与再生，防治夜盲症。②维持上皮细胞组织结构的健全：参与糖基转移酶系统的功能，对糖基起转运和活化作用。促进生长发育，维持正常免疫功能。③增强生殖机能：影响生殖系统的上皮组织。若缺乏，影响雄性动物精子的生成，使雌性动物雌激素分泌的周期变化消失，阴道、子宫、输卵管及胎盘上皮角化，导致不易受孕或流产。④防癌作用：维生素 A 可促进上皮细胞正常分化，抑制癌变；胡萝卜素捕捉自由基,灭单线氧,提高抗氧化能力。参与维持正常骨质代谢:若缺乏会使破骨细胞数量减少,成骨细胞功能失调,导致骨膜骨质过度增生、骨腔变小,牙齿的保护层出现裂纹和凹陷。

(2)维生素 D:为白色晶体,不溶于水,能溶于脂肪及有机溶剂,无臭,无味,对食品的色泽及风味影响不大,维生素 D 仅存在于动物体内,以酯的形式存在。植物及酵母中不含维生素 D,但其中的麦角固醇经紫外线照射后转化为维生素 D_2,人和动物皮肤中的 7-脱氢胆固醇经紫外线照射后可转化为维生素 D_3。维生素 D 十分稳定,一般的加工操作和储藏条件不会引起损失,维生素 D 耐热性强,消毒、煮沸及高压灭菌对其活性无影响。冷冻储存对牛乳和黄油中维生素 D 的影响也不大,但是维生素 D 遇光照、氧化剂和酸会迅速遭到破坏,需保存于不透光的密封容器中。维生素 D 的重要作用是参与钙、磷代谢,促进钙、磷在小肠和肾小管的吸收,维持正常稳定的血钙和血磷浓度。在甲状旁腺素和降钙素的协同下,促进骨钙入血,维持血钙和血磷的平衡。促使钙沉着于新骨形成部位,促进生长和骨骼钙化,促进牙齿健全。缺乏时,钙、磷吸收减少,表现为低钙血症、低磷血症,可出现手足抽搐和惊厥等,使成骨过程受阻,甚至骨盐再溶解。儿童缺乏易引起佝偻病,成年人缺乏易引起骨软化症,老年人缺乏易患骨质疏松症。维生素 D 中毒时可出现厌食、呕吐、头痛、嗜睡、腹泻、多尿、关节疼痛、血钙过高、肾功能减退等和弥漫性骨质脱矿化等。随着血钙和血磷水平长期升高,最终导致钙、磷在软组织的沉积,特别是心脏和肾脏,还有呼吸系统和其他组织,会导致功能障碍。

(3)维生素 E:又名生育酚。为淡黄色或黄褐色黏稠液体,无臭,无味,不溶于水,溶于脂肪及有机溶剂。维生素 E 不易被酸、碱及热破坏,在无氧条件下即使加热至 200 ℃ 也很稳定;维生素 E 对白光相当稳定,但对紫外线较敏感,色泽逐渐变深;维生素 E 对氧敏感,易被氧化成暗红色,金属离子(Fe^{2+}、Cu^{2+} 等)可促使氧化反应加速。维生素 E 能抑制不饱和脂肪酸的氧化,减少过氧化脂质的形成以及对机体生物膜的损害,有抗衰老、抗癌及防止动脉粥样硬化的作用。维生素 E 可保护红细胞,预防血液凝固及强化血管壁。维生素 E 能维持正常的免疫功能,特别是对 T 淋巴细胞的功能很重要,使促性腺激素分泌增加,促进精子生成和运动,增加卵泡生长和孕酮的分泌。维生素 E 缺乏:习惯性流产或雄性不育;红细胞膜受损致溶血性贫血;增加心血管及癌症、白内障等病的危险性。维生素 E 过量:毒性较小,但若长期过量摄入则会出现中毒症状,如视物模糊、头痛和极度疲乏。严重时凝血机制损害导致个体有出血倾向。

(4)维生素 K:对热相当稳定,且又不溶于水,故在正常的食品加工和烹调过程中损失很少,易受碱、氧化剂和光(紫外线)的破坏。维生素 K 是四种凝血蛋白(凝血酶原、转变加速因子、抗血友病因子和司徒因子)在肝脏内合成必不可少的物质。维生素 K 缺乏:凝血时间延长,常发生皮下和中枢神经系统出血。

2)水溶性维生素　可溶于水而不溶于非极性有机溶剂的一类维生素,包括 B 族维生素和维生素 C。这类维生素除碳、氢、氧元素外,有的还含有氮、硫等元素。与脂溶性维生素不同,水溶性维生素在人体内储存较少,从肠道吸收后进入人体的多余的水溶性维生素大多随尿液排出。水溶性维生素几乎无毒性,摄入过多一般不会引起中毒现象,若摄入过少则较快出现缺乏症状。

(1)维生素 B_1:又名硫胺素,白色或黄白色细小结晶,熔点 249 ℃,具有潮解性,溶于水,微溶于酒精,不溶于有机溶剂,气味似酵母,味苦。①维生素 B_1 能抑制胆碱酯酶的活性,促进胃肠蠕动:维生素 B_1 可抑制胆碱酯酶对乙酰胆碱的水解。②维生素 B_1 能构成辅酶,维持体内正常代谢:维生素 B_1 在硫胺素焦磷酸激酶的作用下,与三磷酸腺苷(ATP)结合形成硫胺素焦磷酸(TPP)。TPP 是维生素 B_1 的活性形式,在体内构成 α-酮酸脱氢酶体系和转酮醇酶的辅酶。维生素 B_1 缺乏时胆碱酯酶活性增强,乙酰胆碱水解加速,因而胃肠蠕动缓慢,腺体分泌减少,食欲减退。维生素 B_1 缺乏可引起脚气病,临床上根据年龄差异分为成人脚气病和婴儿脚气病。

(2)维生素 B_2:又名核黄素,黄色或橙黄色结晶,熔点 290 ℃,微溶于水(27.5 ℃ 时 100 mL 水可溶 12 mg),极易溶于碱液,不溶于有机溶剂,微臭,味微苦。维生素 B_2 在酸性环境中最稳定,在中性环境中稳定性降低,在碱性环境中迅速分解。维生素 B_2 具有较强的热稳定性,不受空气中氧的影响,即使在 120 ℃ 下加热 6 h 也仅有少量被破坏。在食品热加工、脱水和烹调中维生素 B_2 损失较少,一般能保存

90％以上。但是维生素 B_2 对光(特别是紫外线)非常敏感。维生素 B_2 是多种黄素酶的辅酶,在体内生物氧化中起递氢体作用,参与糖类、蛋白质、脂肪和能量代谢。维生素 B_2 缺乏可引起脂溢性皮炎、口角炎、舌炎等,引起继发性贫血。此外,严重维生素缺乏可引起免疫功能低下,孕妇缺乏可致胎儿畸形。

(3)维生素 B_6 :一组含氮化合物,包括吡哆醛、吡哆醇和吡哆胺三种活性形式。维生素 B_6 在小肠上部被吸收,在组织中以肌肉和肝脏的含量高。维生素 B_6 的生理功能:参与氨基酸代谢;参与糖原和脂代谢;涉及细胞增殖、磷脂代谢、免疫等多种功能;参与大脑中信息传递受体的组成以及血红蛋白的合成。维生素 B_6 缺乏可引起脂溢性皮炎,还可出现唇裂、舌炎及口腔炎症,婴幼儿或个别成年人缺乏可出现神经精神症状。

(4)烟酸:又名维生素 PP、尼克酸、抗癞皮病因子,是一种白色晶体,对酸、碱、光和热都比较稳定。烟酸在体内以辅酶的形式参与脱氢酶的组成,是生物氧化还原反应中重要的递氢体,并参与蛋白质、糖类、脂类和能量代谢。烟酸是葡萄糖耐量因子的重要成分,具有增强胰岛素效能的作用。大剂量烟酸还有降血脂作用。烟酸缺乏可引起癞皮病,此病起病缓慢,常有前驱症状,如体重减轻、疲劳乏力、记忆力差、失眠等,如不及时治疗,则可出现皮炎、腹泻和痴呆,还可出现恶心、呕吐、腹痛、腹泻、失眠、乏力、抑郁等症状。

(5)叶酸:又名蝶酰谷氨酸,是由蝶呤、对氨基苯甲酸和谷氨酸等组成的化合物,因最初从菠菜中发现而得名。叶酸为黄色或橙色薄片状或针状结晶,微溶于水,不溶于有机溶剂,无臭,无味。叶酸在维生素中是较不稳定的一种,在水中易被光解破坏,在酸性溶液中对热不稳定,超过 100 ℃即被破坏,但在中性和碱性溶液中即使加热到 100 ℃维持 1 h 也不被破坏。叶酸在组织中经叶酸还原酶作用,还原成具有生理活性的四氢叶酸。四氢叶酸的主要生理作用在于参与许多重要化合物的合成与代谢,如 DNA、RNA 的合成,氨基酸之间的转化以及血红蛋白、磷脂、胆碱、肌酸的合成等。叶酸缺乏可引起巨幼细胞贫血、舌炎和腹泻;孕早期叶酸缺乏可引起胎儿神经管畸形;儿童缺乏可影响生长发育。

(6)维生素 B_{12} :又称钴胺素,在中性溶液中比较稳定,在酸性或碱性溶液中易分解,受日光照射也会失去活性,故在加工含维生素 B_{12} 的食物时,不能加醋或碱。维生素 B_{12} 作为蛋氨酸合成酶的辅酶参与同型半胱氨酸甲基化转变为蛋氨酸,作为甲基丙二酰辅酶 A 异构酶的辅酶参与甲基丙二酸-琥珀酸的异构化反应。维生素 B_{12} 缺乏较少见,多数缺乏症是由于吸收不良引起。膳食缺乏见于素食者,由于不吃肉食而导致维生素 B_{12} 缺乏。老年人和胃切除患者胃酸过少可引起维生素 B_{12} 的吸收不良。维生素 B_{12} 缺乏会引起巨幼细胞贫血与高同型半胱氨酸血症等。

(7)维生素 C:白色或微黄色片状晶体或粉末,熔点 190～192 ℃,极易溶于水,微溶于酒精,不溶于有机溶剂,无臭,味酸。维生素 C 化学性质较活泼,是最不稳定的维生素,维生素 C 固体在干燥条件下比较稳定,但在受潮或加热时容易分解,在酸性溶液中(pH<4)较稳定,在中性或碱性溶液中(pH>7.6)非常不稳定。

八、矿物质

矿物质又称无机盐,是构成人体组织和维持正常生理活动的重要物质。人体组织几乎含有自然界存在的所有元素,其中碳、氢、氧、氮四种元素主要组成蛋白质、脂肪和碳水化合物等有机物,其余各种元素大部分以无机化合物形式在体内起作用,统称为矿物质。矿物质的生理功能概括起来可分为三个方面:①矿物质是构成人体骨骼、牙齿等硬组织的主要材料;②矿物质以离子形式溶解在体液中维持人体水分的正常分布、体液的酸碱平衡和神经肌肉的正常兴奋性;③矿物质是一些酶的组成成分和激活剂。

矿物质含量在人体内大于 0.01％的元素称为常量元素,包括钙、磷、钾、钠、硫、氯、镁等;小于0.01％的元素称为微量元素,包括铁、碘、锌、硒、铜、钼、铬、钴等。

1. 常量元素 人体是由很多元素组成的,几乎含有自然界存在的所有元素。在这些元素中,碳、氢、氧、氮主要构成有机物,如碳水化合物、脂肪和蛋白质等;其他的则构成无机盐。

1)钙 钙是构成人体的重要组分,是人体内含量最多的无机元素。正常人体内含有 1000～1200 g的钙。其中99.3％集中于骨、牙齿组织,只有0.1％的钙存在于细胞外液,全身软组织含钙量为0.6％～

0.9%（大部分被隔绝在细胞内的钙储存于小囊内）。骨骼和牙齿中的钙以矿物质形式存在；而软组织和体液中的钙则以游离或结合形式存在，这部分钙统称为混溶钙池。①机体内的钙构成机体的骨骼和牙齿：骨骼和牙齿是人体中含钙最多的组织，钙对保证骨骼的正常生长发育和维持骨健康起着至关重要的作用。②机体内的钙维持多种正常生理功能：参与调节神经、肌肉兴奋性，并介导和调节肌肉以及细胞内微丝、微管等的收缩；影响毛细血管的通透性，并参与调节生物膜的完整性和质膜的通透性及其转换过程；参与调节多种激素和神经递质的释放；与细胞的吞噬、分泌、分裂等活动密切相关；是血液凝固过程所必需的凝血因子，可使可溶性纤维蛋白原转变成纤维蛋白。我国现有膳食结构的营养调查表明，居民钙摄入量普遍偏低，仅达推荐摄入量的50%左右，因此钙缺乏症是较常见的营养性疾病。钙缺乏症主要表现为骨骼的病变，即儿童的佝偻病、成年人的骨质软化症、老年人的骨质疏松症。

2）磷　　正常人体内含磷 $600 \sim 700$ g，每千克无脂肪组织约含磷 12 g。人体内磷的85.7%集中于骨骼和牙齿，其余散在分布于全身各组织及体液中，其中一半存在于肌肉组织中。构成骨骼和牙齿：磷在骨骼及牙齿中主要以无机磷酸盐形式存在，主要成分是羟基磷灰石$[Ca_{10}(PO_4)_6(OH)_2]$，构成机体支架和负重，并作为磷的储存库，其重要性与骨骼、牙齿中的钙盐作用相同。

3）镁　　正常成人体内镁含量约为 25 g，其中 $60\% \sim 65\%$ 存在于骨骼和牙齿，27%分布于软组织。镁主要分布于细胞内，细胞外液的镁不超过 1%。镁能激活多种酶的活性，镁作为多种酶的激活剂，参与 300 余种酶促反应。镁能与细胞内许多重要成分（如三磷酸腺苷等）形成复合物而激活酶系，或直接作为酶的激活剂。镁能维护骨骼生长和神经肌肉的兴奋性。镁是骨细胞结构和功能所必需的元素，对促进骨骼生长和维持骨骼的正常功能具有重要作用。镁与钙使神经肌肉兴奋和抑制作用相同，不论是血中镁过低或是血中钙过低，神经肌肉兴奋性均增高；反之则有镇静作用。但镁和钙又有拮抗作用，可与某些酶结合竞争，在神经肌肉功能方面表现出相反的作用。由镁引起的中枢神经和肌肉接点处的传导阻滞可被钙拮抗。

2. 微量元素

1）铁　　成人体内铁总量为 $4 \sim 5$ g。铁在人体内有两种存在形式，一种为功能铁，是铁的主要存在形式，其中血红蛋白含铁量占铁总量的 $60\% \sim 75\%$，3%在肌红蛋白，1%为含铁酶类（细胞色素、细胞色素氧化酶、过氧化物酶与过氧化氢酶等），参与氧的转运和利用。另一种为储存铁，是以铁蛋白和含铁血黄素形式存在于血液、肝、脾与骨髓中，占体内铁总量的 $25\% \sim 30\%$，在人体器官组织中铁的含量以肝、脾为高，其次为肾、心、骨骼肌与脑。铁在体内的含量随年龄、性别、营养状况和健康状况而有很大的个体差异。铁为血红蛋白、肌红蛋白以及一些呼吸酶的成分，参与体内氧与二氧化碳的转运、交换和组织呼吸过程。铁与红细胞的形成和成熟有关，铁在骨髓造血组织中，进入幼红细胞内，与卟啉结合形成正铁血红素，后者再与珠蛋白合成血红蛋白。缺铁时，新生的红细胞中血红蛋白量不足，甚至影响 DNA 的合成及幼红细胞的分裂增殖，还可使红细胞寿命缩短、自身溶血增加。铁与免疫功能也有关系，大多数人认为许多有关杀菌的酶成分、淋巴细胞转化率、吞噬细胞移动抑制因子、中性粒细胞吞噬功能等，均与铁水平有关。当感染时，过量铁往往促进细菌的生长，对抵御感染不利。铁还有催化 β-胡萝卜素转化为维生素 A、参与嘌呤与胶原的合成、抗体的产生、脂类从血液中转运以及药物在肝脏的解毒等功能。当体内缺铁时，铁损耗可分三个阶段：第一阶段为铁减少期（ID），此时储存铁耗竭，血清铁蛋白浓度下降。第二阶段为红细胞生成缺铁期（IDE），此时除血清铁蛋白下降外，血清铁也下降，同时铁结合力上升（运铁蛋白饱和度下降），游离原卟啉浓度（FEP）上升。第三阶段为缺铁性贫血期（IDA），血红蛋白和血细胞比容下降。长时间的铁的负平衡，致使体内铁储备减少，以致耗尽。体内铁缺乏，引起含铁酶减少或铁依赖酶活性降低，影响组织器官功能，出现食欲低下，严重者可有渗出性肠病变及吸收不良综合征等。铁缺乏的儿童易烦躁，对周围事物不感兴趣，成人则冷漠呆板。当血红蛋白继续降低，则出现面色苍白、口唇黏膜和眼结膜苍白，以及疲劳乏力、头晕、心悸、指甲脆薄、反甲等。铁缺乏使儿童少年身体发育受阻，体力下降、注意力与记忆力调节过程障碍，学习能力降低。婴幼儿与孕妇贫血需特别注意，流行病学研究表明，早产、低出生体重儿及胎儿死亡与孕早期贫血有关。铁缺乏还可损害儿童的认知能力，即使在以后补充铁后，也难以恢复。铁缺乏可引起心理活动和智力发育的损害及行为改变。铁缺乏可出现抵抗感染的能力降低,有研究表明,缺铁可使 T 淋巴细胞数量减少,免疫反应缺陷,淋巴细胞转化不良,中性粒细胞功能异常,杀菌能力减弱等。经铁治疗能恢复正常反应。

2)碘　碘在体内主要参与甲状腺激素的合成,其生理作用也是通过甲状腺激素的作用表现出来的。甲状腺激素在体内的作用是复杂的,目前还不知其作用是否存在一个单独的机制。①碘参与能量代谢:在蛋白质、脂类与糖类的代谢中,碘促进氧化和氧化磷酸化过程;促进分解代谢、能量转换,增加氧耗量,加强产热作用,这些均在心、肝、肾及骨骼肌中进行,而对脑的作用不明显;碘参与维持与调节体温,保持正常的新陈代谢和生命活动。②碘促进代谢和体格的生长发育:所有的哺乳类动物都必须有甲状腺素,即需要碘维持其细胞的分化与生长。发育期儿童的身高、体重、肌肉、骨骼的增长和性发育都必须有甲状腺激素的参与,此时期碘缺乏可致儿童生长发育受阻,侏儒症的主要病因就是缺碘。③碘促进神经系统发育:在脑发育阶段,神经元的迁移及分化,神经突起的分化和发育,尤其是树突、树突棘、突触、神经微管以及神经元联系的建立,髓鞘的形成和发育都需要甲状腺激素的参与。④碘代谢与甲状腺激素合成、释放及功能作用受垂体前叶 TSH 的调节,TSH 的分泌则受血浆甲状腺激素浓度的反馈影响。当血浆中甲状腺激素增多,垂体即受到抑制,促使甲状腺激素分泌减少;当血浆中甲状腺激素减少时,垂体前叶 TSH 分泌增多,这种反馈性的调节,对稳定甲状腺的功能很有必要,对碘缺乏病的作用也很大。TSH 的分泌又受下丘脑分泌的 TSH 释放因子影响,下丘脑受中枢神经系统调节,由此可见,碘、甲状腺激素与中枢神经系统关系是密切的。机体因缺碘而导致的一系列障碍为碘缺乏病,其临床表现取决于缺碘程度、机体发育阶段(胎儿期、新生儿期、婴幼儿期、青春期或成人期)、机体对缺碘的反应性或代偿适应能力等。

3)锌　锌作为人体必需的微量元素广泛分布在人体所有组织和器官中,成人体内锌总量为2.0～2.5 g,以肝、肾、肌肉、视网膜、前列腺为多。血液中 75%～85% 的锌分布在红细胞中,3%～5% 分布于白细胞中,其余在血浆中。锌对生长发育、免疫功能、物质代谢和生殖功能等均有重要作用。锌的生理功能一般分为三个部分:催化、结构、调节功能。有近百种酶依赖锌的催化;在细胞质膜中,锌主要结合在细胞膜含硫、氮的配基上,少数结合在含氧的配基上,形成牢固的复合物,从而维持细胞膜稳定,减少毒素吸收和组织损伤;锌作为调节基因表达的因子,在体内有广泛作用。缺锌可引起食欲缺乏、味觉迟钝或出现异食癖、生长发育迟缓、创伤不易愈合、易感染、第二性征发育障碍、性功能减退和精子产生过少等。

4)铜　铜是人体必需的微量元素,铜广泛分布于生物组织中,大部分以有机复合物存在,很多是金属蛋白,以酶的形式起作用。铜既是氧化剂又是抗氧化剂。铜在机体内的生理功能主要是催化作用,许多含铜金属酶作为氧化酶,参与体内氧化还原过程,尤其是将氧分子还原为水,许多含铜金属酶已被证实在人体中发挥着重要的生理功能;维持正常造血功能;促进结缔组织形成;维护中枢神经系统的正常功能;促进正常黑色素形成及维护毛发正常结构;保护机体细胞免受超氧阴离子的损伤。此外,铜对免疫功能、激素分泌等也有影响,铜缺乏虽对免疫功能指标有影响,但补充铜并不能使之逆转。

5)氟　氟是牙齿的重要成分。氟在牙齿表面形成一层抗酸性腐蚀的、坚硬的氟磷灰石保护层,有防止龋齿的作用。氟能与骨盐结晶表面的离子进行交换形成氟磷灰石而成为骨盐的组成部分。缺氟时,易形成龋齿和骨质疏松。

能力检测

1. 能被人体消化吸收的碳水化合物是(　　)。

A. 果胶　　　　　　B. 纤维素　　　　　　C. 棉籽糖　　　　　　D. 淀粉

2. 中国营养学会推荐成人脂肪摄入量应控制在总能量的(　　)。

A. 20%～30%　　　B. 45%　　　　　　C. 20% 以下　　　　D. 25%～30%

3. 维生素 B_2 缺乏体征有(　　)。

A. "3D"症状　　　　B.牙龈疼痛出血　　　C.溢脂性皮炎　　　D.周围神经

4.细胞内的含水量约占体内总量的（　　　）。

A. 2/3　　　　　　B. 3/4　　　　　　C. 1/3　　　　　　D. 1/4

5.下列食品中哪类食品含碳水化合物多？（　　　）

A. 蔬菜　　　　　　B. 粮食　　　　　　C. 鱼类　　　　　　D. 鸡蛋

6.粮食加工精度越高，（　　　）。

A. 纤维素含量越低,硫胺素含量越高　　　B. 纤维素含量越高,硫胺素含量越低

C. 纤维素含量越低,硫胺素含量越低　　　D. 纤维素含量越高,硫胺素含量越高

7.含维生素C最多的蔬菜是（　　　）。

A. 菠菜　　　　　　B. 柿子椒　　　　　C. 南瓜　　　　　　D. 白菜

8.影响蔬菜中钙吸收的主要因素是（　　　）。

A. 琥珀酸　　　　　B. 草酸　　　　　　C. 植酸　　　　　　D. 磷酸

9.下列有关牛奶的描述中,不正确的是（　　　）。

A. 牛奶为钙的良好来源　　　　　　　B. 牛奶含有丰富的铁

C. 牛奶中的蛋白质为优质蛋白　　　　D. 牛奶中含有人体需要的多种维生素

参考答案：

1. D　2. A　3. C　4. A　5. B　6. C　7. B　8. B　9. B

（王艳华　张玉婷）

材料 2　能量的来源与功能

一、能量的来源

　　能量在食物中主要来自三大产能营养素,包括糖类（碳水化合物）、脂类、蛋白质。人体每日所需要的能量中,55%～65%的能量是由糖类提供的。平时日常生活中摄入的糖类大部分属于多糖,淀粉类食物（如面、米饭）中含量比较高。脂类包含油脂（三酰甘油、脂酰甘油）和类脂（磷脂、糖脂和胆固醇及其酯）。我国营养学会推荐的膳食中脂类食物供给的能量不宜超过总能量的30%,其中单不饱和脂肪酸、饱和脂肪酸、多不饱和脂肪酸的比例应为1∶1∶1。10%～15%的能量来自蛋白质。蛋白质分为植物蛋白质和动物蛋白质两种。植物蛋白质的营养价值不是很高,我们通常所说的优质蛋白主要指的是动物蛋白质。植物蛋白质主要存在于植物类食物中,植物类食物中含蛋白质较高的有豆类（尤其的大豆蛋白）、谷物类（大米、高粱、小米、荞麦等）。动物蛋白质主要来源于乳类及其制品、动物肉类、蛋类、鱼类等。动物类食物的蛋白质的营养价值高于植物类食物的蛋白质的营养价值。

二、能量的功能

　　能量,又称为热能,是机体活动、新陈代谢的能量来源。能量的主要用途之一是维持机体的新陈代谢,主要由食物中的脂肪、蛋白质、糖类供给。能量以焦耳（J）或卡（cal）为单位,1 kcal=4.184 kJ,1 J=0.239 cal。能量的主要功能:维持体温的恒定;维持机体的新陈代谢和生理活动的正常进行;儿童生长发育所需的能量与儿童的生长发育的速度成正比,婴儿期生长发育需要的能量占总能量的25%～30%,随年龄增长以后逐渐减少,6个月以内婴儿每千克体重每日需要能量40～50 kcal,6个月至1岁婴儿每千克体重每日需要能量15～20 kcal,1岁以后儿童每千克体重每日约需要能量5 kcal,到青春期因为生长发育进入另一个高峰期,所以需要的能量又增高;排出体内代谢产物也需要能量的参与,进餐后几小时内发生的超过基础代谢率的能量消耗成为食物的热力作用,主要用于体内代谢和消化食物内

营养素。婴儿的食物的热力作用占总能量的7%~9%,年长儿则约占5%。三大产能营养素中以蛋白质的热力作用最高,所以蛋白质是三大产能营养素中比较难消化的。日常活动也需要消耗能量,这方面能量的消耗量与机体的活动量有关;糖类进入人体之后,最终会转换成单糖被吸收和利用。葡萄糖在维持大脑功能方面起着重要的作用,当糖类摄入减少,血液中的血糖浓度下降时,受到影响最大的就是脑细胞。因为血糖浓度不足时,脑细胞的能量供给会减少,导致脑细胞不能维持正常功能,甚至导致脑细胞功能受损。

知识链接

三大产能营养素的膳食比例

在日常饮食中,我们可以根据三大产能营养素的比例系数合理地进行能量分配:碳水化合物每日的摄入量占总能量的55%~65%;脂肪每日的摄入量占总能量的20%~30%;蛋白质每日的摄入量占总能量的10%~15%。在某些食谱编制中蛋白质可以按照占总能量的15%、脂肪按照占总能量的25%、碳水化合物按照占总能量的60%计算。

能力检测

一、选择题

1.产生能量的最主要营养素是( )。

A.蛋白质 B.脂类 C.糖类 D.维生素

2.维持人体基本生命活动的能量消耗是( )。

A.体力活动耗能 B.基础代谢 C.非体力活动耗能 D.食物热效应耗能

3.儿童特有的能量需要是( )。

A.生长发育 B.活动 C.代谢 D.消化食物

4.儿童生长发育消化能量最多的时期是( )。

A.1岁以内 B.2岁以内 C.3岁以内 D.4岁以内

5.膳食蛋白质中非必需氨基酸( )具有节约蛋氨酸的作用。

A.半胱氨酸 B.酪氨酸 C.精氨酸 D.丝氨酸

6.能被人体消化吸收的碳水化合物是( )。

A.棉籽糖 B.果胶 C.纤维素 D.淀粉

7.膳食蛋白质中非必需氨基酸( )具有节约苯丙氨酸的作用。

A.半胱氨酸 B.酪氨酸 C.丙氨酸 D.丝氨酸

8.中国营养学会推荐我国居民的碳水化合物的膳食供给量应占总能量的( )。

A.45%~50% B.70%以上 C.55%~65% D.30%以下

9.中国营养学会推荐成人脂肪摄入量应控制在总能量的( )。

A.45% B.25%~30% C.20%以下 D.20%~30%

10.( )是机体新陈代谢的能量来源。

A.蛋白质 B.脂类 C.糖类 D.能量

参考答案:

1.C 2.B 3.A 4.A 5.B 6.D 7.B 8.C 9.D 10.D

二、填空题

1.碳水化合物产生能量占总能量的比例是( )。

2.( )、( )、( )统称为产能营养素。

3.蛋白质产生的能量占总能量的比例是（　　　）。

4.脂肪产生的能量占总能量的比例是（　　　）。

5.蛋白质的主要食物来源包括（　　　）、（　　　）。

参考答案：

1.55%～65%

2.碳水化合物、脂类、蛋白质

3.10%～15%

4.30%

5.肉类、蛋类

（张玉婷）

材料3　食品卫生与安全

　　食品是维持人体生命活动的物质基础，它供给人体所需的各种营养素，满足人体的能量需求，保障人体的健康。但有时食物被污染或者有可能含有的一些有毒、有害的因素，可引发食源性疾病，危害人体健康与生命。随着社会进步和人民生活水平的逐步提高，人们日益关注食品的卫生与安全问题，食品卫生与安全已成为重要的公共卫生问题。尤其是与老年人相关的食品卫生与安全问题，更应该值得关注。

　　食品安全的定义是当根据食品的用途进行烹调或食用时，食品不会使消费者健康受到损害的一种保证。食品安全（或称食品质量安全）就是指食品质量状况对食用者健康、安全的保证程度。用于消费者食用的食品，不得出现因食品原料、包装等问题或生产加工、运输、储存过程中存在的质量问题而对人体健康、人身安全造成或可能造成任何不利的影响。

　　安全性是任何食品的第一要素，获得营养和安全的食品是每个公民的权利。食品的不安全因素主要有以下几种情况：原本就存在于食物中的有毒物质，如大豆中有害成分、蘑菇中的毒素；食物在种植、养殖和生产过程中带入的有毒物质，如农药残留物、兽药残留物等；食品加工时有意或无意添加到食品中的添加物，如滥用添加剂等；食品在储运中产生的有毒物质，如大米中的黄曲霉毒素等。

一、食品污染

　　食品污染是指在食品生产、经营过程中可能对人体健康产生危害的物质介入食品的现象。任何有损于食品的安全性和适宜性的生物或化学物质、异物或者非故意加入食品中的其他物质均被称为食品污染物。

　　食品从原料的种植、饲养、捕捞、加工、运输、储存、销售到食用的每一个环节，都有可能被某些毒害物质污染，造成食品的安全性、营养性和食用的感官性状发生改变。随着科学技术的不断发展，各种化学物质的不断产生和应用，毒害物质的种类和来源也进一步繁杂。

　　为了保障人体的健康，政府、种养殖者、食品加工和制作者、经营者和消费者都应采取必要措施，防止食品污染，保证食品安全。

　　根据污染物的性质，食品污染可分为三个方面。

　　（1）生物性污染：食品的生物性污染是指有害微生物及其毒素、病毒、寄生虫及其虫卵、昆虫及其排泄物等污染食品造成的食品安全问题。微生物污染包括细菌及其毒素、真菌及其毒素和病毒性污染。

　　（2）化学性污染：食品的化学性污染是指由各种有害金属、非金属、有机物、无机物对食品的污染而造成的食品安全问题。目前，危害最严重的是化学农药、兽药、有害金属、多环芳烃类等污染物。

　　（3）物理性污染：食品的物理性污染是指食品生产加工过程中混入食品中的杂质超过规定的限量，

或食品吸附、吸收外来的放射性物质所引起的食品安全问题。如小麦粉生产中混入磁性金属物，就属于物理性污染。鱼贝类等水产品对某些放射性核素有很强的富集作用，使得食品中放射性核素的含量可能显著地超过周围环境中存在的该放射性核素的含量，称为放射性污染，也属于一种物理性污染。

二、食源性疾病

食源性疾病是指通过摄食而使感染性和有毒有害物质进入人体所引起的疾病。食源性疾病一般分为感染性和中毒性两类，包括常见的食物中毒、肠道传染病、人畜共患传染病、寄生虫病及化学性毒害物质所引起的疾病。食源性疾病可以由微生物、化学性和物理性危害所致。

食物中毒是指食用了被生物性、化学性有毒有害物质污染的食品，或者是食用了含有有毒有害物质的食品后出现的急性、亚急性食源性疾病。含有有毒有害物质并引起食物中毒的食品称为中毒食品。细菌性食物中毒在夏、秋季发生较多，引起中毒的食物多为动物性食物，如肉、鱼、乳、蛋类及其制品。

三、食品的生物性危害

天然食品内部一般没有或很少有细菌，食品中的细菌主要来自生产加工、储运、销售、烹调等环节的外界污染。常见易污染食品的细菌有假单胞菌、微球菌和葡萄球菌、芽孢杆菌与芽孢梭菌、肠杆菌、弧菌与黄杆菌、嗜盐杆菌与嗜盐球菌、乳杆菌等。

污染食品的细菌有致病菌、条件致病菌和非致病菌三类。致病菌污染食品后能使人致病，如伤寒杆菌、痢疾杆菌等；条件致病菌在通常条件下并不致病，当条件改变时，特别是当人体抵抗力下降时，就有可能致病，这些细菌包括变形杆菌、大肠杆菌等；非致病菌一般不引起疾病，但它们与食品的腐败变质有密切关系，而且又是评价食品卫生质量的重要的指标，这些细菌往往使食品出现特异的感官性状，如假单胞菌属、微球菌属等。另外有的细菌会产生毒素，如金黄色葡萄球菌可产生葡萄球菌毒素，这些毒素具有很强的毒性，能引起食源性疾病，严重者可致人死亡。

食品的细菌污染是造成人类食源性疾病常见的原因，在目前发生的食物中毒事件中，细菌性食物中毒人数最多，造成的危害也十分严重。

四、病毒类危害

病毒是一种非细胞形态的微生物。与食源性致病菌不同，病毒只是存在于被污染的食物中，不能繁殖，在数量上并不增长。对食源性病毒，人体细胞是其最易感染的宿主细胞，它能抵抗抗生素等抗菌药物，目前除免疫可能尚没有对付病毒的更好办法。

常见污染食品和危害健康的病毒和亚病毒有甲型肝炎病毒（HAV）、诺沃克病毒（SRSV）、脊髓灰质炎病毒、口蹄疫病毒、新城疫病毒等。"非典"（SARS）的病原就是 SARS 冠状病毒。至今没有证据表明人类免疫缺乏病毒（HIV）（获得性免疫缺乏症，AIDS）能通过食品传播。经常造成食源性疾病暴发事件发生的有病毒性肝炎、病毒性胃肠炎、脊髓灰质炎等。

五、真菌和真菌毒素的污染

真菌是微生物中的高级生物，其形态和构造也比细菌要复杂。单细胞真菌如酵母菌和部分霉菌，多细胞真菌如大多数菌和食用菌。霉菌广泛存在于自然界，大多数对人体无害，但有的霉菌却是有害的，某些霉菌及霉菌毒素的污染非常普遍。

1. 霉菌的危害　霉菌是菌丝体比较发达的小型真菌的俗称。霉菌污染食品或在农作物上生长繁殖，使食物变质或农作物发生病虫害，可造成巨大的经济损失，全世界每年至少有 2% 的粮食因霉变而不能食用。有些霉菌产生的有毒代谢产物——真菌毒素，对人和动物具有毒性作用或其他有害生物学效应。

真菌毒素对食品的污染不具有传染性，但却有季节性和地理分布特点，霉菌及其产生的毒素对食品的污染以南方多雨地区多见。食品被真菌毒素污染后,即使产毒的霉菌死亡,真菌毒素仍保留在食品中。很多真菌毒素相当稳定,普通的烹饪方法不能将其破坏。真菌毒素种类、剂量的不同,对人体造成危害的表现亦不同,可以表现为急性中毒、慢性中毒、致畸、致癌、致突变,也可表现为肝脏毒、肾脏毒、神经毒、细胞毒及类雌性激素样作用等。

2. 黄曲霉毒素 黄曲霉毒素(AF)是由黄曲霉或寄生曲霉等少数几个菌株产生的次生代谢产物,该毒素是毒性和致癌性最强的天然污染物。黄曲霉毒素主要污染粮油及其制品,各种植物性与动物性食物也被广泛污染,花生、花生油和玉米污染最严重,大米、小麦、豆类污染较轻。南方的谷物受黄曲霉毒素的污染比北方严重。任何食品只要能适宜霉菌生长,它们就能产生该毒素。因此,任何食品只要霉变,就必须考虑可能被黄曲霉毒素污染。

黄曲霉毒素 B 是一种剧毒物质,其毒性比氰化钾高 10 倍以上,是目前已知最强的致癌物,它可损害动物的肝脏,引起原发性肝癌。人体摄入大量的黄曲霉毒素可引发急性中毒,当持续微量摄入时,也可造成慢性中毒。大多数流行病学研究发现,食用被黄曲霉毒素 B 污染的食品同肝癌发病的增加有相关性。

六、水产品中的生物毒素

现已知 1000 多种海洋生物是有毒的或能分泌毒液,全世界每年由有毒鱼贝类引起的食物中毒事件超过 2 万起,死亡率为 1‰。我国有毒鱼贝类 170 多种,最典型的是河鲀引起的食物中毒,其他毒素主要是因为鱼贝类食用了有毒的海藻后导致鱼贝类感染,有鱼肉毒、麻痹性贝毒、腹泻性贝毒、神经性贝毒、遗忘性贝毒。引起食物中毒的鱼类毒素、贝类毒素大多来自有毒浮游生物,与赤潮的发生有密切关系。

七、寄生虫与害虫的污染

寄生虫是寄生在人或动物体内的有害生物,可诱发人畜共患病和其他食源性疾病。

各种滋生的害虫(如甲虫、蛾类、蛆等)污染并损害食物,使食物感官性状恶化,营养价值降低,甚至完全失去食用价值,而且有些寄生昆虫的粪便含有毒物质,对肝脏具有毒性。昆虫对小麦的侵害可使其在胚芽及糊粉层中的维生素 B 显著减少;当米象侵害高粱后,维生素 B_2 损失率高达 31.5%。虫害能加快营养素物理化学性质劣化的速度,可使食物储藏温度上升,甚至超过 45 ℃。

八、食品加工过程形成的有害物质

1. 食品中的硝酸盐和亚硝酸盐 食品中硝酸盐和亚硝酸盐的直接来源是食品添加剂中的硝酸盐和亚硝酸盐,含氮肥料的大量使用引起的农作物硝酸盐积累也是污染的主要来源,化肥及其他化学品的使用最终造成了水体的严重污染。

人们饮食中的亚硝酸盐和硝酸盐主要来源于蔬菜,如莴苣(包括生菜)、菠菜、芹菜、甜菜、茴香、萝卜、雪里蕻、小白菜等都是含硝酸盐较高的品种。新鲜蔬菜很少含亚硝酸盐,但在储运过程中或腌制蔬菜、酸菜时,由于硝酸盐还原菌的作用,可使硝酸盐还原为亚硝酸盐。在肉制品腌制加工中,还采用硝酸盐或亚硝酸盐作为食品添加剂起发色和抑菌作用,致使肉制品中的亚硝酸盐蓄积。

亚硝酸盐毒性是食品添加剂中急性毒性最强的一种,人的中毒剂量为 0.3～0.5 g,致死量为 3 g。由于亚硝酸盐作为食品添加剂在肉制品中的使用,在适宜的条件下,亚硝酸盐可与肉中的氨基酸发生反应,产生强致癌物亚硝基化合物。长期摄入含过量硝酸盐和亚硝酸盐的食物会增加人们发生癌症的危险性。

2. 预防亚硝胺污染食品的措施 严格控制食品中亚硝酸盐允许限量标准。改进食品加工工艺和配方,严格执行食品卫生标准,限制亚硝酸钠和硝酸盐在食品中的使用范围和最大使用量。生产熏制食品时利用烟发生器,可消除或减少亚硝胺的生成。啤酒所用的麦芽和豆类食品在干燥时,尽量采用间接加热方法,以减少亚硝胺的形成。

尽量少吃盐腌和泡制的食品；避免过长时间腌制鱼和肉，在腌制过程中尽量少加硝酸盐或亚硝酸盐；做好食品保藏工作，防止鱼肉和蔬菜变质，由于肉类和鱼类富含蛋白质，要注意防止腐败；尽量食用新鲜的食物，或使用冰箱来保存食品；许多蔬菜富含硝酸盐，如小白菜和菠菜等适宜低温保存，应该尽量缩短在常温中的保存时间以避免亚硝酸盐的升高。腌肉时使用的胡椒粉和花椒粉等香料，应该与食盐分开包装，不适宜预先将其混合在一起以避免形成 N-亚硝基化合物。腌制蔬菜应腌制一个月以上再食用，腌制得太生亚硝酸盐含量较高。在食管癌及胃癌高发区，尽量不吃或少吃酸菜。

在食品加工过程中加入维生素 C、维生素 E、酚类及谷胱甘肽等抗氧化剂，可以抑制和减少亚硝胺的合成。增加日常膳食中维生素 C、维生素 E 的摄入量以及多吃新鲜水果、茶叶、大蒜等，也可阻断内源性亚硝胺的形成。注意口腔卫生，经常刷牙，也可以减少人体 N-亚硝基化合物的形成。

九、食品添加剂的合理使用

食品添加剂是指为了改善食品品质和色、香、味，以及因防腐和加工工艺的需要而加入食品的化学合成或者天然物质。食品添加剂在现代食品工业发展中是不可缺少的物质，可以说，我们日常生活中的食品大部分都与食品添加剂息息相关。当前，食品添加剂总的发展趋势是向天然物或人工合成天然类似物及天然、营养和具有生理活性物质的多功能的方向发展，一些毒性较大的食品添加剂将逐步予以淘汰。

食品添加剂必须经过规定的食品安全毒理学评价程序的评价，证明其在使用限量内长期使用对人体安全无害。多数食品添加剂都有一般的毒性，只是程度不同而已，还有的食品添加剂具有特殊的毒性。此外两种以上化学物质组合之后使食品添加剂具有的叠加毒性更是引起人们的关注。食品添加剂对人体的危害除存在急性和慢性毒性外，还有致癌性、致畸性、致突变性，这些毒性的共同特点是要经历较长时间才能暴露出来，即对人体产生潜在的危害，故人们对食品添加剂的安全性应予以高度重视。

十、转基因食品

转基因食品是指利用基因工程技术改变基因组构成的动物、植物和微生物生产的食品和食品添加剂。转基因食品包括转基因动植物、微生物产品；转基因动植物、微生物直接加工品；以转基因动植物、微生物或者其直接加工品为原料生产的食品和食品添加剂。

转基因生物是将一种或几种植物或动物的基因经人工分离和修饰过后导入某一种生物基因组中，从而表现出本身自然不能拥有的由转基因带来的新特性，达到改善产品品质、提高营养价值、增加抗病虫害、增加产量、抗逆转、延长货架期等目的。转基因食品就是以转基因生物为原料，加工成为人类所食用的产品。

目前，转基因食品主要是大豆、玉米、油菜、马铃薯、番茄、水稻、甜椒等转基因植物产品，这些转基因植物产品有耐受除草剂、抗病虫害、改善食品成分、延长食品的货架期、改善农业品质的特点。

1. 潜在的食品安全问题 我国目前虽然还未大规模生产转基因食品，但进口的转基因食品（如转基因大豆）已进入我国市场。转基因生物问题对食品安全、人类健康以及生态环境产生直接影响，其重要性不容置疑，转基因生物的安全性已成为公众关注的焦点问题。

2. 转基因食品的管理 转基因食品的安全性问题已引起世界各国政府的高度重视。国务院已颁布实施的《农业转基因生物安全管理条例》，使我国对转基因生物的安全管理更加完善具体，对我国农业转基因生物的研究、试验、生产、加工、经营、进口与出口及监督检查均进行了详细规定。

我国规定食品产品中（包括原料及其加工的食品）含有基因修饰有机体和（或）表达产物的，要标注"转基因××食品"或"以转基因××食品为原料"；转基因食品来自潜在致敏食物的，还要标注"本品转××食物基因，对××食物过敏者注意"。

知识链接

食品添加剂使用中的安全问题

1.使用食品添加剂超出标准规定用量

食品添加剂在食品加工过程中必须严格按照国家标准规定的使用量添加,才能确保对人体安全无害。食品添加剂超标准量使用一直是主要的食品质量与安全问题,随意过量使用食品添加剂(如亚硝酸钠等)就可能危害人体健康。

2.添加剂使用超出规定范围

国家标准严格规定食品添加剂的使用范围,若不按规定范围添加,即作为违法食品处理。如硫黄作为漂白剂只限于蜜饯、干果、干菜、粉丝、食糖等使用,但有的食品加工者在蒸馒头用硫黄熏蒸,造成二氧化硫严重残留。我国规定儿童食品中不准添加人工合成色素、糖精和香精,但仍有些生产企业在一些婴幼儿食品中添加糖精、香精等。

3.使用不符合国家标准的添加剂

国家规定食品加工用食品添加剂必须是符合食品级规格的产品,禁止使用工业级产品。但目前仍有个别不法分子,将工业级产品假冒为食品添加剂销售、使用。如将含甲醇的工业用酒精作为食用酒精出售,造成重大的食物中毒事件;将铅含量超标的工业用亚硫酸或工业用碳酸氢钠作为食品添加剂销售、使用;在食品加工过程中采用工业级商品取代食品级加工助剂,造成的食物中毒事故亦多次发生。

能力检测

1.有机磷农药的主要急性毒性为(   )。

A.抑制胆碱酯酶活性　　　　　　　　B.致癌性

C.血液系统障碍　　　　　　　　　　D.肝脏损害

2.水俣病是由于长期摄入被(   )污染的食品引起的中毒。

A.金属汞　　　　　B.砷　　　　　　C.铅　　　　　　D.甲基汞

3.黄曲霉毒素主要的靶器官是(   )。

A.肾脏　　　　　　B.骨骼　　　　　C.卵巢　　　　　D.肝脏

4.食物中黄曲霉毒素污染严重地区的居民中(   )。

A.乳腺癌高发　　　B.食管癌高发　　C.肝癌高发　　　D.结肠癌高发

5.我国已禁止使用的农药是(   )。

A.内吸磷　　　　　B.敌百虫　　　　C.有机氯农药　　D.乐果

参考答案:

1.A　2.D　3.D　4.C　5.B

（白　柳）

材料4　营养过剩和营养缺乏

一、肥胖症

肥胖症是指体内脂肪堆积过多,体重超过理想体重20%或体重指数(BMI)≥28,BMI≥23被认为是超重。我国人群随着生活水平提高,膳食结构不合理,超重和肥胖症患病率也迅速上升,尤其是儿童肥胖症。肥胖症及其相关疾病可损害患者身心健康,使生活质量下降,预期寿命缩短,已成为重要的世界性健康问题之一。

1. 营养代谢特点

1)能量 肥胖症患者体内能量平衡处于紊乱状态,能量的摄入量超过了消耗量,能量转变为脂肪储存在人体内,导致肥胖症。过多摄入能量可发生在任何年龄,但在幼年时期长期多食对肥胖症的发生更具临床意义。体力活动减少是能量消耗减少的主要原因,故而引起肥胖,同时,肥胖患者因体重增加,身体负担重,能量消耗进一步下降,如此形成恶性循环,终致肥胖症加重。因此,控制能量摄入和增加能量消耗是纠正能量平衡紊乱的重要措施之一。

2)糖类 肥胖症与长期大量摄入高糖类密切相关。摄入的过多糖类除以少量糖原形式储存外,大多数最终变为脂肪,引起体内脂肪堆积。肥胖症的血浆胰岛素浓度多处于高水平,长期高糖类摄入,会使血浆胰岛素的基础水平提升,最终导致胰岛功能异常,出现糖代谢紊乱。

3)脂肪 脂肪细胞既可以储存能量,又可以释放能量。过剩的能量以三酰甘油的形式储存于脂肪细胞,脂肪合成加强。因膳食脂肪的能量密度高,易导致人体的能量摄入超标。脂肪组织的增大可因脂肪细胞的数量增多或体积增大或两者同时存在而形成。成人肥胖症多为脂肪细胞体积增大引起,故减轻体重、控制病情较易减肥成功;幼儿肥胖症多为脂肪细胞数量增多、体积增大共同引起,所以不易控制。

4)蛋白质 肥胖症患者在限制能量摄入促使体脂消耗的同时,也会引起机体组织蛋白分解,造成蛋白质缺乏。应提高膳食中蛋白质尤其是优质蛋白的供给。

2. 营养治疗措施 营养治疗位于肥胖症综合治疗之首。为使肥胖症患者能够持之以恒地实施营养治疗,应对患者制定科学全面的、能为之接受的、能长期坚持下去的个体化饮食方案,做到饮食平衡,改变患者不良的生活方式与生活习惯,适当增加运动及体力活动,使体重逐渐减轻到适当水平,再继续坚持,获得最好疗效。

1)控制能量摄入 控制能量摄入是防治肥胖的根本措施。成年轻度肥胖者,每日以减少能量125～250 kcal 来制定每日三餐供能量,能使每月稳步减重 0.5～1.0 kg;中重度肥胖者,每日以减少 500～1000 kcal 为宜,能使每周减重 0.5～1.0 kg。但每日饮食的供能量不能低于 1000 kcal,这是可以较长时间坚持的最低安全水平。

2)限糖类供给 肥胖症患者每日糖类所供能量宜占总能量的 45%～60%,过低易引起酮症,过高影响蛋白质的摄入。可选用低血糖指数的复合糖类,如谷类,不用富含精制糖的食品。一般主食控制在每日 150～250 g。

3)严格控制脂肪供给 肥胖症患者每日脂肪所供能量宜占总能量的 20%～25%,最多不超过30%,尤其要控制饱和脂肪酸的摄入,如肉、蛋、全脂乳等,烹调用油宜选用植物油,控制在每日 10～20 g。膳食胆固醇的每日供给量宜限制在 300 mg 以内。为达到控制用油量,宜选用蒸、煮、炖等少油烹调方法。

4)保证蛋白质摄入 低能量饮食主要是控制糖类和脂肪的摄入,蛋白质的供应必须要保证充足,其供给量要占总能量的 20%～30%,其中优质蛋白要在 50% 以上。但蛋白质补充不宜过量,过度供给可增加肝肾负荷。

5)适量补充维生素、微量元素和膳食纤维 肥胖症患者因低能量饮食会引起某些维生素和微量元素缺乏。为保证营养均衡,应补充维生素、微量元素和膳食纤维。新鲜果蔬因富含维生素、膳食纤维和水分,是低能量食物,应多食用。因肥胖症大多合并高血压、冠心病、高脂血症、糖尿病等,结合病情针对性补充维生素、微量元素尤为重要,必要时可选用维生素及微量元素制剂来补充,常见有 B 族维生素、维生素 C、维生素 E、钾、钙、锌等,限制钠盐摄入。

6)养成良好的饮食习惯、积极参加体育锻炼 保证每日三餐,定时定量,晚餐要少,不宜过量,忌食甜食,少吃零食。延长用餐时间,细嚼慢咽,以利于达到饱腹感。积极参加体育锻炼,如打球、骑车、游泳、慢跑、快步走等,并制订运动计划。对肥胖症合并糖尿病患者来说,有规律的体育运动意义更大,因为运动既能减轻体重,又可改善胰岛功能,应长期坚持。

体重指数

体重指数(BMI):评估身体肥胖程度。目前国内外尚无统一标准。亚洲人 BMI 的正常范围为 $18.5\sim22.9\ \mathrm{kg/m^2}$,BMI$\geqslant23.0\ \mathrm{kg/m^2}$ 为超重,BMI 在 $23.1\sim24.9\ \mathrm{kg/m^2}$ 为肥胖前期,BMI 在 $25.0\sim29.9\ \mathrm{kg/m^2}$ 为一级肥胖,BMI$\geqslant30.0\ \mathrm{kg/m^2}$ 为二级肥胖。

二、消瘦

消瘦是指实际体重低于标准体重 20% 或体重指数 $<18.5\ \mathrm{kg/m^2}$。消瘦常见于甲状腺功能亢进症(简称甲亢)、1 型与 2 型糖尿病、肾上腺皮质功能减退症、内分泌腺的肿瘤、神经性厌食症。

1. 营养状态异常的机制(表 1-1)

表 1-1　营养状态异常的机制

机　制	症　状	临 床 意 义
摄入减少	食欲减退(厌食)或饱腹感、味觉改变、口干或口舌溃疡、咀嚼或吞咽困难,恶心或呕吐、进食不能自理、主动性节食	社会隔离、抑郁、缺乏能动性、齿龈炎、牙齿状况差、消化道梗阻或肿瘤(食管、胃肠)
营养不良/吸收障碍	腹泻、脂肪便或恶臭、排便习惯改变、粪便中可见食物残渣	胰腺功能不全、放射性小肠炎、短肠综合征、乳糖不耐受
代谢受损/需求增加	发热、食欲增加或减少	败血症、肺炎、大手术或创伤、甲亢、慢性肝脏及肾脏疾病、妊娠或发育
丢失/排泄过多	引流、瘘管或开放性损伤、腹泻、排尿增加、呕吐	烧伤、隐匿性胃肠道出血、糖尿病

2. 饮食护理

老年人久病卧床需要仔细调理,应吃一些有助于增强免疫力的食物,如果在卧床期间出现一些其他的疾病对老年人来说是非常痛苦的事情,所以一定要想尽办法增强老年人的免疫力。

消瘦卧床老年人的饮食护理如下。

(1)长期卧床消瘦老年人由于活动量小,肠蠕动减少,很容易引起便秘,所以,在补充营养的同时,要注意粗纤维食物的补充,如多吃芹菜、韭菜类纤维素高的食物。

(2)照顾长期卧床的消瘦老年人,首先应重视老年人水分的摄取。有些老年人对体内缺水自我感觉迟钝,不易感到口渴,即使感到口渴也往往认为是津液不足。有些老年人为了避免麻烦而有意减少饮水量,尤其是夜间更因怕影响睡眠而不敢喝水,这样会因为饮水不足,导致血液黏稠度升高、循环阻力增加,有可能诱发心脑血管疾病。

(3)护理卧床不能自理的消瘦老年人应做好床上喂饭工作,护理者喂饭前要洗净双手,老年人最好取坐位或半坐位,将俯卧或平卧老年人头部转向一侧,以免食物呛入气管。

(4)喂饭宜慢,喂汤时忌从嘴的正中间直接倒入,宜从唇边缓慢倒入。

(5)需要经胃管鼻饲的消瘦老年人应严格按照鼻饲流程进行,严格计算每日营养液、食物匀浆、水的入量。

(6)消化吸收功能较差的消瘦老年人可根据医嘱给予营养泵持续泵入胃肠营养液。

(7)卧床的消瘦老年人在就餐后一定要漱口,病重或吞咽有困难的老年人(中风、脑瘫)等,因疾病或其他原因自己不能漱口的老年人,护士每日需遵医嘱 $2\sim3$ 次为老年人做口腔护理,彻底清除口腔内细菌。

Note

能力检测

1.超重是 BMI≥(　　)。

A. 25 kg/m² 　　　B. 24 kg/m² 　　　C. 23 kg/m² 　　　D. 22 kg/m² 　　　E. 21 kg/m²

2.下列关于肥胖症患者饮食的描述不正确的是(　　)。

A. 多食牛肉等蛋白质含量高的食物以维持其正常代谢

B. 食物多样,以谷类为主

C. 护士应监督和检查计划执行的情况,并教会患者自测方法和饮食日记的记录方法

D. 适量增加膳食纤维的摄入

E. 每次进餐前先喝 2500 mL 的水或喝汤以增加饱腹感

参考答案：

1. C 　2. A

（关　凌）

项目二 老年人与其他人群营养饮食比较

学习导航

机体生长与营养密切相关。生老病死是大自然不可抗拒的规律,健康长寿是人一生追逐的梦想。"人活百岁不嫌老",老年人如何延长健康时段,特别是老年时期保持身体健康和心理健康,营养是关键。但随着器官的不断老化和衰竭,饮食也发生改变,这导致营养的吸收受限。探索人体形态结构功能的改变特点,是做好老年护理的重要课题。

学习目标

领 域	学校学习	企业学习
内容	1.老年人形态结构及生理功能改变特点与老年人营养之间的关系 2.老年人营养与饮食的关系 3.老年人营养需要特点	1.随访老年人结构与功能变化特点 2.观察老年人饮食问题 3.满足老年人的营养需要
需要培养的职业能力	1.学生能列举人体形态结构及生理功能与饮食关系相关内容 2.学生能在尊重老年人的前提下,运用合理的方法与沟通技巧获得老年人的形态结构及生理功能改变的情况的信息并提出相应的饮食护理方案 3.学生能总结与反思在提出老年人营养合理方案的过程中出现的问题	

职业行动情境

张奶奶为啥不吃月饼和苹果

学生小李与小刘到养老院实习的第三天正赶上中秋节,上午9点指导老师分配他俩给老年人发月饼和苹果。他俩分管3楼。发完后去查看老年人情况,301房间1床59岁的王奶奶正大口地吃月饼和苹果。2床75岁的张奶奶手里拿着月饼和水果,靠在床旁没有吃。小李走到她的身旁问:"张奶奶你怎么没吃呀?"张奶奶气呼呼地看了王奶奶一眼说:"谁不能吃呀,我年轻的时候比她还能吃呢!馋谁呢!哼!"抬手就把苹果和月饼扔到床上了。

(苏 晗)

◎ 行动情境任务

老年人生理功能改变的营养护理。

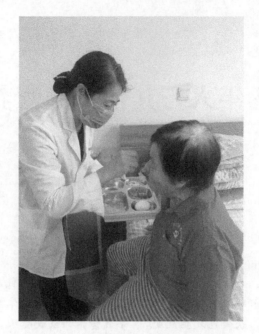

协助老年人进食

· 行动情境任务的导入

随着年龄的增长,老年人的消化器官也在不断退化,所以对食物的选择也有着一定的要求。另外,老年人脑细胞也在不断减少,思维、性格也发生了变化,任性、斤斤计较、嫉妒等不良情绪时有发生。牙口好的王奶奶能吃月饼、苹果等较硬的食物,而消化系统或牙口不好的张奶奶就不能吃。老年人的性格的变化,导致相互之间产生了矛盾。护理人员发现应采取相应的护理措施,解决老年人之间的矛盾,以免老年人因心情不好导致饮食出现问题。保证老年人进食时的愉快心情是老年人营养护理的必要手段。

· 行动情境任务的分析

老年人因年龄的增长,各消化器官都发生了相应的退化,影响了食物的摄入,对食物的选择也有一定的影响,但老年人大多不服老、要面子,有的还有强烈的嫉妒心理,就会与其他老年人发生矛盾,降低老年人的饮食质量,导致营养缺乏,影响身心健康。因此护理人员一定要根据老年人的生理特点满足老年人的饮食需求,并保证老年人有良好的进餐环境。

学校教学领域

老年人营养饮食特点及老年人饮食护理

学习领域	根据老年人的个人情况和情境特点开展护理工作	所需学时:____学时
学习情境	"张奶奶为啥不吃月饼和苹果?"结合老年人形态结构及生理功能特点来设计老年人营养护理方案	所需学时:____学时

根据教学大纲应获得的能力

1.学生能列举老年人与饮食相关的形态结构及生理功能

2.学生能描述老年人的形态结构及生理功能改变特点

3.学生能讨论获得老年人形态结构及生理功能改变的方法

4.学生能根据老年人营养需要设计饮食护理方案

5.学生能总结并反思为老年人提出营养合理方案过程中出现的问题

"老年人与其他人群营养饮食比较"的教学内容

职业行动情境

　　学生小李与小刘到养老院实习的第三天正赶上中秋节,上午9点指导老师分配他俩给老年人发月饼和苹果。他俩分管3楼。发完后去查看老年人情况,301房间1床59岁的王奶奶正大口地吃月饼和苹果。2床75岁的张奶奶手里拿着月饼和水果,靠在床旁没有吃。小李走到她的身旁问:"张奶奶你怎么没吃呀?"张奶奶气呼呼地看了王奶奶一眼说:"谁不能吃呀,我年轻的时候比她还能吃呢!馋谁呢!哼!"抬手就把苹果和月饼扔到床上了。

项目	任务
组织/导向	1.品尝月饼、苹果,展开联想 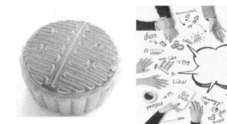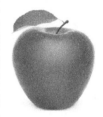 头脑风暴 要求1: (1)思考月饼、苹果是否好吃,月饼、苹果是否能多吃。谈谈感受,完成练习1;根据结果讨论老年人是否可以多吃月饼 (2)阅读职业行动情境并分析 要求2: (1)思考人们会经常吃月饼吗? 谈谈月饼的由来 (2)谈谈对中秋节的看法,联想张奶奶那个年代的人对中秋节的看法 (3)思考张奶奶没吃月饼的感受,为什么没有吃? 小组讨论(分析张奶奶没吃月饼的原因) 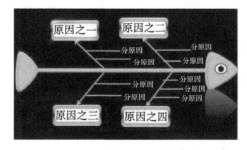 鱼骨法 集中讨论结果,提出老年人消化功能的问题

Note

了解相关背景信息	2.列举老年人营养相关的结构功能器官 要求： (1)指出下图的器官名称，完成练习2 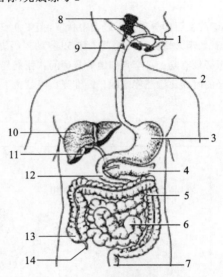 **消化器官结构图** (2)阅读相关材料，绘制思维导图-饮食的影响因素（小组讨论） 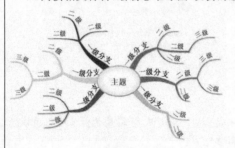　　　　　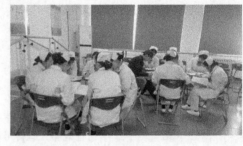 **思维导图**　　　　　　　　　　　　　　**小组讨论** 问题： (1)老年人的饮食与哪些器官功能有关 (2)个体形态结构及生理功能的变化对营养的吸收有哪些影响 (3)老年人不易消化的饮食有哪些？完成练习3
计划	3.讨论采取哪些方法可了解张奶奶与营养有关的信息（小组讨论） 要求： (1)结果写在题板上——"采访张奶奶" (2)讨论采访张奶奶的方法——角色扮演
决定	4.提出与张奶奶相关的饮食问题并写出提纲，完成练习4 要求： (1)以哪种方法走近张奶奶？理由是什么 (2)采访张奶奶时应注意哪些问题 (3)采访张奶奶时会遇到哪些问题，如何处理 (4)与老年人近距离接触时考虑语言、动作及表情 (5)在咨询老年人营养相关身体问题时考虑敏感话题（隐私） (6)编写采访张奶奶的剧本，完成练习4

续表

执行/展示	5.表演(按小组抽签顺序) 要求: (1)全员参加 (2)分工明确 (3)使用的工具材料合理 (4)表演内容健康,态度认真,符合本课内容 (5)记录
监督	6.以抽签的方式监督其他小组的活动(保密,向其他小组学习) 注意: (1)观察监督小组的情况(分工、用物准备、练习程度),同时观察监督小组其他参与的情况并记录,将记录的内容(优点部分)作为本小组活动内容的参考 (2)是否与老年人饮食需要特点相关
评价/反思	7.评价 要求: (1)小组互评 (2)小组自评,反思在活动的过程中团队合作、表演的真实性问题,获得的成果如何 (3)教师点评(一针见血) 8.小组知识对抗赛——抢答、必答(学习通题库),结果填入练习5
系统化	9.讨论张奶奶年轻时的状态、形态结构及生理功能如何?帮张奶奶回忆过去,写一份"张奶奶年轻时的营养状况回忆录"

学校练习部分

练习	姓名:　　　　学号:　　　　　班级:　　　　　组别:

练习	
练习1	<table><tr><td colspan="3">学生品尝月饼和苹果的感受</td></tr><tr><td>类型</td><td>味道</td><td>性质</td></tr><tr><td>月饼</td><td></td><td></td></tr><tr><td>苹果</td><td></td><td></td></tr></table>

练习2

填消化器官名称						
1	2	3	4	5	6	7
8	9	10	11	12	13	14

练习3	(1)老年人的饮食与哪些器官功能有关? (2)个体形态结构及生理功能的变化对营养的吸收有哪些影响? (3)老年人的代谢特点有哪些? (4)老年人为什么不能多吃苹果等水果? (5)老年人不易消化的食品有哪些? 举例说明

老年人不易消化的食品列表

食品 名称								
类别								
饮食 方式								

练习4	张奶奶的访谈录

练习5	小组知识对抗赛(综合测试)

组别	1组	2组	3组	4组
得分				

企业工作领域

老年人营养饮食特点及老年人饮食护理

企业名称 /类别	×××老年人社会福利院		负责人	
	养老机构	实习时间		
指导教师 /职业	吴××			
学生/ 培训生	刘××			
小组				
学习领域	根据老年人的个人情况和情境特点开展护理工作		所需学时:＿＿＿	
学习情境	"张奶奶为啥不吃月饼和苹果?"——老年营养护理基础知识		所需时间:＿＿＿	

根据教学大纲应获得的能力

1.学生能观察老年人饮食的变化特点(关爱老年人,注意隐私)

2.学生能与老年人建立友好关系,取得老年人的信任,获得老年人与饮食相关的功能改变的信息(绘制表格并记录)

3.学生能结合老年人营养饮食特点设计老年人饮食护理方案

续表

流程		作业	
		独立完成	指导老师帮助
观察		绘制老年人饮食相关结构功能变化表,完成练习1	学生在指导老师的指导下阅读老年人饮食档案和护理计划并记录 (1)记录考虑老年人的权利 (2)遵守规章制度
		通过与老年人友好交流获得老年人的信任,赠送老年人食品礼物,观察老年人的饮食喜好	学生观察老年人就餐情况并记录,了解不同年龄老年人的营养饮食情况,完成练习2(考虑隐私)
交流/操作		听营养师讲述根据老年人不同的特点而配制饮食的营养原则	与指导老师一起讨论老年人饮食习惯与器官退化之间的关系
实施		与老年人共进午餐,观察老年人饮食特点并记录,完成练习3	请指导老师对偏食老年人的护理计划进行指导,对老年人进行健康教育宣传
评价	自己	给老年人吃不喜欢的食物,考虑老年人的感受	反思实践过程中遇到问题,在解决问题时的方法运用的如何?写一份实习日志"采访老年人时的感受"完成练习4,请指导老师指导
	小组	组间互评,小组自评 提出合理的建议,指出优点、缺点	
	指导老师	根据企业的考核标准给学生评分,写评语	
系统化		结合老年人饮食特点为一位胃切除2/3的老年人设计饮食护理方案	近年来外卖给人们带来了生活的便利,深受年轻人的青睐,请你从营养和健康的视角谈谈对外卖的感受

企业练习部分

练习	姓名:　　　学号:　　　班级:　　　组别:			
练习1	老年人饮食相关结构功能变化表			

	姓名	时间	饮食方法	食物名称
		早		
		中		
		晚		
	种类			

11.您的收入是否足够您使用

□足够　　　　　□不够

12.您平时健忘吗

□健忘　　　　　□不健忘

13.您的子女经常探望您吗

□经常探望　　　□偶尔探望　　　□长时间不探望

14.您喜欢与其他人聊天吗

□喜欢　　　　　□不喜欢

15.您的排尿

□正常　　　　　□不正常

16.您经常感到孤独吗

□是　　　　　　□不是

17.您总是舍不得为自己花钱,为子女省钱吗

□是　　　　　　□不是

18.子女对您的态度您满意吗

□满意　　　　　□不满意

19.您需要帮助子女照顾下一代吗

□是　　　　　　□不是

20.您与子女及孙辈相处融洽吗

□融洽　　　　　□不融洽

(王术华)

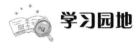 **学习园地**

材料5　老年人的主要生理功能特点及变化

　　机体衰老从宏观到微观都有一定的变化,并随年龄增加而日趋明显。从整体水平上来看,老年人机体的自身稳态调节范围变窄,反应变迟钝,适应力、免疫力和记忆力降低,个别器官甚至功能丧失。细胞数量减少、萎缩,细胞间质增多,细胞内脂褐素沉积,组织纤维化和硬化,致使器官体积缩小、重量减轻,从而引起各器官系统功能发生退变。各器官系统功能的退变主要有以下几个方面。

知识链接

高血压的诊断与控制

　　人安静时,持续表现收缩压>140 mmHg 和(或)舒张压>90 mmHg 为病理的高血压现象;持续表现收缩压<90 mmHg 和(或)舒张压<60 mmHg 则为病理的低血压现象。①轻度高血压:收缩压 140~159 mmHg 和(或)舒张压 90~99 mmHg;②中度高血压:收缩压 160~179 mmHg 和(或)舒张压 100~109 mmHg;③重度高血压:收缩压>180 mmHg 和(或)舒张压>110 mmHg;④单纯收缩期高血压:收缩压>140 mmHg,舒张压<90 mmHg。当收缩压和舒张压水平不在一个级别时,按其中较高的级别分类。

　　随着社会发展对人类生活的影响,高血压近年在我国发病率也迅猛增长,并有低龄化趋势,已成为严重威胁大众健康的重大问题。高血压对人体健康的损害是一个缓慢、渐进而又隐匿的过程。因此,及时有效地控制血压很重要,应合理调整饮食结构、戒烟限酒、适量运动,在医生指导下,规律服药,科学对待,避免过分紧张。

一、心血管系统

老年人的心血管系统发生了一系列的退变,比如心房增大、心室肥厚、容积减少、二瓣尖肥厚、血管壁变性、硬化等,心输出量比青年人减少30%～40%,心肌的工作效率降低,各器官的供血减少,动脉血管弹性下降,致使血压升高,并且由于老化血管舒张能力下降,压力感受器敏感性降低,维持机体内血压相对稳定的能力降低,外周血管硬化,使收缩压升高,舒张压降低,脉压增大。

二、运动系统

老年人骨质发生进行性萎缩,骨基质变薄,骨小梁减小并变细,骨质密度降低导致骨质疏松,可出现脊柱弯曲、变短,身高降低。随着老年人骨质逐渐减少,骨骼力学性能明显减退,甚至不能承受正常的生理负荷,骨骼脆性增加,容易发生变形和骨折。骨质疏松越严重,骨骼性能越差,骨折发生的危险性越高。从营养学角度分析老年人,因骨细胞与其他组织细胞同时老化,骨的新陈代谢缓慢,造成老年人骨的修复与再生能力逐渐减退,骨折愈合需要的时间较长,不愈合的比例增加。有些老年人由于偏食、牙齿松动、脱落,咀嚼困难,肠胃功能减退,造成食物中蛋白质、钙、维生素 D 等摄入不足。老年人性腺功能衰退,性激素分泌过少,导致骨生成能力下降,造成骨骼的改变。老年人的骨骼肌萎缩,关节僵硬,弹性降低,收缩力减弱,有的肌组织间脂肪、结缔组织及水分增多,肌肉呈假性肥大。老年人骨组织中的钙逐渐减少,骨质变脆,极易骨折,创伤愈合也比年轻时缓慢。关节活动能力下降,易患关节炎,脊柱椎体间的纤维软骨垫由于软骨萎缩而变薄,致使脊柱变短,这是老年人变矮的一个原因。60 岁以上的老人,几乎都有骨质增生现象。

三、呼吸系统

老年人的骨骼、韧带和胸部肌肉萎缩,使胸廓明显变形、变硬,肺组织弹性降低,肺泡融合,肺的通气功能降低,会表现为"老年性肺气肿",呼吸功能降低,80 岁老年人的肺活量约下降 25%,由于胸廓硬度改变,呼吸肌收缩力减弱,呼吸道黏膜萎缩退化,黏膜分泌物减少,加上支气管纤毛粘连和排列紊乱,活动减弱,不利于异物的清除和对病菌的防御,而且呼吸道无效腔增大,老年人易发生呼吸道感染。

四、感觉系统

老年人的感觉功能明显减退,出现眼花、耳聋,嗅觉、味觉、冷热觉、关节位置觉、震动觉都有不同程度的减弱。味觉阈升高,视觉、听觉敏感度下降。反应能力普遍降低。

> **知识链接**
>
> ### 暴饮暴食与急性胰腺炎
>
> 正常情况下,胰酶多以酶原形式存在,加之尚有抑制物,故胰腺分泌的胰液只消化人们摄入的食物。老年人消化功能减退,暴饮暴食会引起胰液分泌过度旺盛,可造成胰管内压力增高,甚或腺泡破裂,总管括约肌痉挛,胆汁逆流入胰管,大量胰酶激活,导致胰腺组织的"自杀"式消化,使胰腺发生水肿、充血、出血、坏死等,引起急性胰腺炎。表现为腹部剧痛难忍、恶心、呕吐等症状,若不及时抢救,将引发严重后果。

五、消化系统

老年人会出现消化器官形态与功能的改变,主要是消化系统的运动和化学性消化功能下降,消化能力差。50 岁以后,胃肠功能逐渐减弱,消化功能可下降1/3 左右。例如,口腔中的唾液分泌减少,牙齿松动脱落,这对食物的初步消化不利。高龄者因食管下端的括约肌松弛,蠕动减慢,食管贲门括约肌松弛,往往导致吞咽困难,并且口咽部分泌物易入气管,会导致呛咳。胃的血流量不足,黏膜萎缩,平滑肌运动减弱,胃液分泌减少,胃酸缺乏,会导致蛋白质消化障碍,影响钙、铁在小肠的吸收。小肠黏膜发生萎缩,食物吸收面积减少,消化液分泌减少,食物被消化得不彻底,大大地影响了小肠的吸收功能。大肠功能减退,结肠蠕动减慢,易导致便秘。胆汁分泌减少,胆盐、卵磷脂、胆固醇的比例失衡,所以老年人易患胆石症。

六、泌尿系统

老年人的肾单位和肾小球数量减少,70岁后可减少 1/2~2/3,肾小球动脉发生螺旋状改变,并有小动脉增生,肾血流量减少,使肾功能降低。90岁时,与青年时期相比,其肾小球滤过率降低约46%,肾血流量降低约53%,并且老年人的肾小管和集合管的重吸收和分泌作用下降,尿液比重减小,尿液的酸碱调节作用减退,夜尿增多,排尿反射减弱,受意识控制能力下降,可出现尿失禁、尿频,对于女性来说,尿道球腺分泌减少,抗菌力降低,易发生尿道感染,由于老年人的肌肉减少,而且体内蛋白质代谢降低,所以血清肌酐浓度降低。

七、神经系统

人进了老年期后,神经细胞逐渐萎缩退化,数量减少,老年人记忆力减退,反应迟缓、动作协调性差。老年人后脑膜加厚,脑回缩小,脑沟加深加宽,小脑和灰质萎缩、变硬,脑室扩大。大脑的体积减小,重量减轻,大脑皮层变薄,脑回变窄,脑细胞的水分减少,在显微结构上可见神经细胞尼氏体减少,脂褐质沉积。感觉逐渐迟钝,注意力不集中,出现运动系统功能减低等。老年人脑多种神经递质的释放能力皆有所下降,导致健忘、智力减退、注意力不集中、睡眠不佳、精神性格改变、动作迟缓、运动震颤、痴呆等。老年人中枢神经系统的变化造成了独特的心理特征:①老年人的记忆,特别是近记忆减退明显。②情绪易波动。③性格改变,这与大脑皮质额叶先退化有关。④行为改变,由于大脑皮质的衰变,受皮质控制的皮质下部的本能活动占优势,因此部分老年人会出现一些如儿童般的行为。

八、内分泌系统

人进入老年期后,性腺发生萎缩,免疫功能降低,内分泌和代谢功能下降。由于性腺功能减退,内分泌失去平衡,自主神经系统功能失调,会引起一系列生理功能的改变,如失眠、焦虑、头晕、耳鸣、眼花、记忆力减退、出汗、血压不稳定、关节肌肉疼痛、肥胖等临床表现。这些表现对于不同的个体差异较大,女性较男性明显。老年人的皮肤松弛,不再紧附于皮下结构,细胞间质内透明质酸减少而硫酸软骨素相对增多,使真皮含水量降低,皮肤失去弹性,局部皮肤,特别是脸、手等处,可见色素沉着,呈大小不等的褐色斑点,称作老年斑。另外,机体中抗利尿激素分泌也会发生改变,糖耐量逐渐降低,胰岛细胞功能降低,以及细胞膜胰岛素受体减少,可使血糖水平升高,易患糖尿病。

能力检测

1.整个消化过程中最重要的阶段是(　　)内消化。

A. 口腔　　　　　　　　B. 食管　　　　　　　　C. 胃　　　　　　　　D. 小肠

2.下列消化液中不含消化酶的是(　　)。

A. 唾液　　　　　B. 胃液　　　　　C. 胰液　　　　　D. 胆汁　　　　　E. 小肠液

3.胆汁促进脂肪消化和吸收主要依赖于(　　)的作用。

A. 胆盐　　　　　B. 胆固醇　　　　　C. 磷脂酰胆碱　　　　　D. 胆色素　　　　　E. 碳酸氢盐

4.下列关于动脉血压的叙述哪一项是正确的?(　　)

A. 心室收缩时,血液对动脉管壁的侧压称为收缩压

B. 主动脉血压和左心室内压的变动幅度是相同的

C. 平均动脉压是收缩压和舒张压的平均值

D.其他因素不变时,心率加快使脉压增大

E.男、女性的动脉血压均随年龄的增长而逐渐升高

参考答案:

1.D 2.D 3.A 4.E

(才艳红)

材料6 其他生理人群的营养需求

一、婴幼儿的营养需求

(一)婴幼儿对能量的需要

能量的主要用途是维持机体的新陈代谢。能量主要由食物中的脂肪、蛋白质和碳水化合物(糖类)供给。能量以焦耳(J)或卡(cal)为单位,换算关系是 1 kcal=4.184 kJ,1 kJ=0.239 kcal。婴幼儿对能量的需求主要分为下面五个方面。

1.维持基础代谢 婴幼儿基础代谢率(BMR)和成人相比较较高,基础代谢所消耗的能量占总能量的 50%～60%。婴幼儿的基础代谢率约为每千克体重每日 55 kcal(230 kJ),7 岁时约为每千克体重每日 44 kcal(184 kJ),12 岁时接近成人,约为每千克体重每日 30 kcal(126 kJ)。

2.食物的热力作用 进餐后几小时内发生的超过基础代谢率的能量消耗称为食物的热力作用(TEF),主要用于体内代谢和消化食物内营养素。婴幼儿的食物的热力作用占总能量的 7%～9%,年长儿则约占 5%。三大产能营养素中以蛋白质的食物热力作用最大,所以蛋白质是三大产能营养素中比较难消化的一种营养素。

3.活动需要 儿童活动所消耗的能量与其活动持续时间、活动量大小有关。婴幼儿需 15～20 kcal(63～84 kJ)/kg,到 12～13 岁时需 30 kcal(126 kJ)/kg。

4.生长所需 生长发育所需的能量为儿童所特有的能量需要,其需要量与儿童的生长发育的速度成正比,婴儿期生长发育需要的能量占总能量的 25%～30%,随年龄增长逐渐减少,6 个月以内婴儿每千克体重每日需 40～50 kcal;6 个月至 1 岁婴儿每千克体重每日需 15～20 kcal;1 岁以后儿童每千克体重每日约需 5 kcal,到青春期因为生长发育进入另一个高峰期,所以需要的能量又增高。

5.排泄需要 一般情况下,食物经过消化、吸收、排泄至体外所消耗的能量约占总能量的 10%,特殊情况下(如腹泻时)可增加。

以上五个方面的能量总和为能量的总需要量。婴儿能量的推荐摄入量(RNI)为每千克体重每日 95 kcal。

(二)儿童对营养素的需要

1.常量营养素

1)碳水化合物(糖类) 为产生热能的主要营养素,主要来源于淀粉类和谷类食物。2 岁以上儿童膳食中,碳水化合物(糖类)所提供的能量应占总能量的 55%～65%。

2)脂类 包括脂肪(三酰甘油)和类脂,主要功能有产生和提供能量、提供生长发育的必需脂肪酸、促进脂溶性维生素的吸收和保护脏器等。亚油酸、亚麻酸等人体不能自身合成必须由食物供给的脂肪酸称为必需脂肪酸。亚油酸主要存在于坚果类食物、植物油中;亚麻酸主要存在于绿色蔬菜、鱼类、脂肪类食物及坚果类食物中。其中亚油酸是最重要的必需脂肪酸,在调节细胞代谢上具有十分重要的作用。婴儿脂肪所能提供的能量占总能量的 35%～50%;年长儿脂肪所能提供的能量占总能量的 25%～30%。必需脂肪酸应占脂肪所提供能量的 1%～3%。

3)蛋白质 儿童对蛋白质的需要量相对较高,除需要生长发育所必需的与成人相同的 8 种必需氨

基酸外,组氨酸也是必需氨基酸。因为食物中蛋白质氨基酸的模式接近人体蛋白质氨基酸的模式时,生物利用率较高。优质蛋白主要来源于动物类食物和大豆蛋白质。蛋白质是人体结构、细胞和组织的重要成分。蛋白质也能够提供能量,蛋白质所提供的能量占总能量的 7%～15%。婴儿的蛋白质 RNI 为每千克体重每日 1.5～3 g,其中优质蛋白应占 50% 以上。

2. 微量营养素

1)维生素　是维持人体正常生理功能,调节体内新陈代谢所必需的一类有机化合物。脂溶性维生素有维生素 A、维生素 D、维生素 E、维生素 K,排泄较慢,缺乏时症状出现较迟,易蓄积发生中毒。水溶性维生素包括 B 族维生素、维生素 C 等,排泄迅速,需每日供给,缺乏时很快出现症状。维生素 A、维生素 D、维生素 C、维生素 B_1 是儿童容易缺乏的维生素。维生素 A 的作用主要是构成视紫质促进生长发育,维持上皮细胞的完整性。维生素 D 属于脂溶性维生素,因为维生素 D 参与机体骨骼的钙化过程,所以又称为钙化醇。天然食物中的维生素 D 有两种,分别是麦角钙化醇(维生素 D_2)和胆骨化醇(维生素 D_3)。维生素 D 的主要功能包括:促进人体对钙的吸收,预防佝偻病(婴幼儿)、骨软化症(成人)、骨质疏松(成人);平衡血钙,预防低钙血症的发生;具有调节钙的作用,是人体骨骼和牙齿发育必需的营养素。维生素 E 的主要功能:具有促进生殖的作用,保护淋巴细胞,保护红细胞;抑制血小板聚集,预防心脑血管疾病;扩张末梢血管,改善循环功能;对抗自由基,抑制酪氨酸的活性,减少色素的生成。维生素 K 属于脂溶性维生素。维生素 K 具有促进凝血的功能,所以又被称为凝血维生素。常见的维生素 K 有维生素 K_1 和维生素 K_2。

2)矿物质　矿物质的主要功能:构成机体组织的主要成分,比如骨骼、牙齿等;维持酶的活性,是多种酶活性的激活剂;维持神经肌肉的兴奋性和细胞膜的通透性;调节细胞内外的渗透压,维持细胞内外渗透压的稳定,维持体液的酸碱平衡。人体的矿物质分常量元素(如钙、磷、钠、钾、镁、氯、硫等)和微量元素(如铁、锌、碘、铬等)两大类。含钙的食物主要包括乳类及其制品、肉类食物、谷类食物;含铁的食物包括动物内脏、肉类食物(鱼、虾、猪肉、鸡肉、牛肉、羊肉)、绿叶蔬菜(芹菜、菠菜、韭菜)、水果(桃子、李子、杏、樱桃、枣)、核桃、海带、芝麻等;含锌的食物包括奶类、豆类、海产品、肉类食物等。

3. 其他营养成分

1)膳食纤维　主要来自植物的细胞壁,包括纤维素、半纤维素、木质素、果胶、树胶等,为不被小肠酶消化的非淀粉多糖。纤维素的主要功能:促进肠蠕动,增加饱腹感,预防和治疗便秘;减少有害物质在肠道内停留的时间,减少肠道疾病的发生概率。

2)水　水是人体体液的重要组成部分,儿童新陈代谢旺盛,需水量相对比较多,而且年龄越小,需水量越多。1 岁以内婴儿需水量约为 150 mL/(kg·d),以后每增加 3 岁递减 25 mL/(kg·d),成人为 50 mL/(kg·d)。

(三)幼儿的进食特点和膳食安排

1. 幼儿的进食特点

1)受家庭成员的影响大　幼儿的进食特别容易受到家庭成员进食的行为和对食物的反应的影响。如果幼儿在积极的进食环境下,如轻松、愉快的气氛,良好的进食方式等,儿童对食物的喜爱会增加;相反,强迫幼儿进食可使幼儿产生厌恶食物的负面情绪。

2)生长速度减慢　儿童 1 岁以后的生长发育速度逐渐平稳,进食量和时间相对稳定,食欲相对婴儿期有一定程度的下降。

3)进食技能　幼儿期应该适当训练幼儿的进食技能,经常训练吞咽、咀嚼的功能,有助于养成良好的进食习惯。如果长期进食加工过细的食物,会使幼儿的咀嚼能力得不到锻炼,不愿吃固体食物,还有可能引起出牙延迟的现象。

4)心理行为变化　幼儿时期神经心理发育迅速,充满好奇心,表现出探索性行为,自我进食欲望强烈。应鼓励幼儿自我进食,满足其自我进食欲望,培养独立进食的习惯和能力。

2. 幼儿的膳食安排　幼儿膳食的安排应该考虑到幼儿本身发育的特点,均衡摄入各种营养素和能量,使幼儿的膳食种类和加工方式多样化,满足该年龄阶段孩子的生长发育的需要。蛋白质每日摄入

40 g左右,其中以优质蛋白为主。蛋白质、脂肪、糖类产能营养素的比例分别为(10%～15%)∶(30%～35%)∶(50%～60%)。膳食安排应科学、合理,以每日4～5餐(奶类2～3餐,主食2餐)为宜。幼儿阶段也是培养良好的饮食习惯、训练进食技能的关键时期,家长应注意这些方面的引导和培养。

(四)婴幼儿营养状况的评估

儿童的营养状况,常用的评估指标分别是体重、身高(身长)、头围、胸围、上臂围五个方面。只有均衡营养,合理膳食,才能保证健康的生长发育过程。定期进行营养状况指标的评估,能及时发现儿童在生长发育过程中出现的问题和偏差,以便及时干预。

1.体重 体重是身体的全部重量,包括各器官、系统、体液的总重量。体重是儿童的营养状况的评估指标之一,是衡量儿童生长发育的重要指标,也是临床计算补液量和给药量的重要计算指标。

新生儿出生体重与性别、在孕母宫内的营养状况、胎次、胎龄有关。我国一般新生儿出生时体重的平均值为3 kg,与世界卫生组织的统计数据接近。出生后第1周内由于摄入量少、胎粪的排出和水分的丢失,可出现生理性体重下降,于7～10日恢复到出生时的数值,以后体重会有规律地增长。

儿童体重的增长速度不是完全一样的,体重增长最快的时期是出生后第一年,这是第一个生长发育的高峰期。出生后1～3个月每月平均增长600～1000 g;4～6个月每月平均增长500～600 g;7～12个月时每月平均增长300～400 g。一般出生后到3个月末婴儿体重约为6 kg(出生时的2倍),1岁时婴儿体重约为9 kg(出生时的3倍),2岁时体重约为12 kg(出生时的4倍)。2岁后到青春期前体重约每年增长2 kg。当需要了解患儿体重又无条件测量时,可按以下公式估计儿童体重:

$$1～6个月:体重(kg)=出生时体重(kg)+月龄×0.7(kg)$$

$$7～12个月:体重(kg)=6(kg)+月龄×0.25(kg)$$

$$2岁到青春期前(12岁):体重(kg)=年龄×2+8(kg)$$

青春期后进入第二个生长发育的高峰期,体重增长再次加快,不能再用公式估算体重,通常每年增加4～5 kg。

正常同年龄、同性别儿童的体重存在着一定的个体差异,一般在10%左右。根据体重评价儿童的体格发育状况时,应定期、连续地测量,若出现体重增长过多或过少,甚至体重不增,应寻找原因,给予相应的处理。

测量方法:清晨、空腹、排便排尿后,脱去衣服和鞋后进行称重。不能合作的婴儿用盘式体重秤测量,读数精确到10 g。天气寒冷或有特殊情况不能合作时,可先让大人抱着婴儿测量,再让大人单独测量,病重婴儿也可先带包被测量,所测体重相减即得婴儿体重。1～3岁幼儿用坐式秤测量,读数精确到50 g;3岁以上能合作儿童用站式秤测量,读数精确到50 g。称量时儿童不可摇晃,计算时应准确,减除衣物和包被等的重量。

2.身高(身长) 从头顶到足底的垂直长度称为身高(身长),身高(身长)是反映骨骼发育的重要指标。3岁以下儿童取仰卧位测量身长;3岁以上儿童采用立位测量身高。身高(身长)的增长规律和体重一样也出现在婴儿期和青春期。我国正常足月新生儿出生时平均身高为50 cm,出生后至1岁身高平均增长25 cm,1岁时身高约75 cm。下半年增长比上半年慢,其中前3个月增长11～12 cm,后9个月增长11～12 cm,第二年增长速度比第一年慢,一年平均增加10 cm,2岁时身高约为85 cm,2岁以后身高增长逐渐稳定,平均每年增长5～7 cm。2～12岁儿童身高可按公式计算:身高(身长)(cm)=年龄×7+75(cm)。

在骨骼的组成中,头、脊椎和下肢的发育速度并不一致,头部发育最早,而后期身高增长则以下肢为主。临床上判断头、脊柱、下肢所占身高的比例,通过测量上部量(头顶至耻骨联合上缘的距离)和下部量(耻骨联合上缘至足底距离)。上部量反映头和脊柱的长度;下部量反映下肢的长度。新生儿由于头的发育较好,所以上部量大于下部量;2岁时中点在脐下;6岁时中点移至脐与耻骨联合上缘之间;12岁时上部量等于下部量。身高(身长)的增长也反映了儿童的营养状况。增长速度与很多因素有关,如营养不良、遗传、内分泌、甲状腺功能、营养状况等因素。但是,短期的疾病和营养状况不良不会对身高(身长)的增长造成很大的影响。

测量方法:3岁以下儿童用量板测量身长,儿童脱去帽子、鞋袜和外衣,仰卧于量板中线上。将头顶轻触头板,评估者一手按直儿童膝盖,使双腿伸直并拢紧贴底板,另一只手移动足板使之紧贴足底,读数精确至0.1 cm。3岁以上儿童因为能够站立,所以用身高计测量,儿童脱去帽子和鞋,站立,双眼平视正前方,足尖分开、足跟靠拢,足跟、臀部、肩胛、枕骨同时紧贴量杆。评估者移动身高计,使顶板与儿童头顶接触。

3. 头围 自眉弓上缘经枕后结节绕头一周的长度称为头围,是反映脑和颅骨生长的发育指标。正常新生儿出生时头围平均为32~34 cm,在第一年的前3个月头围约增长6 cm,第一年的后9个月头围约增长6 cm,1岁时头围约为46 cm,2岁时均为48 cm,5岁时均为50 cm,15岁时头围为54~58 cm,接近成人,头围的监测在2岁前最有价值。头围过小或过大都提示脑部发育异常,头围过小常提示脑发育不良等;头围过大则提示脑积水等。

测量方法:将软尺紧贴头皮从0点开始固定于头部一侧眉弓上缘,再将软尺绕枕骨结节到另一侧眉弓上缘回到0点,读数精确到0.1 cm。

4. 胸围 从沿乳头下缘经肩胛角下缘绕胸一周的长度是胸围。胸围的大小与肺和胸廓的发育有关。出生时头围比胸围大1~2 cm,出生时胸围约为32 cm,1岁时头围约为46 cm,与胸围大致相等,1岁以后至青春期前胸围的增长速度大于头围,头围加年龄减1 cm是胸围的计算公式。胸廓的发育与营养状况密切相关,也与上肢的运动情况有关。胸廓异常见于佝偻病和先天性心脏病等。

测量方法:测量时儿童取立位或卧位,儿童两手自然放于身体两侧,评估者一手将软尺0点固定于一侧乳头下缘,另一手将软尺经两侧肩胛角下缘回到0点,紧贴皮肤,让被测量者平静呼气和吸气,取平均值,读数精确至0.1 cm。

5. 上臂围 上臂围是儿童营养状况的评估指标,反映上臂肌肉、皮下脂肪、骨骼和皮肤的发育。出生后第一年内增长迅速,一岁以后的增长速度逐渐减慢。除体重之外,上臂围也可以用来普查5岁以下儿童的营养状况。评估参考值:大于13.5 cm为营养良好;12.5~13.5 cm为营养中等;小于12.5 cm为营养不良。

测量方法:儿童双上肢自然放于身体两侧,取左上臂尺骨鹰嘴到肩峰连线中点的水平,用软尺固定紧贴皮肤绕臂一周,读数精确至0.1 cm。

6. 颅骨的发育 根据前囟门和后囟门以及头围大小、骨缝闭合时间来评价颅骨的发育情况。颅骨缝于3~4个月时闭合。后囟是由枕骨、顶骨构成的三角形间隙,出生后6~8周闭合,发育好的小儿出生时已经闭合。前囟是由顶骨、额骨形成的菱形间隙,在出生时对边中点连线长度测量为1.5~2 cm,以后随大脑的发育颅骨发育而增大,6个月后逐渐变小,1岁至1岁半时闭合。前囟的检查结果对判断小儿大脑情况是非常重要的,前囟闭合过早或过小见于头小畸形等;前囟闭合过迟或过大见于脑积水、佝偻病、甲状腺功能减退症等;前囟饱满提示颅内压增高;前囟凹陷则多见于脱水或极度消瘦者。

7. 脊柱的发育 脊柱是反映脊椎骨发育的指标。出生后第一年脊柱的增长比四肢快,以后四肢增长速度超过脊柱。脊柱在体格发育过程中会逐渐形成3个生理弯曲,这3个生理弯曲与儿童的动作发育密切相关。新生儿出生时脊柱仅轻微后凸,没有明显的生理弯曲,3个月左右随着婴儿出现抬头的动作而逐渐出现颈椎向前凸起,6个月婴儿会独立坐时出现胸椎向后凸起,1岁左右开始走路时出现腰椎向前凸起,至6~7岁时脊柱的生理弯曲被韧带所固定。

8. 长骨的发育 长骨干骺端的骨化中心随年龄的增长按一定的顺序和部位有规律地出现。长骨的生长成熟程度通过骨化中心的出现来判断,通过X线测定儿童长骨干骺端骨化中心的出现数目、时间、形态变化,判断儿童的骨龄。出生时腕部没有骨化中心,但是胫骨近端、股骨远端已经出现骨化中心,所以婴儿早期判断骨龄应摄膝部X线片,年长儿判断骨龄摄左手及腕部X线片,来判断长骨的生长发育水平。出生后腕部骨化中心是按照顺序出现的,出现的顺序为:头状骨,3个月左右出现钩骨;1岁左右出现下桡骨骺;2岁到2岁半出现三角骨;3岁左右出现月骨;3岁半到5岁出现大、小多角骨;5~6岁出现舟骨;6~7岁出现下尺骨骺;9~10岁出现豆状骨。10岁时骨化中心出全,共10个,1~9岁腕部骨化中心的数目计算公式为其岁数加1。骨龄落后应考虑生长激素缺乏症、甲状腺功能减退症等疾病,骨龄超前可见于先天性肾上腺皮质增生症、中枢性性早熟等。

9. 牙齿的发育　牙齿的发育也反映儿童的营养状况。人一生有乳牙(共 20 颗)和恒牙(共 32 颗)两幅牙齿。一般在 4～10 个月开始出牙,2 岁至 2 岁半乳牙出齐,2 岁以内乳牙的数目用公式计算为月龄减 4～6。12 个月尚未出牙者应检查是否发育异常。乳牙萌出是有先后顺序的。从新生儿开始恒牙的骨化,6 岁左右开始萌出第一颗恒牙称为第一磨牙,6～12 岁乳牙按照位置逐渐被恒牙所替换,第二磨牙 12 岁左右出,第三磨牙(智齿)18 岁以后出现,也有人终生不出第三磨牙。

出牙这个生理过程会导致有些儿童出现一些不适,如低热、睡眠不安、流涎、烦躁、爱咬东西等。有些疾病会导致出牙迟缓或出牙顺序颠倒,如营养不良、甲状腺功能减退症、佝偻病、21-三体综合征等,或者是出现龋齿、牙齿质量不好等。

10. 生殖系统的发育　生殖系统的发育主要受下丘脑-垂体-性腺轴的控制,所以它也反映儿童的发育情况和营养状况。生殖系统是发育最晚的系统,至青春期前才开始发育,持续 7～10 年,一般女孩为 12～18 岁,男孩为 13～20 岁。生殖系统的发育分为三个阶段:①青春前期:形态体格开始加速发育的阶段,第二性征出现之前,女孩 9～11 岁,男孩 11～13 岁开始,体格生长明显再次加速,出现第二性征,持续 2～3 年。②青春中期:从第二性征开始出现到性发育成熟的阶段,体格生长速度最快达到高峰期,第二性征全部出现,性器官在功能上解剖均已成熟,持续 2～4 年。③青春后期:从第二性征已经发育到体格停止生长为止,体格生长完全停止,第二性征发育完成,生殖系统发育完全成熟,此期为 3～4 年。青春期开始和持续时间有很大的个体差异,受多种因素影响。发育水平也不相同。

二、青少年

青少年期是介于儿童期与成年期的一个阶段,该期包括青春发育期及少年期,年龄跨度通常女性从 11～12 岁开始到 17～18 岁,男性从 13～14 岁开始至 18～20 岁,相当于初中和高中学龄期。青少年期的生长速度在人的一生中仅次于婴儿期,身高每年可增加 5～7 cm,个别的可达 10～12 cm;体重年增长 4～5 kg,个别可达 8～10 kg。此期体格发育速度加快,尤其是在青春期,身高、体重的突发性增加是其重要特征,青春发育期被称为生长发育的第二高峰期。除体格发育外,此期生殖系统迅速发育,第二性征表现逐渐明显。在这一时期,孩子在心理和生理上都会发生一系列变化,各个器官逐渐发育成熟,思维能力活跃,记忆力最强,是人的一生中长身体、学习知识的最重要时期,其生长速度、性成熟程度、学习能力、运动成绩和劳动效果都受营养状况的影响,因此,充足的营养是此期体格及性征迅速生长发育、增强体魄、获得知识的物质基础。

(一)生理特点

青春期是人一生中身心发展的重要时期,为了满足营养需要,合理安排好膳食,必须充分考虑青少年生理上的特点。

1. 青少年处于生长发育阶段　除维持新陈代谢外,尚需满足组织生长发育的需求,故单位体重的营养素和能量需求量一般高于成年人。

2. 青少年生长发育速度较快　青春期(女孩为 11～17 岁,男孩为 13～18 岁)生长发育进入人生第二个高峰期,体重每年增加 4～5 kg,个别可达 8～10 kg。据估计,约 50% 的体重和 15% 的身高是在青春期获得的。营养供给需要与生长发育速度相适宜。

3. 青少年个体间的发育速度差别较大　生长的速度、进入青春期的早晚及持续时间都有很大的个体差异。性别的差异也很突出,女性因性成熟和生长速度都比男性早,青春期时的身高、体重常超过同龄男性;待男性进入青春期后,身高、体重又可再次超过女性。另外男性肌肉发育和骨骼发育均较女性显著。女性脂肪组织的积累则大于男性,如女性的第二性征发育与脂肪有一定关系,体内脂肪量达到一定程度才开始出现月经初潮。而身体消瘦严重者月经会推迟,或者会出现原发性闭经和继发性闭经。女性还因月经失血增加了铁的损失。因此,在营养上也不宜按年龄一概而论,而应根据具体情况做必要的调整。

（二）营养需求

青春期是人一生中体格和智力发育最重要的时期,此期思维最活跃、记忆力最强。生长速度、性发育、学习能力和工作效率都与营养状况密切相关。此外,青春期男女的发育过程并不完全相同,因此在营养需求量上也有所不同。

1.能量 青少年对能量的需要与生长速度成正比,由于生长代谢的需要和能量消耗的增多,对能量的需要量增高。青少年生长发育速度很快,活动量较大,所需的能量也相应增加。青春期不同性别、年龄的能量需求不同。一般男性能量需求要高于女性,年龄越大,所需能量越多,14～17岁男性能量推荐摄入量（RNI）为每日2900 kcal,而女性则为2400 kcal,均分别超过从事中等体力活动的成年人。男性青少年肌肉和骨骼的发育均较女性显著,因而能量摄入量应高于女性。能量长期摄入不足可出现疲劳、消瘦和抵抗力下降,以致影响活动和学习,但能量摄入过多,也可造成青少年肥胖。近年来,随着生活水平的提高,因能量摄入过多导致青少年肥胖的比例呈上升趋势。研究表明,现代社会高热量低纤维的饮食结构和缺少锻炼的低消耗生活方式是导致青少年肥胖的重要原因。

2.蛋白质 青少年的学习任务很繁重,机体组织器官发育迅速,需要摄入充足的蛋白质。蛋白质是体重增加的物质基础,尤其是在性成熟生长期及男性肌肉发展过程中。青少年摄入蛋白质的目的是用于合成自身的蛋白质以满足迅速生长发育的需要。在蛋白质来源上,也需要注意选择优质蛋白的摄入。

蛋白质的摄入不足,可能导致青少年发育迟缓、消瘦并降低人体对疾病的抵抗力。然而,摄入过多对于青少年也有不利影响,尤其是动物性蛋白摄入过多可能导致体内胆固醇水平升高,也会增加肾脏的负担。

青春期一般体重增加30 kg,其中约16%为蛋白质。中国营养学会建议青少年蛋白质提供的能量应占膳食总能量的12%～14%,男性蛋白质RNI为每日75～85 g,女性为75～80 g。其中一半应为优质蛋白。此外,生长发育的机体对必需氨基酸要求较高,如成人需要赖氨酸12 mg/(kg·d),而青少年则需要60 mg/(kg·d)。因此,供给的蛋白质中来源于动物和大豆的蛋白质应达50%,以提供较丰富的必需氨基酸,提高食物蛋白质的利用率,满足生长发育的需要。

3.脂肪 青少年处于生长发育的高峰期,脂肪可以提供能量和必需脂肪酸。但脂肪摄入过多会增加肥胖、心血管疾病、高血压发生的风险,脂肪提供的能量应占总能量的25%～30%。

4.碳水化合物 碳水化合物的适当摄入能保证稳定的血糖水平和能量供应,但应避免摄入过多低分子食用糖,高糖食品应少吃。碳水化合物提供的能量应占总能量的50%～65%。

5.矿物质 13～17岁少年骨骼生长达到高峰,因此钙的需求量也高,每日推荐摄入量为1000 mg。由于血量的增加,青少年铁的推荐摄入量,男性为每日16～20 mg,女性因月经失血,摄入量为每日18～25 mg,均高于成年人。青春期甲状腺功能增强,若碘供给不足容易出现甲状腺肿。14岁以上的青少年,碘的推荐摄入量为每日150 μg,高于14岁以下儿童,与成年人相同。

6.维生素 B族维生素需要量增加,尤其对于男孩来说,其能量代谢的增加和肌肉组织的发展需要大量的B族维生素,如不及时补充,则易导致B族维生素缺乏症。另外,还应注意维生素C和维生素A的补充。

（三）常见的营养问题与合理营养

1.营养问题 我国青少年存在营养缺乏的问题。营养缺乏的常见原因如下:不吃或不重视早餐;偏食、挑食、节食;常吃没有营养的点心和垃圾食品;运动、繁重的学习等导致营养素需求增加,而摄入不足。常见外部可见症状有生长发育缓慢、皮肤粗糙、视力下降、头发脱落等,隐藏的危害有贫血、注意力不集中、新陈代谢出现问题等。

预防青少年营养缺乏的主要方法是均衡膳食,提供种类齐全、比例合适、数量充足的营养素;建立合理的膳食制度,包括每日进餐的时间、次数和每餐热量的分配,合理的膳食制度可防止过饥或过饱,使胃肠保持正常功能,促进营养素的吸收;注重早餐质量,早餐应多摄入含蛋白质和脂肪高的食物,如早餐中适当增加牛奶、豆浆、鸡蛋等;养成良好的饮食习惯,青少年应自觉培养定时定量进餐、不挑食、少吃零食的习惯。

Note

2.合理营养 青少年能量需求量大,蛋白质需求高。膳食安排应坚持以谷类为主,以保证能量主要由糖类提供,避免脂肪摄入过多。同时搭配大豆或豆制品以发挥蛋白质互补作用。动物性食物如肉类含血红素铁和较多的锌,海产品含丰富的碘,蛋类含丰富的维生素 A 和 B 族维生素,奶类含丰富的钙;此外动物性食物还富含优质蛋白,所以可轮流选食,使 40%~50% 的蛋白质来源于动物性食物或大豆蛋白。蔬菜、水果富含钾、钙、镁等矿物质,以及维生素 C 和膳食纤维,应多食用。

(1)饮食多样化,谷类为主。每日 400~500 g 谷类主食能为青少年提供 55%~60% 的能量、一半的维生素 B_1 和烟酸。

(2)在能量供给充分的前提下,注意保证蛋白质的摄入量和提高利用率,膳食中应有充足的动物性食物和大豆类食物,肉、鱼、虾类交替选用。注意主副食搭配,每餐有荤有素或粮豆菜混食,以充分发挥蛋白质的互补作用,少吃肥肉、糖果。

总原则是均衡营养和适合青少年生理和心理特点。具体要求如下:①膳食安排基本与成人相同。餐次安排上,两餐能量分配要注意早餐的供给,特别是早餐中蛋白质和能量的供给,如早餐达不到要求,可在课间加餐给予补充。不要盲目减肥,加强体力活动。②经常供给有色蔬菜和瓜果,以保证各种维生素、矿物质及膳食纤维的供给。③有条件的地区,应设法选用富含钙和优质蛋白的鲜牛奶、羊奶。④烹调用油人均 25 g/d,以植物油为主。⑤最好选择天然食品,适当选用深色食品,少搭配烧、烤、煎、炸等油腻食物。

(四)膳食安排

(1)吃好早餐。

(2)培养良好的饮食习惯,要定时定量,不乱吃零食,不偏食,不暴饮暴食。摄入盐量要适当,每日控制食盐在 6 g 以下为宜。吃饭要细嚼慢咽,保证充分的进食时间。

(五)合理膳食制度

所谓膳食制度,就是规定进食的次数和时间,以及各餐能量分配。在合理膳食制度下,由于定时定量进食,胃肠负担均衡,并且进食时间成为条件刺激,使大脑皮质形成动力定型,每次进餐适当,食物中枢的兴奋提高,容易引起良好食欲,保证食物正常消化、吸收。一般以一日三餐制度较为合理,各餐间隔 4~6 h,有必要可增加课间餐。

(六)参加体力活动,避免盲目节食

青少年尤其是女孩往往为了减肥盲目节食,引起体内新陈代谢紊乱、抵抗力下降,严重者可出现低钾、低血糖,易患疾病,甚至由于厌食导致死亡。正确的减肥办法是合理控制饮食,少吃高能量食物,如油炸食品等,同时应增加体力活动,使能量的摄入和消耗达到平衡,以保持健康的体重。

 能力检测

1.儿童胸围与头围相等的年龄为( )。

A. 1 岁   B. 2 岁   C. 3 岁   D. 4 岁   E. 5 岁

2.前囟闭合的时间为( )。

A. 4~6 个月   B. 7~9 个月

C. 10~12 个月   D. 1~1.5 岁

E. 2~3 岁

3.小儿乳牙萌出的时间为( )。

A. 1~2 个月   B. 4~10 个月

C. 11~15 个月   D. 2~3 岁

E. 1~1.5 岁

4.婴儿出现颈椎前凸的时间为( )。

A.1 个月左右　　　　B.2 个月左右　　　　C.3 个月左右　　　　D.4 个月左右　　　　E.5 个月左右

5.某小儿,会翻身,能伸臂向前撑身躯稍坐,能听懂自己名字,发"ma""ba"等音,脊柱出现两个生理弯曲,乳牙未萌出。该小儿的年龄最可能是(　　)。

A.4 个月　　　　B.5 个月　　　　C.7 个月　　　　D.9 个月　　　　E.12 个月

6.5 岁小儿的体重依公式计算应为(　　)。

A.10 kg　　　　B.14 kg　　　　C.18 kg　　　　D.20 kg　　　　E.24 kg

7.6 岁小儿的身高依公式计算正常值应为(　　)。

A.110 cm　　　　B.112 cm　　　　C.114 cm　　　　D.116 cm　　　　E.118 cm

8.某青少年不爱吃蔬菜,刷牙时出现牙龈出血,医生说是坏血病,这是由于体内缺少(　　)。

A.维生素 D　　　　B.维生素 C　　　　C.维生素 B　　　　D.维生素 A

9.牛奶中含有较多的(　　),促进身体生长、增强体质,所有青少年每天应喝一定量的牛奶。

A.维生素 A 和钙　　　B.蛋白质和糖类　　　C.蛋白质和钙　　　D.维生素 A 和糖类

10.李某一到黄昏就看不清东西,可能是缺乏(　　)。

A.维生素 C　　　　B.维生素 D　　　　C.维生素 A　　　　D.维生素 B_1

参考答案:

1.A　2.D　3.B　4.C　5.B　6.C　7.B　8.B　9.C　10.C

(张玉婷　王艳华)

项目三　老年人营养膳食模式

学习导航

　　膳食模式是指人们摄入的主要食物种类和数量的组成。不同国家、不同地区、不同民族,居民膳食结构及食物类型均不相同。膳食模式直接影响机体对营养的吸收。形态结构及生理功能的改变对老年人的饮食模式的影响很大,基于老年人的营养特点进行合理的食物搭配,调整老年人的营养状况,能提高老年人的身体素质,预防疾病,促进老年人的健康长寿。老年人的营养膳食模式是老年护理的重要组成部分。

学习目标

领　　域	学　校　学　习	企　业　学　习
内容	1.老年人饮食相关的食物特点 2.平衡膳食 3.老年人营养膳食模式	1.老年人饮食相关的食物的调查 2.观察老年人饮食模式 3.老年人膳食模式的体验
需要培养的职业能力	1.学生能列举老年人饮食相关食物类型 2.学生能运用适合的学习方法,描述不同膳食模式的特点 3.学生能适时地、友善地对老年人实施膳食模式体验活动(考虑老年人的信仰及当地风俗) 4.学生能总结与反思在老年人膳食模式体验活动中自己存在的问题	

职业行动情境

王奶奶的糕点哪儿去了

　　学生小礼在课间对同学讲述她和小彤在养老院见习时发生的故事:"王奶奶今年80岁,从小跟随父母从福建去了美国,现在随儿子回到了中国。儿子儿媳都忙于工作,无法照顾她,选择将王奶奶送入老年公寓。护理员说王奶奶近期血糖有些偏高,还有些便秘,不爱喝水,上厕所一蹲就是半个多小时。王奶奶每日三餐就是吃糕点、喝牛奶。一天午餐时,我和小彤给她米饭和炒菜她不吃。我灵机一动,趁她不注意把她的糕点藏了起来,这下可急坏了王奶奶。"

◎ 行动情境任务

制订老年人膳食模式计划。

· 行动情境任务的导入

王奶奶血糖高又便秘,还要坚持吃糕点,这种饮食习惯是不合理的。通常年龄大的老年人,很难改变饮食习惯。不同国家、不同地区、不同民族,居民膳食结构及食物类型均不相同。个体的膳食模式如果营养丰富会促进身心健康;如果膳食模式单一、长期不变就会导致营养缺乏,机体的免疫力下降,导致疾病的发生。分析王奶奶出现此种饮食习惯的原因,并对王奶奶进行饮食护理。

· 行动情境任务的分析

王奶奶由于从小就居住在美国,习惯了美国的饮食习惯,虽然现在回到了中国,但对于中国的饮食并不熟悉和喜欢。王奶奶也许早就知道自己的血糖高,但出于个人的喜好和受地域膳食模式的影响,饮食习惯很难改变,还有可能是不喜欢老年公寓的饮食,加上又离开了家,到老年公寓生活,对环境和人有些陌生,导致了王奶奶出现便秘。若想改变王奶奶的膳食模式,提高她的身心健康,我们应提出什么样建议,才能使王奶奶能够接受呢?

学校教学领域

老年人的膳食模式建议

学习领域	根据老年人的个人情况和情境特点开展护理工作	所需学时:____学时
学习情境	"王奶奶的糕点哪儿去了"——老年人营养膳食模式	所需学时:____学时

根据教学大纲应获得的能力

1.学生能列举并描述膳食模式的种类

2.学生能分析主要膳食模式的结构特点

3.学生能列举一般的膳食模式与平衡膳食的例子,并进行比较

4.学生能提出合理的老年人的膳食模式

"老年人营养膳食模式"的教学内容

职业行动情境

学生小礼在课间对同学讲述她和小彤在养老院见习时发生的故事:"王奶奶今年80岁,从小跟随父母从福建去了美国,现在随儿子回到了中国。儿子儿媳都忙于工作,无法照顾她,选择将王奶奶送入老年公寓。护理员说王奶奶近期血糖有些偏高,还有些便秘,不爱喝水,上厕所一蹲就是半个多小时。王奶奶每日三餐就是吃糕点、喝牛奶。一天午餐时,我和小彤给她米饭和炒菜她不吃。我灵机一动,趁她不注意把她的糕点藏了起来,这下可急坏了王奶奶。"

Note

续表

项目	作业
组织/导向	1.学生藏手机游戏 步骤: (1)上课铃声响过,班长宣布把手机调静音,放在桌子上。同学 A 突然叫一声同学 B 的名字,这时同学 C 趁同学 B 不注意把他的手机藏起来。老师宣布开始在手机上(学习通)签到 (2)观察此时同学 B 的表情 (3)请同学 B 谈谈当时的感受 **小组游戏** (4)谈谈你对藏手机的看法(写在纸条上,展示),完成练习1 说明:同学 A 和同学 C 的操作是课前老师安排好的,同学 A 和同学 B 都不知道目的(本游戏只是上课时在老师的指导下做,课后不要模仿) 2.请同学大声朗读职业行动情境内容 思考: (1)王奶奶的糕点"丢了",心情如何 (2)将王奶奶的糕点与手机对比,小礼把王奶奶的糕点藏起来这种办法能使她吃米饭和炒菜吗 (3)王奶奶只吃糕点、喝牛奶的饮食习惯好吗 (4)想改变王奶奶的饮食习惯,要采取哪些方法和措施
了解相关背景信息	3.详细阅读相关材料 **特殊小组讨论** 要求: (1)自取准备好的材料,回到座位上阅读,把重点的句子写出来 (2)小组讨论,在阅读文章时就重点问题达成共识并记录在题板上,完成练习2 **分组讨论**

计划	4.录制小视频——老年人的膳食模式 提出:老年人的膳食模式(以小组命名,小组活动) 要求: (1)说出4种膳食模式的内容 (2)抽签选题目 (3)分工 (4)准备用物:手机、彩纸、彩笔、剪刀
决定	5.编辑剧本 要求: (1)根据常见膳食模式的定义、食品种类、含量、特点及优缺点进行编辑 (2)有解说(普通话)
执行/展示	6.在大屏幕投放视频,学生观看 要求: (1)记录 (2)具备计算机操作能力 (3)图画、语音效果
监督	7.以抽签的方式监督其他小组的活动(保密,向其他小组学习) 注意: (1)观察监督小组的情况(分工、用物准备、练习程度),同时监督其他参与小组的情况并记录,将记录的内容(优点部分)作为本小组活动内容的参考 (2)是否与老年人饮食需要特点相关
评价/反思	8.评价 要求: (1)小组互评,考虑相互之间的关系,不能以此相互指责 (2)小组自评,反思在活动的过程中团队合作问题、表演的真实性,取得的成果如何 (3)老师点评(一针见血)指出优缺点 9.全体同学讨论(学习通回答)
系统化	10.以小组为单位编写一份"中青年的膳食营养模式"

学校练习部分

练习	姓名: 学号: 班级: 组别:
练习1	描述此时同学B的表情。 谈谈同学B此时的感受。 谈谈你对藏手机的看法。
练习2	1.什么是膳食模式? 2.膳食模式可分为哪几类? 3.哪种膳食模式比较好?哪些国家适应此模式? 4.什么是平衡膳食? 5.老年人每日摄入的糖量不应超过多少? 6.合理膳食的基本要求是什么? 7.奶制品包括哪些?

企业工作领域

老年人的膳食模式体验

企业名称/类别	×××老年社会福利院		负责人	
	养老机构	实习时间		
指导老师/职业	吴××			
学生/培训生	刘××			
小组				
学习领域	根据老年人的个人情况和情境特点开展护理工作	所需学时：____学时		
学习情境	"王奶奶的糕点哪儿去了"——老年人营养膳食模式	所需时间：____学时		

根据教学大纲应获得的能力

(1)学生能观察指导老师给老年人打饭的情况并记录(不能多说话)

(2)学生能运用良好的沟通技巧征得老年人的同意并与老年人和指导老师一起观看制作的视频

(3)学生能在老师点评时记录(绘制记录表格)

(4)学生能结合老年人情况修改老年人营养膳食模式

(5)学生能设计"中青年的膳食营养模式",以电子邮件的形式发送给指导老师,让指导老师给出指导意见

流程		作业	
		独立完成	指导老师帮助
观察		绘制老年人饮食分类表,完成练习1	学生在指导老师的指导下阅读老年人饮食档案和护理计划并记录
		通过与老年人友好交流获得老年人的联系方式	学生观察老年人就餐情况,记录不同年龄老年人的营养饮食情况(考虑隐私)
交流/操作		听营养师讲述,根据食物搭配的作用配置不同餐食,完成练习2	在指导老师的指导下和老年人一起讨论饮食习惯,指出老年人的饮食习惯中存在的问题,完成练习3(考虑老年人的情绪)
实施		在老年人允许的情况下与老年人合影	协助食堂师傅为老年人制作饭菜并发放给老年人(考虑老年人膳食模式),完成练习
评价	自己	给老年人吃不喜欢的食物,考虑老年人的感受	反思实践过程中遇到问题,在解决问题时的方法运用的如何?写一份实习日志"与老年人一起谈论饮食习惯的感受",指导老师提出指导意见,完成练习4
	小组	组间互评,小组自评 提出合理的建议,指出优点、缺点	
	指导老师	根据企业的考核标准给学生评分,写评语	
系统化		为说服王奶奶改变饮食习惯应采取何种方式	近年来独居老年人增多,他们不愿去养老院,老年人的饮食成了问题。谈谈你的想法(考虑老年人的传统观念)

企业练习部分

练习	姓名： 学号： 班级： 组别：

<table>
<tr><td rowspan="4">练习1</td><td colspan="5" align="center">老年人饮食分类表</td></tr>
<tr><td>老年人人数</td><td></td><td></td><td></td><td></td></tr>
<tr><td>种类</td><td></td><td></td><td></td><td></td></tr>
<tr><td>名称</td><td></td><td></td><td></td><td></td></tr>
</table>

<table>
<tr><td rowspan="4">练习2</td><td colspan="5" align="center">食品搭配原则</td></tr>
<tr><td>食品</td><td></td><td></td><td></td><td></td></tr>
<tr><td>作用</td><td></td><td></td><td></td><td></td></tr>
<tr><td>说明</td><td></td><td></td><td></td><td></td></tr>
</table>

练习3	老年人的饮食习惯中存在的问题

<table>
<tr><td rowspan="7">练习4</td><td colspan="3">实习日志</td></tr>
<tr><td>姓名</td><td colspan="2" align="center">感受</td></tr>
<tr><td></td><td align="center">学校</td><td align="center">企业</td></tr>
<tr><td>相同点</td><td></td><td></td></tr>
<tr><td>不同点</td><td></td><td></td></tr>
<tr><td>指导老师的指导意见</td><td></td><td></td></tr>
<tr><td>总结</td><td></td><td></td></tr>
<tr><td>指导老师的评价</td><td></td><td></td></tr>
</table>

（苏　晗）

问卷　老年人饮食方式问卷调查表

1.您的性别

□男 □女

2.您的年龄段

□60～65 □66～70 □71～75 □76～80

3.您的胃口怎么样

□非常好 □不好 □一般 □差不多

4.您对自己的健康状况满意吗

□满意 □一般 □不满意 □非常并不满意

5.您目前的身体状况

□非常健康 □健康 □亚健康 □患病状态

6.您的饮食习惯

□清淡 □重油腻 □重盐 □重糖

7.您平常有什么饮食习惯吗

□坐着吃饭 □饭后喝汤 □爱吃凉的食物 □少食多餐

8.您知道的易造成老年人高发病的饮食习惯有

☐多食盐渍、腌制、烟熏食品　　　　　☐高盐饮食

☐长期大量食用甜食　　　　　　　　　☐其他

9.您食用水果的频率

☐每日都吃　　　☐2～3日吃一次　　　☐4～6日吃一次　　　☐1周以上吃一次

10.您最常食用的水果种类是

☐温热性水果,如樱桃、石榴、荔枝、金橘

☐凉性水果,如西瓜、梨、草莓、猕猴桃等

☐中性水果,如苹果、葡萄、菠萝、柳橙等

☐其他

11.您知道老年人不应该过量食用高蛋白食物吗

☐知道　　　　　☐不知道

12.您平常喝茶吗

☐经常喝茶　　　☐偶尔喝茶　　　☐从不喝茶

13.您平时抽烟、喝酒吗

☐只抽烟不喝酒　　　☐只喝酒不抽烟　　　☐又抽烟又喝酒　　　☐既不抽烟也不喝酒

14.您觉得您的肠胃消化能力怎么样

☐很好　　　　　☐一般　　　☐很差

15.您是否会定期去医院进行健康体检

☐是　　　　　☐否

16.您有没有患过什么较为严重的疾病

☐高血压、高血脂　　　☐心脏病　　　☐脑中风　　　☐其他

17.对于现今的饮食情况您是否感到满意

☐满意　　　☐比较满意　　　☐一般　　　☐不满意

18.对于饮食方面您有什么看法或者建议

19.您喜欢吃哪一类食物

20.您知道哪些饮食习惯是合理的

(张玉婷)

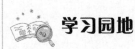

学习园地

材料7　合理营养与平衡膳食

一、平衡膳食概述

1.平衡膳食的概念　平衡膳食,又称合理膳食或健康膳食,是指能够提供适宜人体热能和各种营养素需要的膳食。

平衡膳食可满足人体生长发育和各种生理需要,在各种营养素间建立起营养生理上的平衡关系,所提供的能量和全部营养素的数量,称为合理营养。

膳食中主要食物种类和数量的组成,称为膳食结构或膳食模式。膳食结构是评价膳食质量与营养水平的基本要素,也是衡量一个国家和地区农业水平和国民经济发展程度的重要标志之一。

2. 平衡膳食的基本要求

(1)保证人体能量平衡。

(2)供给各种营养素。

(3)满足营养素数量、比例的平衡。

(4)食物组成要全面。

(5)重视食物的合理搭配。

(6)重视合理烹调,减少营养素损失。

总之,平衡膳食是通过膳食人群的食物组成及个人每日、每月、每年实际摄入的食物来实现的。保证平衡膳食营养、卫生、易于消化吸收,是维持机体良好营养健康状态,改善亚健康营养状态的首要条件。

3. 膳食营养素参考摄入量 中国营养学会专家根据我国国情制定了《中国居民膳食营养素参考摄入量》(DRIs),DRIs是在营养素供给量(RDAs)基础上发展起来的一组每日平均膳食营养素摄入量的参考值,包括以下四项内容。

(1)平均需要量(EAR):某一特定性别、年龄及生理状况群体中对某营养素需要量的平均值。摄入量达到EAR水平时可以满足群体中半数个体对该营养素的需要。EAR是推荐摄入量(RNI)的基础,针对人群EAR用于评估群体中摄入不足的发生率。

(2)推荐摄入量(RNI):相当于传统的RDA,它可以满足某一特定群体中绝大多数(97%～98%)个体需要。长期摄入量达到RNI水平可以维持组织中有适当的储备。RNI是健康个体的膳食营养素摄入量的目标,个体摄入量低于RNI时并不一定表明该个体未达到适宜营养状态。

(3)适宜摄入量(AI):通过观察或实验获得的健康人群某种营养素的摄入量,主要用作个体的营养素摄入目标,同时用作限制过多摄入的标准。当健康个体摄入量达到AI,出现营养缺乏的危险性很小。如长期摄入量超过AI,则有可能产生毒副作用。

(4)可耐受最高摄入量(UL):平均每日可以摄入该营养素的最高量。这个量对一般人群中的几乎所有个体都不至于损害健康。UL的主要用途是检查个体摄入量是否过高,避免发生中毒。当摄入量超过UL时,发生毒副作用的危险性会增加。

二、常见膳食模式的特点

根据平衡膳食的概念和当今世界膳食结构的特点,将膳食结构分成两类。

1. 平衡膳食模式

(1)日本居民膳食模式:继承了东方国家重视以摄入谷类为主要能量来源的优良传统,又避免了欧美发达国家以动物性食物为主的营养弊端,合理地供给一定数量的动植物食物,动植物食物比例适当,常量营养素供能比较合理,以达到全面合理摄取能量和各种营养素的目的。例如日本居民每日总能量摄入达到2500 kcal(10.46 MJ),蛋白质80 g左右,其中动物性食物的优质蛋白达48%,脂肪能量占总能量的百分比低于30%,人均年谷类消耗110 kg左右,动物性食物消耗135 kg左右,其膳食结构基本符合平衡膳食的要求。

(2)地中海模式:为居住在地中海地区的居民所特有。突出特点是饱和脂肪摄入量低,不饱和脂肪摄入量高。膳食含大量碳水化合物。蔬菜、水果摄入量较高。心脑血管疾病发生率很低。

2. 不平衡膳食模式

(1)欧美膳食模式:以欧美国家为代表的发达国家的膳食,其动物性食物成为能量主要来源,每日摄入的总能量在3500 kcal(14.65 MJ)以上,蛋白质100 g左右,动物性蛋白质占50%以上,摄入的脂肪占总能量的35%～48%。每年的肉、蛋、奶消费量达270 kg,而谷类的年消费量在75 kg左右,是比较典型的"三高"型(高脂肪、高蛋白、高能量)膳食结构。

(2)不发达国家膳食模式:以处于贫困线以下的非洲某些不发达国家为代表的膳食,每人平均能量摄入量不足 2100 kcal(8.79 MJ),蛋白质能量占比低于 10%,每日不足 50 g,碳水化合物占比高达 76.6%,由于总能量摄入量的不足,人体处于长期饥饿状态,每年的动物性食物消耗量仅 5 kg 左右,奶类 38 kg 左右,谷物薯类约 150 kg,多数民众处于温饱线以下,表现出极度的营养不良,是比较典型的能量、蛋白质摄入不足膳食模式。

三、我国膳食模式的特点

1. 我国膳食模式特点 我国膳食模式是以植物性食物为主,谷类占摄入食物总量的 60%～80%,并且占总能量的 70% 左右,而动物性食物所提供能量仅占 8% 左右,因此我国膳食模式称为高谷类膳食模式或高碳水化合物型膳食模式。

2. 我国膳食模式的改进 随着我国人民生活水平不断提高,宣传和改进我国传统的膳食模式势在必行。也就是在传统膳食模式的基础上,做以下改进:首先降低主食米、面供给量,总量为 400 g;适量增加杂粮或豆类,总量不超过 100 g;每日增加一个蛋、半斤牛奶(或 30 g 豆制品);把肥瘦肉改成瘦肉,在猪肉的品种上,增加水产品、海产品及禽肉。

四、《中国居民膳食指南(2016)》

《中国居民膳食指南(2016)》是 2016 年 5 月 13 日由国家卫生计生委疾控局发布,为了提出符合我国居民营养健康状况和基本需求的膳食指导建议而制定的,自 2016 年 5 月 13 日起实施。

1. 食物多样,谷类为主 每日的膳食应包括谷薯类、蔬菜水果类、畜、禽、鱼、蛋、奶类、大豆坚果类等食物。平均每日摄入 12 种以上食物,每周 25 种以上。

每日摄入谷薯类食物 250～400 g,其中全谷物和杂豆类 50～150 g,薯类 50～100 g。食物多样、谷类为主是平衡膳食模式的重要特征。

2. 吃动平衡,健康体重 各年龄段人群都应天天运动、保持健康。食不过量,控制总能量摄入,保持能量平衡。坚持日常身体活动,每周至少进行 5 次中等强度的身体活动,累计 150 min 以上;主动身体活动最好每日行走 6000 步。减少久坐时间,每小时起来动一动。

3. 多吃蔬果、奶类、大豆 多吃蔬菜水果对于平衡膳食非常重要,奶类富含钙,大豆富含优质蛋白。餐餐有蔬菜,保证每日摄入 300～500 g 蔬菜,深色蔬菜应占 1/2。天天吃水果,保证每日摄入 200～350 g 新鲜水果,果汁不能代替鲜果。吃各种各样的奶制品,相当于每日饮液态奶 300 g。经常吃豆制品,适量吃坚果。

4. 适量吃鱼、禽、蛋、瘦肉 鱼类、禽类、蛋类和畜类瘦肉摄入要适量。每周吃鱼类 280～525 g,畜禽类 280～525 g,蛋类 280～350 g,平均每日摄入总量 120～200 g。优先选择鱼类和禽类。吃鸡蛋不弃蛋黄。少吃肥肉、烟熏和腌制肉制品。

5. 少盐少油,控糖限酒 培养清淡饮食习惯,少吃高盐和油炸食品。成人每日食盐摄入量不超过 6 g,每日烹调油 25～30 g,控制添加糖的摄入量,每日摄入不超过 50 g,最好控制在 25 g 以下。每日反式脂肪酸摄入量不超过 2 g。足量饮水,成年人每日饮 7～8 杯(1500～1700 mL)水,提倡饮用白开水和茶水;不喝或少喝含糖饮料。儿童少年、孕妇、乳母不应饮酒。成年男性一日饮用酒的酒精量不超过 25 g,女性不超过 15 g。

6. 杜绝浪费,兴新食尚 珍惜食物,按需备餐,提倡分餐不浪费。选择新鲜卫生的食物和适宜的烹调方式。食物制备生熟分开,熟食二次加热要热透。学会阅读食品标签,合理选择食品。多回家吃饭,享受食物和感受亲情。传承优良文化,兴饮食文明新风。

五、中国老年人的膳食指南

在一般人群膳食指南的基础上,为保持老年人身体健康、营养均衡,还应该注意以下四点。

（1）食物要粗细搭配、松软、易于消化。

（2）老年人容易发生便秘，糖脂代谢异常，患心血管疾病的危险性增加，适当多吃粗粮有利于健康。

（3）合理安排饮食，提高生活质量。

（4）从各方面保证老年人的饮食质量、进餐环境和进食情绪，为老年人提供丰富的饮食，保证老年人需要的各种营养素摄入充足，以促使老年人身心健康，减少疾病，延缓衰老，提高生活质量。

重视预防营养不良和贫血，部分老年人由于生理功能的下降及疾病等因素，不能从膳食中摄取足够的营养素，可以适当使用营养素补充剂。多做户外活动，维持健康体重。老年人运动讲求四项原则：安全、全面、自然、适度。适当多做户外活动能延缓机体功能衰退。老年人的运动可按自己的实际情况来安排，建议选择自己喜欢而又能承受的运动项目，然后持之以恒。运动项目以散步、慢跑、打太极拳（剑）、跳健身操、跳舞、打门球以及棋类活动等为宜。

另外，还要做好全面身体检查，注意循序渐进，不要急于求成，否则适得其反。营养对人体健康的影响并不是从老年才开始的，而是从幼儿期甚至胎儿期就开始并一直延续下来的。想要达到延缓衰老的目的，保持老年人良好的身心状况，减少常见慢性疾病的发生，应该尽可能早地注意均衡饮食、合理营养，不能等到了老年期才开始关注，更不能出现了严重健康问题才开始行动。

六、中国居民平衡膳食宝塔

中国居民平衡膳食宝塔（2016）（简称平衡膳食宝塔）（图 3-1）是根据中国居民膳食指南，结合中国居民的膳食结构特点设计的。它把平衡膳食的原则转化成各类食物的重量，用比较直观的宝塔形式表现出来，便于群众理解和在日常生活中实行。

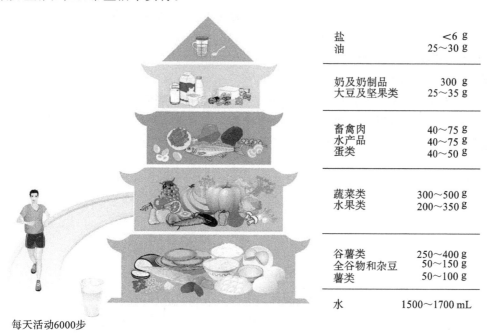

盐	<6 g
油	25～30 g
奶及奶制品	300 g
大豆及坚果类	25～35 g
畜禽肉	40～75 g
水产品	40～75 g
蛋类	40～50 g
蔬菜类	300～500 g
水果类	200～350 g
谷薯类	250～400 g
全谷物和杂豆	50～150 g
薯类	50～100 g
水	1500～1700 mL

每天活动6000步

图 3-1　中国居民平衡膳食宝塔（2016）

1. 平衡膳食宝塔的内容

1）谷薯类　谷薯类食物位居中国居民平衡膳食宝塔底层，每人每日应该吃 250～400 g；谷类是面粉、大米、玉米粉、小麦、高粱等的总和。它们是膳食中能量的主要来源，在农村中也往往是膳食中蛋白质的主要来源。多种谷类掺着吃比单吃一种好，特别是吃以玉米或高粱为主的食物时更应当重视搭配一些其他的谷类或豆类食物。加工的谷类食品如面包、烙饼、切面等应折合成相当的面粉量来计算。

2）蔬菜和水果　蔬菜和水果占据平衡膳食宝塔第二层，每日应吃 300～500 g 和 200～350 g；蔬菜和水果经常放在一起，因为它们有许多共性。但蔬菜和水果终究是两类食物，各有优势，不能完全相互替代。尤其是儿童，不可只吃水果不吃蔬菜。蔬菜、水果的重量按市售鲜重计算。一般说来颜色较深的蔬菜和深色水果含营养素比较丰富,所以应多选用深色蔬菜和水果。

3)畜禽肉、水产品、蛋类　畜禽肉、水产品、蛋类等动物性食物位于中国居民平衡膳食宝塔第三层,每日应该吃125～225 g(水产品40～75 g,畜禽肉40～75 g,蛋类40～50 g)。畜禽肉、水产品、蛋类归为一类,主要提供动物性蛋白质和一些重要的矿物质和维生素。但它们彼此间也有明显区别。鱼、虾及其他水产品含脂肪很低,有条件可以多吃一些。

这类食物的重量是按购买时的鲜重计算。肉类包含畜肉、禽肉及内脏,重量是按屠宰清洗后的重量计算。这类食物尤其是猪肉含脂肪较高,所以不应吃得过多。蛋类含胆固醇相当高,一般以每日不超过一个为好。

4)奶类和豆类食物　奶类和豆类食物位于中国居民平衡膳食宝塔第四层,每日应进食奶类及奶制品300 g,大豆及坚果类25～35 g。奶类及奶制品主要包含鲜牛奶和奶粉。豆类及豆制品有许多品种,如大豆、豆腐干等。

5)烹调油和食盐　每日进食烹调油不超过30 g,食盐不超过6 g。中国居民平衡膳食宝塔没有建议糖的摄入量,因为我国居民现在糖的摄入量还不多,对健康的影响还不大。但多吃糖有增加龋齿的危险,尤其是儿童、青少年不应进食太多的糖和含糖高的食品及饮料。

中国居民平衡膳食宝塔还强调足量饮水和增加身体活动的重要性。建议在温和气候条件下生活的轻体力活动的成年人每日至少饮水1500 mL(约6杯)。在高温或强体力劳动的条件下,应适当增加。饮水不足或过多都会给人体健康带来危害。

饮水应少量多次,要主动,不要感到口渴时再喝水。目前,我国大多数成年人身体活动不足或缺乏体育锻炼,应改变久坐少动的不良生活方式,养成天天运动的习惯,坚持每日多做一些消耗体力的活动。建议成年人每日进行累计相当于步行6000步以上的身体活动,如果身体条件允许,最好进行30 min中等强度的运动。

2. 中国居民平衡膳食宝塔的应用

(1)确定个人每日膳食食物组成。

(2)同类互换,调配丰富的膳食。食物互相替换,可遵循同类互换、多种多样的原则调配一日三餐,例如以粮换粮、以豆换豆、以肉换肉;大米可与面粉或杂粮互换;馒头可与面条、烙饼、面包等互换,大豆可与相当量的豆制品或杂豆类互换;牛奶可与羊奶、酸奶、奶粉或奶酪互换。

(3)合理分配三餐食量。

(4)因地制宜充分利用当地资源。

(5)养成习惯,长期坚持。

知识链接

平衡膳食应满足的条件

(1)一日膳食中食物构成要多样化,各种营养素应品种齐全。供能食物,即蛋白质、脂肪及碳水化合物;非供能食物,即维生素、矿物质、微量元素及膳食纤维。粗细混食,荤素混食,合理搭配,从而能摄取必需的能量和各种营养素。

(2)各种营养素必须满足儿童生长发育需要,不能过多,也不能过少。

(3)营养素之间比例应适当。如蛋白质、脂肪、碳水化合物供能比例为1:2.5:4,优质蛋白应占蛋白质总量的1/2～2/3,动物性蛋白质占1/3。早餐占30%,中餐占40%,晚餐占25%,午后点心占5%。

(4)科学的加工烹调。食物经加工与烹调后应尽量减少营养素的损失,提高消化吸收率。

(5)良好的用膳制度。一日三餐定时定量,且能量分配比例适宜,养成良好的饮食习惯。

(6)食物对人体无毒无害,保证安全。食物中不应含有对人体造成危害的各种有害因素,如食物中的有害微生物、化学物质、农药残留等,食品添加剂应符合食品卫生国家标准的规定。

能力检测

1."早餐要吃得像皇帝一样"这句话主要说明(　　)。

A. 早餐要吃得好　　　　　　　B. 早餐要吃得快　　　　　　　C. 早餐要吃得少

D. 早餐要吃得多　　　　　　　E. 早餐要吃得饱

2.中国营养学会提出的中国居民平衡膳食宝塔是(　　)。

A. 每日必须严格摄入食物量　　B. 理想的一日食谱　　　　　　C. 食物分类的概念

D. 比较理想的膳食模式　　　　E. 膳食中营养素的适宜摄入量

3.目前比较合理的膳食结构是(　　)。

A. 以植物性食物为主的膳食结构　　　　B. 动植物性食物平衡的膳食结构

C. 以动物性食物为主的膳食结构　　　　D. 以牛奶为主的膳食结构

4.中国居民平衡膳食宝塔建议每人每日食盐用量不宜超过(　　)。

A. 3 g　　　　　　B. 6 g　　　　　　C. 10 g　　　　　　D. 15 g　　　　　　E. 20 g

5.某人一日三餐的能量分配为早餐30％、午餐20％、晚餐50％,评价为(　　)。

A. 三餐分配合理

B. 早餐摄入不足,午餐摄入过少,晚餐摄入过多

C. 早餐摄入合理,午餐摄入过少,晚餐摄入不足

D. 早餐摄入过多,午餐摄入过少,晚餐摄入过多

E. 早餐摄入较少,午餐摄入过多,晚餐摄入不足

6.按照目前我国膳食习惯,膳食中蛋白质的主要来源是(　　)。

A. 畜禽肉、水产品　　B. 豆类及豆制品　　C. 蛋、奶类　　　　D. 粮谷类　　　　E. 薯类

参考答案:

1. A　2. E　3. B　4. B　5. B　6. A

(王艳华)

项目四　老年人饮食与健康的关系

 学习导航

　　人类赖以生存的物质很多,包括生物类、非生物类。这些物质如何被人们利用成为机体所需要的营养,促进发育,减少疾病,延年益寿,维持人们的身心健康? 通过哪种手段、方法进入人体? 其中,饮食是关键。健康离不开合理饮食,合理饮食促进健康,不良的饮食会影响健康。随着生活水平的不断提高,人们对营养的需求有了更高的要求,对饮食有了更多的研究。老年人是社会的特殊群体,更需要每日补充营养物质。由于机体的老化、功能的退化,老年人或多或少患慢性疾病而经常服用一些药物,某些药物与食物之间存在相生相克的关系。为促进老年人的营养吸收,维护老年人的身体健康,对食物进行选择,食物的质量、食物与药物之间的相互作用都是老年营养护理的重要内容。

 学习目标

领　域	学校学习	企业学习
内容	1.老年人饮食相关的理论 2.饮食行为与健康的理念 3.食物与药物之间的相生相克关系	1.参观食堂,了解食物的种类 2.了解食物的性能 3.进行老年人饮食的行为问卷调查
需要培养的职业能力	1.学生能列举老年人饮食的种类及性能 2.学生能运用恰当的方法与沟通技巧,描述老年人饮食的理念(考虑宗教与民族) 3.学生能咨询老年人用药情况(考虑隐私) 4.学生能提出老年人饮食的合理化建议,总结并反思自己的态度、语言、行为问题	

 职业行动情境

贪吃的胖大爷

　　实习生小红看见胖大爷的女儿提着个大袋子来看他,袋子里有西瓜、葡萄、香蕉、糕点、螃蟹、大虾、营养品,还有一堆药。胖大爷女儿让胖大爷吃完糕点吃螃蟹,吃完螃蟹又给他吃葡萄、西瓜,吃完后又往他嘴里放钙片,并说:“这是补钙的,每日可都要吃啊。”胖大爷哈哈大笑,边吃边跟同屋的室友大声说:“我的好女儿啊,就是孝顺。”这时护理员走了进来说:“胖大爷该测血糖了。”胖大爷说:“先不测了,我女儿好不容易过来,测血糖我就不能吃这些好吃的了。”

◎ 行动情境任务

老年人饮食与健康宣教。

· 行动情境任务的导入

胖大爷女儿带了许多好吃的来看胖大爷,胖大爷开心得合不拢嘴。胖大爷在室友面前炫耀自己,符合老年人的心理特点,但过分炫耀,甚至连自己的身体健康都不顾,有些得不偿失。胖大爷的实例给了我们什么启示?为我们的学习提出了哪些行动任务?

· 行动情境任务的分析

胖大爷年岁已高,观念守旧,但女儿年轻却缺乏健康理念。许多人认为老年人多吃就是好,为老年人多买营养品就是孝顺。有些人有健康意识但就是做不到。普及健康知识,提高全民族的营养健康意识,是当务之急,特别是老年人的饮食健康,更是重中之重。运用恰当学习方法、学习技巧,更新理念,掌握饮食与健康关系的知识,为老年人的身体健康保驾护航。

学校教学领域

老年人饮食与健康合理化建议

学习领域	根据老年人的个人情况和情境特点开展护理工作	所需学时:＿＿学时
学习情境	"贪吃的胖大爷"——老年人饮食与健康的关系	所需学时:＿＿学时

根据教学大纲应获得的能力
1.学生能列举老年人能吃的食物种类并描述其作用
2.学生能分析老年人的饮食特点
3.学生能提出合理的老年人饮食建议
4.学生能运用恰当的方法和沟通技巧对老年人进行饮食与健康指导(语言的魅力)

"老年人饮食与健康的关系"的教学内容

职业行动情境

实习生小红看见胖大爷的女儿提着个大袋子来看他,袋子里有西瓜、葡萄、香蕉、糕点、螃蟹、大虾、营养品,还有一堆药。胖大爷女儿让胖大爷吃完糕点吃螃蟹,吃完螃蟹又给他吃葡萄、西瓜,吃完后又往他嘴里放钙片,并说:"这是补钙的,每日可都要吃啊。"胖大爷哈哈大笑,边吃边跟同屋的室友大声说:"我的好女儿啊,就是孝顺。"这时护理员走了进来说:"胖大爷该测血糖了。"胖大爷说:"先不测了,我女儿好不容易过来,测血糖我就不能吃这些好吃的了。"

项目	作业
组织/导向	1.角色扮演:胖大爷的出现(闪光灯法) 剧情:教室的灯黑了,突然又亮了起来,胖大爷站在了展示台上 学生展开话题回答(大爷胖还是不胖?) 2.学生小组讨论(画出胖大爷为什么这么胖的思维导图),展示并讲解 思考: (1)螃蟹和哪种食物不能同时吃 (2)护理员为什么要给胖大爷测血糖 (3)谈谈胖对身体的影响 (4)胖与饮食有关系吗 (5)胖大爷女儿的行为好吗 完成练习1

Note

了解相关背景信息	3.详细阅读材料8(专家讨论小组) 要求： (1)在小组中产生一名专家,专家负责小组讨论的结果认定 (2)由记录员将专家确定的重点写在题板上,完成练习2 (3)如何指导胖大爷的饮食与健康行为 (4)如何说服胖大爷的女儿改变理念 小组讨论
计划	4.制作海报——老年人的饮食与健康(小组活动) 要求： (1)提出方案(注意语言的艺术性) (2)分工 (3)准备用物:白纸、彩纸、彩笔、剪刀
决定	5.编写"老年人的饮食与健康"海报具体内容,完成练习3 要求： (1)图文并茂 (2)注意语言的艺术性,简单,有条理 (3)考虑尊重个人的行为
执行/展示	6.展示汇报 要求： (1)每小组按顺序参观海报 (2)小组派一名学生汇报 (3)记录
监督	7.以抽签的方式进行监督其他小组的活动(保密,向其他小组学习) 注意： (1)观察监督小组的情况(分工、用物准备、练习程度),同时监督其他参与小组的情况并记录,将记录的内容(优点部分)作为本小组活动内容的参考 (2)是否与老年人饮食需要特点相关
评价/反思	8.评价 要求： (1)小组互评,考虑相互之间的关系,不能以此相互指责 (2)小组自评,反思在活动的过程中专家是否有责任担当、团队是否有凝聚力、获得的成果如何 (3)教师点评(一针见血),指出优点、缺点 9.知识问答(学习通回答,全体同学)
系统化	10.给胖大爷的女儿写一封信(提出饮食与健康的建议) 谈谈你对胖大爷女儿"孝敬"老年人方法的看法

学校练习部分

练习	姓名： 学号： 班级： 组别：		
练习 1	1.螃蟹和哪种食物不能同时吃？ 2.护理员为什么要给胖大爷测血糖？ 3.谈谈胖对身体的有哪些影响。 4.胖与饮食有关系吗？ 5.胖大爷女儿的行为好吗？举例说明。		
练习 2	1.如何指导胖大爷的饮食与健康行为？ 2.如何说服胖大爷的女儿改变理念？ 3.药物与饮食作用的不良反应有哪些？ 4.老年人的营养品该如何吃？ 5.日常饮食行为有几种？ 6.影响饮食行为的因素有哪些？		
练习 3	海报要点		

企业工作领域

老年人饮食与健康关系的指导

企业名称 /类别	×××老年社会福利院		负责人	
	养老机构	实习时间	.	
指导教师 /职业	吴××			
学生/ 培训生	刘××			
小组				
学习领域	根据老年人的个人情况和情境特点开展护理工作	所需学时：____学时		
学习情境	"贪吃的胖大爷"——老年人饮食与健康的关系	所需时间：____学时		

根据教学大纲应获得的能力
1.学生浏览老年人饮食记录及老年人健康档案,能了解并分析相关信息
2.学生能理解指导老师点评的海报内容
3.学生能运用良好的沟通方法让老年人看海报并进行讲解
4.学生能运用良好的沟通方法让老年人发表自己的看法

流程	作业	
	独立完成	指导老师帮助
观察	绘制老年人饮食及健康档案记录,完成练习1	学生在指导老师的指导下阅读老年人饮食记录和健康档案记录 (1)考虑老年人的隐私 (2)遵守规章制度
	观察老年人吃零食的情况并记录,完成练习2	学生观察老年人饮食行为(种类)

交流/操作	与老年人一起看海报	与指导老师一起讨论"老年人的饮食与健康"的海报（依照老年饮食原则）并记录
实施	听取指导老师的指导意见（五指法评价），完成练习3 方法：在白纸上按出老年人的手掌图（考虑情绪），标注5个手指的意义	在指导老师的帮助下完成对老年人的问卷调查 注意：语音、态度、语速（考虑老年人的听力） 内容健康（考虑隐私） 养老院对老年人进行评估
评价	自己　给老年人吃不喜欢的食物，考虑老年人的感受	反思实践过程中遇到问题，在解决问题时的方法运用的如何？写一份实习日志"胖大爷的饮食指导与健康感受"，完成练习4
	小组　组间互评，小组自评 提出合理的建议，指出优点、缺点	
	指导 老师　根据企业的考核标准给学生评分，写评语	
系统化	谈谈你对乱捕杀动物的看法	

企业练习部分

练习	姓名：　　　　　学号：　　　　　班级：　　　　　组别：		
	老年人姓名：　　　年龄：　　　　子女情况：		
练习1	饮食情况	健康状况	
练习2	老年人吃零食的情况		
练习3	能学到的东西　我不太喜欢　还需要进一步改进　练习非　介绍得不够具体 **五指法**		

练习4	实习日志		
	学生姓名		
	感受		
		学校	企业
	相同点		
	不同点		
	总结		
	指导老师评价		

（苏　晗）

问卷　老年人饮食要求调查问卷

1.您的性别是

□男　　　　　　　□女

2.您的年龄段

□60～65　　　　□66～70　　　　□71～75　　　　□76～80

3.您的体重状态

□正常　　　　　□偏瘦　　　　□肥胖　　　　□有些超重

4.您对自己的身体状况是否满意

□满意　　　　　□一般　　　　□不满意　　　　□非常不满意

5.您现在的身体状况

□非常健康　　　□健康　　　　□亚健康　　　　□患病状态

6.您的饮食口味

□清淡　　　　　□重油腻　　　□重盐　　　　□重糖

7.您喜欢吃肉、海鲜等食物吗

□非常喜欢　　　□喜欢　　　　□一般　　　　□不喜欢

8.您喜欢吃油脂高的食物吗

□非常喜欢　　　□喜欢　　　　□一般　　　　□不喜欢

9.您喜欢吃水果、蔬菜吗

□非常喜欢　　　□喜欢　　　　□一般　　　　□不喜欢

10.您最常吃的水果有哪些

□温热性水果,如樱桃、石榴、荔枝、金橘等

□凉性水果,如西瓜、梨、草莓、猕猴桃等

□中性水果,如苹果、葡萄、菠萝、柳橙等

□其他

11.您知道哪些食物含有优质蛋白吗

□知道　　　　　□不知道

12.您喜欢喝茶吗

□经常喝茶　　　□偶尔喝茶　　□从不喝茶

13.您平时的活动量多吗

□每日定时锻炼　□偶尔　　　　□几乎不活动　　□经常活动

14.您觉得您的消化能力怎么样

□很好　　　　　□一般　　　　□很差

15.您是否会定期去医院进行健康体检

□是 □否

16.您的体重比较恒定吗

□是 □否,变化很大

17.您喜欢吃甜的食物吗

□喜欢 □比较喜欢 □一般 □不喜欢

18.您喜欢哪些烹调方式

19.您喜欢吃哪一类食物

20.您知道含钙高的食物有哪些吗

(张玉婷)

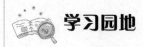 学习园地

材料8 营养相关的理论与健康

一、营养相关的理论

1.食物 食物是人类获得能量和各种营养素的基本来源,人们为了生存和进行各种活动,必须从外界环境中摄取食物。食物的存在形式千差万别、种类繁多,一种食物可含有多种营养素,而一种营养素也可存在于多种食物之中。不同食物所含的营养素种类和数量不相同,其营养价值也不相同。因此,了解食物的种类和各类食物的营养成分、营养价值,对合理选择和搭配食物、实现合理营养与平衡膳食、促进人体健康具有十分重要的意义。

2.营养价值 营养价值是指某种食物所含营养素和能量满足人体需要的程度。食物营养价值的高低取决于该食物所含营养素种类、数量及其相互比例,含营养素种类齐全、数量充足、比例恰当且易被机体消化吸收利用的食物营养价值高;含营养素种类不全、数量不足、比例不当或不易被机体消化吸收利用的食物则营养价值低。

二、食物的分类

(一)食物的分类方法

食物的分类方法很多,不同领域食物的分类方法也有所不同。通常按照食物来源和性质、营养价值等进行分类。

1.按照食物来源和性质 按照食物来源和性质可将食物分为植物性食物、动物性食物和动植物食物制品三大类。植物性食物包括谷类、薯类、豆类、蔬菜和水果等。动物性食物包括蛋类、禽畜肉类、奶类及其制品、鱼类及其他水产品等。动植物食物制品是以动植物作为原材料进行加工制成的成品或半成品,如食用油脂、酱油、食醋、味精等,以及酒类和罐头食品等。

2.从营养学角度,根据所含营养素的情况将营养价值相当的食物归为同类 第一类谷类及薯类;第二类动物性食物(肉蛋类);第三类豆类及其制品;第四类蔬菜水果类:第五类纯热能食物。

（1）谷类及薯类：谷类包括米、面、杂粮，薯类包括马铃薯、红薯等。谷类及薯类主要提供碳水化合物、蛋白质、膳食纤维及 B 族维生素。

（2）动物性食物：包括畜禽肉、水产品、蛋类、奶类等。动物性食物主要提供蛋白质、脂肪、矿物质、维生素（维生素 A 和 B 族维生素）。

（3）豆类及其制品：包括大豆、其他干豆类及其制品。豆类及其制品主要提供蛋白质、脂肪、膳食纤维、矿物质和 B 族维生素。

（4）蔬菜水果类：蔬菜包括鲜豆、根茎、叶菜、瓜茄等，水果包括仁果、核果、浆果等。蔬菜水果类主要提供膳食纤维、矿物质、维生素 C 和胡萝卜素。

（5）纯热能食物：包括动植物油、食用糖。纯热能食物主要提供能量；植物油还可提供维生素 E 和必需脂肪酸。

（二）植物性食物

植物性食物主要包括谷类、薯类、豆类、蔬菜类、水果类、坚果及种子类等。植物性食物主要提供能量、碳水化合物、蛋白质、水溶性维生素和多种矿物质，部分植物性食物还含有丰富的植物化学物质，这类植物化学物质具有特殊的生理功能，如降血脂、减少血小板凝集、抗癌、抗氧化等作用。植物性食物是人类获得能量、营养素和植物化学物的主要来源。因品种、生长地区环境条件等不同，各类植物性食物营养素的含量和质量也有所不同。

1.谷类　自古以来，谷类就是我国居民最传统的食物。它包括大米、小麦、玉米、小米、高粱、荞麦、裸燕麦等。谷类是我国居民膳食能量和碳水化合物的重要来源，膳食能量约有 66% 来源于谷类；也是膳食蛋白质的主要来源，约 58% 的蛋白质来源于谷类。

1）谷类的营养学特点

（1）蛋白质：谷类蛋白质含量因品种、地区、气候及加工方法不同差异较大，一般在营养素中占 7.5%～15.0%。蛋白质主要由谷蛋白、白蛋白、醇溶蛋白和球蛋白组成。面粉中蛋白质含量高于大米，小麦胚粉中蛋白质含量可达 36%。谷类蛋白质的氨基酸模式不合理，赖氨酸含量少，苏氨酸、色氨酸、苯丙氨酸、蛋氨酸偏低，因此谷类蛋白质营养价值低于动物性蛋白质。为了提高谷类蛋白质的生物价，可以将谷类蛋白质和豆类蛋白质或动物性蛋白质一起食用，充分发挥蛋白质互补作用。

（2）脂类：谷类脂肪含量不高，玉米和小米脂肪含量可达 4%，大米、小麦脂肪含量为 1%～2%，主要存在于胚芽和胚轴部分。谷类富含必需脂肪酸（EFA），多为不饱和脂肪酸（MUFA 和 PUFA），质量较好，玉米和小麦的胚芽提取的胚芽油，80% 为不饱和脂肪酸，其中油酸占 60%，非常接近于橄榄油和茶油，具有降低血清胆固醇、防治动脉粥样硬化的作用。

（3）碳水化合物：谷类含丰富的淀粉和膳食纤维，淀粉主要分布在胚乳中，膳食纤维则分布于谷皮。一般而言，淀粉在大米中含量较高，面粉次之，玉米较低。所含淀粉以直链淀粉为主，部分谷类食物（如糯米）含有丰富的支链淀粉。支链淀粉含量越高升高血糖的能力越强，其血糖生成指数（GI）也就越高；而小米、玉米、荞麦、杂豆等粗粮中直链淀粉含量高、支链淀粉含量低，其 GI 值也低，适合老年人、糖尿病患者等。提倡主食粗细搭配，是为了降低食物的 GI 值，以降低罹患慢性疾病的风险。目前各国都在通过基因工程（转基因）改变谷类淀粉的结构，培育高直链淀粉的谷类品种，以增加抗性淀粉（RS）和膳食纤维的含量，降低谷类食物的 GI 值。膳食纤维的含量受加工方式和加工程度的影响较大，加工越精细，损失就越大。

（4）矿物质：谷类矿物质含量为 1.5%～3.0%，包括钙、磷、镁、钾、钠等，小麦胚粉中除铁含量较低外，其他矿物质含量都较高，谷类中矿物质主要存在于谷皮和糊粉层，同时这些矿物质大都以植酸盐的形式存在，吸收率较低。谷类中矿物质的含量受加工方式和加工程度影响较大，加工越精细，损失就越大。

（5）维生素：谷类所含维生素以 B 族维生素为主，如维生素 B_1、维生素 B_2、烟酸等，其中维生素 B_1 和烟酸含量较多，是我国居民维生素 B_1 和烟酸的主要来源。黄色的谷类（如玉米、小米等）中含有丰富的类胡萝卜素，胚芽和胚轴中还含有丰富的维生素 E。维生素主要分布在糊粉层和谷胚中。同时玉米中所含烟酸为结合型烟酸,不易被吸收和利用,以玉米为主食的地区居民可发生烟酸缺乏症,即糙皮病,结合型烟酸遇碱可以变成游离型烟酸,增加吸收和利用率,但碱也会破坏谷类中的B族维生素。维生素的含量受加工方式和加工程度影响较大,加工越精细,损失就越大。

2)谷类的营养价值 谷类除提供膳食能量、碳水化合物、蛋白质以外,还提供较多的B族维生素和钙、镁等矿物质。但所含蛋白质的量少质低,同时需要提供超过8368 kJ能量的各种营养素才能满足机体所需,因而被评定为一般食品。

3)谷类的合理利用

(1)合理加工:加工有利于谷类的食用和消化吸收,但由于蛋白质、脂类、矿物质、维生素等主要存在于谷粒表层和谷胚中,因此加工程度越高,营养素损失就越多,受影响最大的是维生素和矿物质。要保留更多营养素,又要保证消化吸收,因此谷类加工应合理。我国对于谷类加工有明确的要求,可将大米分为粳米、糙米、胚芽米;也可将面粉按加工标准分为标准粉、富强粉等。

(2)合理烹调:烹调过程也可能导致营养素的丢失,如淘洗大米的过程可能导致维生素 B_1 损失 30％～60％、维生素 B_2 和烟酸损失 20％～25％、矿物质损失 70％。一般认为:淘洗次数越多、浸泡时间越长、水温越高,损失的营养素越多。有的烹调方式也会加速维生素的损失,如沥米(甑子饭)、加碱煮稀饭、高温油炸等。

(3)合理储存:谷类的储存时间较长,其变质主要是霉变,霉变的主要诱因是水分,因此谷类储存过程中一定要保证干燥。谷类霉变可能因受到霉菌以及毒素污染,其中尤以黄曲霉毒素 B_1(AFB$_1$)最危险,它可污染花生、玉米、大米等,在南方潮湿地区尤为严重,AFB$_1$ 可导致肝损害,如急性中毒性肝炎或原发性肝癌。因此谷类食物应在避光、通风、阴凉和干燥的环境中保存。

(4)合理搭配:谷类蛋白质的赖氨酸含量低,单一食用时其营养价值低,适合与豆类或动物性食物搭配食用,以提高谷类蛋白质的营养价值。

4)谷类的卫生问题 谷类的主要卫生问题为农药残留、霉菌及真菌的污染、污水灌溉的污染、混杂有害植物种子和其他杂物等。

2. 豆类及豆制品 豆类按传统分类可分为大豆类和杂豆类。大豆类按种皮的颜色分为黄豆、青豆、黑豆、褐豆和双色豆等,杂豆类主要指蚕豆(胡豆)、豌豆、绿豆、红豆等。豆制品是由大豆等制作的半成品食物,包括豆浆、豆腐、豆腐乳、豆腐干、豆筋、豆皮等。

1)豆类的营养学特点

(1)蛋白质:豆类蛋白质含量较高,含量为 20％～36％,尤其是大豆类,通常在 30％以上,杂豆类蛋白质含量略低,为 20％～25％。豆制品蛋白质含量差异较大,主要取决于其水分含量,一般水分含量较高的豆浆、豆腐脑等蛋白质含量仅 2％左右,水分含量相对较低的豆腐干、素鸡等可达 16％～20％,某些豆类干货(如豆筋、豆腐皮、腐竹等)蛋白质含量可超过 25％。豆类蛋白质的氨基酸模式较为合理,赖氨酸含量较高,但是蛋氨酸稍缺乏。总的来说,豆类蛋白蛋的营养价值较高,属于优质蛋白,是植物性食物中蛋白质质量较高的食物。

(2)脂类:豆类脂肪含量以大豆类最高,可达 15％以上,杂豆类较低,在 1％左右,其中绿豆、扁豆、红豆在 1％以下。豆制品的脂肪含量差异较大,豆腐和豆腐干相对较高。大豆脂肪以不饱和脂肪酸为主,其中油酸占 32％～36％,必需脂肪酸中的亚油酸占 51％～57％,还有约 1.6％的磷脂(主要是大豆卵磷脂),对预防心脑血管系统疾病有重要作用。豆类食物是高血压、动脉粥样硬化等疾病患者的理想食物。

(3)碳水化合物:大豆中碳水化合物占 34％左右,杂豆类碳水化合物含量远高于大豆类,豆制品碳水化合物含量较低。大豆碳水化合物组成较为复杂,富含难消化的纤维素和棉籽糖等低聚糖。由于人体内缺乏消化这些糖类的酶,这些糖类在小肠内不能被消化而到达大肠,大肠的益生菌将其分解并产生大量气体,因而也被称为胀气因子,但这个过程促进了肠道益生菌的繁殖,有利于肠道健康。杂豆类所含碳水化合物主要为淀粉,绿豆、红豆、蚕豆等碳水化合物含量可达 60％以上。少数豆类含有少量小分子糖类,因此有一定的甜味。

(4)矿物质:豆类矿物质含量为 2％～4％,包括钾、钠、钙、镁、铁、锌等。大豆类所含矿物质高于杂豆类,相对而言,大豆类所含的矿物质中主要以钙、铁、钾含量较高。

(5)维生素:豆类含有多种维生素,如胡萝卜素、维生素 B_1、维生素 B_2、烟酸、维生素 E 等。相对于谷类而言,豆类的胡萝卜素和维生素 E 含量较高,但 B 族维生素含量较低。颜色较深的豆类(如黑豆、黄豆、青豆等)胡萝卜素含量较高,青豆中胡萝卜素可达 790 μg/100 g。干豆中一般不含维生素 C,而豆芽是豆类中唯一含有维生素 C 的物质。

(6)其他活性成分:大豆中含有多种活性成分,如大豆低聚糖、大豆多肽、植物固醇、大豆卵磷脂、大豆异黄酮、皂苷等,这些活性成分由于独特的生理功能受到了极大的关注。

(7)抗营养因子:豆类食物营养丰富,但也含有较多抗营养因子,如植酸、植物红细胞凝集素、胀气因子、蛋白酶抑制剂(PI)等,一般可通过加热减少或去除,因此豆制品食用前都应彻底加热。

2)豆类的营养价值　豆类及其制品富含优质蛋白、脂肪、淀粉、低聚糖、矿物质等营养素,是我国居民优质蛋白的重要来源。因豆类蛋白质高,不饱和脂肪酸与矿物质含量高而被评定为优质食品。此外,豆类还含有丰富的植物化学物质,尤其是多肽、卵磷脂、异黄酮、低聚糖、皂苷、植物固醇等。多肽是大豆蛋白质的水解产物,有降脂、降血糖等作用;大豆卵磷脂有降脂、抗衰老等作用;大豆异黄酮属于黄酮类化合物,有抗癌、抗衰老、拟雌激素活性等作用;大豆低聚糖可改善肠道功能,促进肠道益生菌繁殖;皂苷具有抗疲劳、抗氧化、调节免疫等作用;植物固醇有降低血液胆固醇、防治前列腺肥大、抑制肿瘤、抑制乳腺增生和调节免疫等作用。豆类制品的食用在我国已有上千年历史,其价格便宜,营养丰富,深得我国居民的喜爱。

3)豆类的合理利用　不同的加工和烹调方法对大豆蛋白质的消化率有明显影响,如大豆的蛋白质消化率仅 65% 左右,加工成豆浆后可达 85% ,加工成豆腐后可高达 95%。由于大豆中含有蛋白酶抑制剂,为了提高豆类蛋白质的消化率,豆制品应彻底加热。豆类表皮富含膳食纤维,可降低血清胆固醇,对冠心病、糖尿病及肠道癌症也有一定的预防作用。

4)豆类的卫生问题　豆类的主要卫生问题与谷类相同,豆制品因富含水分和蛋白质易受微生物的污染、繁殖而腐败变质。因此,在加工、储存、运输、销售过程中应注意防尘防蝇。

3. 蔬菜类　蔬菜种类繁多,通常按其结构和可食部的不同,分为叶菜类、根茎类、瓜茄类、菌藻类等。蔬菜类食物所含营养成分与蔬菜种类有关,且含量差异大。

1)蔬菜的营养学特点

(1)叶菜类:叶菜类种类较多,包括白菜、菠菜、油菜、韭菜、生菜等。这类蔬菜中蛋白质含量较低,一般为 1%～2%;脂肪含量更低,少于 1%;碳水化合物含量一般为 2%～4%;膳食纤维约含 1.5%。因此叶菜类所含能量较少,一般认为 500 g 叶菜类仅能提供能量约 90 kcal,是可控制体重的低能量密度食物。叶菜类通常富含维生素,主要富含类胡萝卜素、维生素 C、维生素 B_2 等。一般叶菜类维生素 C 能达到 35 mg/100 g。通常维生素含量有色蔬菜高于无色蔬菜,深色蔬菜高于浅色蔬菜。叶菜类含矿物质约 1%,主要含钾、钠、钙、镁、铁、锌、铜等,是膳食矿物质的主要来源。

(2)根茎类:根茎类主要指萝卜、藕、山药、芋头、土豆、大蒜、竹笋等。这类蔬菜蛋白质含量为 1%～2%;脂肪含量低于 0.5%;碳水化合物含量因种类相差较大,竹笋、萝卜等约含 3%,芋头、土豆、山药等高达 20%;膳食纤维含量比叶菜类略低,约含 1%。除胡萝卜富含胡萝卜素外(100 g 胡萝卜含胡萝卜素可达 4130 μg),其他根茎类维生素含量都较低。矿物质含量较少,其中以大蒜、芋头、洋葱等含硒量较高。同时,大蒜、洋葱等蔬菜中还含有丰富的植物化学物质(如大蒜素),具有降脂、抗癌、抑菌等重要的生理作用。

(3)瓜茄类:瓜茄类包括冬瓜、南瓜、丝瓜、苦瓜、黄瓜、西葫芦、茄子、番茄、辣椒等。这类蔬菜水分含量高,因此其他营养素含量相对较低。这类蔬菜蛋白质含量为 0.4%～1.3%,脂肪含量很少,碳水化合物含量为 0.5%～9.0%,膳食纤维含量为 1% 左右。维生素含量差别较大,胡萝卜素以黄瓜、南瓜、番茄、辣椒等红黄色蔬菜较高;维生素 C 含量在苦瓜、辣椒等中相对较高;番茄富含维生素 C 且被有机酸保护,是人体维生素 C 的良好来源,同时也含有番茄红素,有抗氧化等功能,但需要脂肪才能促进其吸收。就矿物质而言,辣椒中含丰富的硒、铁、锌等,是一种营养价值较高的食物。

(4)菌藻类:菌藻类是食用菌和藻类的统称。食用菌是指供人类食用的真菌,有数百个品种,常见的有平菇、香菇、金针菇、猴头菇、牛肝菌、木耳、银耳等。藻类是以孢子进行繁殖的低等植物,常吸附在某些岩石等上面,海水中适合其生长,以海带、紫菜、发菜等为代表。菌藻类食物营养价值高,富含蛋白质、膳食纤维、碳水化合物、维生素和多种矿物质。平菇、香菇、发菜等蛋白质含量可达 20% 以上,且氨基酸组成合理,必需氨基酸含量高,因此营养价值丰富。菌藻类食物脂肪含量较低,但碳水化合物含量差别较大,干品含量在 50% 以上,如蘑菇、香菇、木耳、银耳等,鲜品含量较低,如金针菇、海带含量不足 7%。维生素(主要含 B 族维生素和胡萝卜素)含量差别较大,一般有色菌藻类(如海带、紫菜、香菇、木耳等)含量相对较高。微量元素含量丰富,尤其是铁、锌和硒,如木耳、香菇等,海产植物(如海带、紫菜等)还含有丰富的碘。海藻类食物还可以作为不饱和脂肪酸(如 DHA)的重要来源,提取的 DHA 海藻油可用于保健,能促进婴儿大脑发育、视神经发育等。

(5)鲜豆类:主要指大豆及杂豆类食物的新鲜品或未成熟品种,包括毛豆(大豆鲜品)、豇豆、四季豆、豌豆角等。这类食物营养素含量相对较高。蛋白质含量为 2%~14%,毛豆蛋白质含量最高可达 12% 以上;脂肪含量均较低,一般在 0.5% 以下;碳水化合物含量在 4% 左右;膳食纤维含量为 1%~3%;维生素以胡萝卜素为主,含量较高,约为 200 μg/100 g,也含有一定量的维生素 B_2;矿物质含量较丰富,以钾、钙、铁、锌、硒为主。

2)蔬菜的营养价值 蔬菜含多种维生素、矿物质,也含有少量淀粉等,大多蔬菜因蛋白质、脂肪的含量低且质量较差而被评定为一般食品。但蔬菜富含的膳食纤维对刺激胃肠道蠕动、促进消化液分泌、增进食欲、调节体内酸碱平衡有很大作用。

3)蔬菜的合理利用

(1)合理选择:蔬菜含丰富的维生素,以胡萝卜素和维生素 C 为代表,但不同种类蔬菜的含量差别较大,如维生素 C 一般存在于深绿色蔬菜中;胡萝卜素主要存在于红色、黄色、绿色蔬菜中。同时矿物质含量差异也较大,海产植物中一般含丰富的碘;深色蔬菜中一般铁含量比浅色蔬菜高。从口感来说,菌藻类富含蛋白质,因此烹调过程中往往会有鲜味,能促进食欲。

(2)合理加工烹调:水溶性维生素和矿物质都易溶于水,所以一般应先洗后切以减少损失。切好、洗好的蔬菜存放时间不宜过长,因为维生素可能发生氧化而降低营养价值。新鲜的蔬菜或吃剩的蔬菜不宜存放过久,以免产生亚硝酸盐,对健康不利。为了减少水溶性维生素的损失,烹调时建议急火快炒,也可以采用上浆挂糊等方式。

(3)菌藻类的特殊功能:菌藻类食物除了富含蛋白质、有鲜美的味道外,还具有特殊的保健作用。如香菇、银耳等含有多糖类的物质,有提高机体免疫能力、抗癌等功效。香菇能降血脂,黑木耳能减少血小板凝集,防止动脉粥样硬化等。

4)蔬菜的卫生问题 蔬菜的主要卫生问题为农药污染与残留、肠道致病菌和寄生虫的污染、污水灌溉的污染、腐烂变质与亚硝酸盐等问题。

4.水果类 水果按果树种类分为仁果、核果、浆果等,仁果主要指果心有小型种子的水果,如苹果、梨等。核果指内核为木质化的硬核的水果,如桃、李、杏、樱桃等。浆果指多汁、种子小而多散布在果肉中的水果,如葡萄、草莓、桑葚、无花果等。柑橘类较多也常见,如橘子、柚子、甜橙、皇帝柑。瓜果有西瓜、哈密瓜、木瓜、甜瓜等。热带水果主要有香蕉、菠萝、芒果、椰子等。水果类也可分为鲜果和干果。

1)水果的营养学特点

(1)水分:新鲜水果都含有大量的水分,一般占 70%~90%。水果中水的存在形式有三种,即游离水、胶体结合水和化合水。

(2)碳水化合物:水果的主要营养素之一,也是水果能量的主要来源,主要含葡萄糖、果糖、蔗糖及淀粉,水果含丰富的膳食纤维,主要包括纤维素、果胶、低聚糖及多聚糖等。仁果类、浆果类主要含果糖和葡萄糖;核果类主要含蔗糖、葡萄糖和果糖。柑橘主要含蔗糖,香蕉、苹果等主要含淀粉,含淀粉较多的水果会在储存过程中分解产生葡萄糖,因此储存后口味会变甜。水果富含纤维素和果胶等膳食纤维,山楂、柑橘、苹果等含果胶丰富,多食有利于肠道健康。

（3）矿物质：水果中含钙、磷、镁、铁、钾、钠、铜等矿物质，大多数以硫酸盐、磷酸盐、碳酸盐和有机酸盐的形式存在，鲜果的矿物质含量一般为 0.2%～3.0%。

（4）维生素：水果富含维生素，是人体维生素的重要来源。维生素的含量、种类与水果的种类密切相关。红色、黄色水果中富含胡萝卜素，如芒果、杏、枇杷等。维生素 C 主要存在于鲜枣、草莓、猕猴桃、柑橘等中。

（5）其他成分：水果风味与其所含有机酸有关。有机酸主要有柠檬酸、苹果酸、酒石酸等，有机酸不仅能增加水果的风味，还能促进食欲、提高消化吸收率等。水果中含有丰富的植物化学物质——单宁，这是水果有涩味的主要原因之一，它在未成熟的水果中含量较多。随着水果逐渐成熟，其含有的单宁逐渐减少，水果的涩味也逐渐消退。单宁具有抗氧化、降脂等重要功能，葡萄中含量较高，这是判断葡萄酒质量的一个重要指标。水果中含有丰富的多酚类化合物和糖苷类，浆果类多酚类化合物含量较多，是其涩味的主要来源，如橄榄中多酚类化合物含量较多。糖苷一般使水果具有苦味，如橘子皮、杏仁等。水果中含有的色素，如花青素、叶绿素、类胡萝卜素等，也具有重要的生理功能。

2）水果的营养价值　水果和蔬菜均属于低能量密度食物，主要提供膳食纤维、维生素和矿物质。水果因不含蛋白质、脂肪而被评定为一般食品。

3）水果的合理利用　鲜果因水分和糖分高，易腐烂，因此适合冷藏。水果含糖丰富，在储存过程中可能会发酵，因而存放太久的水果（如苹果）有的会有酒味等。水果也可制成干果、罐头等，其营养价值略有下降，尤其容易损失维生素 C。水果中的有机酸可与其他营养素相结合，从而降低其他营养素的吸收率，因此建议进食水果与进食正餐要相隔一定时间，以减少营养素的相互干扰。

4）水果的卫生问题　水果的主要卫生问题与蔬菜相同，为农药污染与残留、肠道致病菌和寄生虫的污染、污水灌溉的污染和腐烂变质等问题。

（三）动物性食物

动物性食物来源于动物的可食部，主要包括肉类、奶类、蛋类、鱼虾贝等水产类等。动物性食物含丰富的优质蛋白、脂类、脂溶性维生素、矿物质等。动物性食物是人类膳食的重要组成部分。由于动物性食物含蛋白质和脂肪较多，且具有鲜味和香味、口感良好，因此，通常把动物性食物加工成各种制品和菜肴，使其具有独特的风味和口感。随着我国居民膳食结构的变化，这类食物的摄入量正逐渐增加。

1.肉类　肉类可根据来源分为畜肉、禽肉和鱼肉，畜肉主要指猪、牛、羊、马等的肌肉、内脏及其制品，禽肉主要指鸡、鸭、鹅等的肌肉、内脏及其制品。畜、禽肉主要提供丰富的蛋白质、脂类、矿物质和维生素等，其营养素含量因动物种类、年龄、肥瘦程度及部位有较大的区别。

1）畜、禽肉的营养学特点

（1）蛋白质：畜、禽肉中蛋白质含量一般为 10%～20%，是天然的优质蛋白来源。蛋白质主要存在于动物的肌肉组织中，因动物的种类、年龄、肥瘦程度及部位不同，蛋白质含量差异较大，如猪肉的平均蛋白质含量约为 13.2%，猪里脊的蛋白质含量可达 20.2%；牛肉和鸡肉一般较瘦，其蛋白质含量在 20% 左右；鸭肉蛋白质含量约为 16%；动物肝脏、心、肾等内脏一般蛋白质含量较高，而脂肪含量相对较少；皮肤和筋腱主要为结缔组织，含胶原蛋白和弹性蛋白。由于缺乏色氨酸和蛋氨酸等必需氨基酸，蛋白质利用率低、营养价值较低，胶原蛋白和弹性蛋白是典型的不完全蛋白质。畜、禽肉中含有能溶于水的小分子含氮浸出物，如肌肽、肌酐、肌酸、嘌呤、游离氨基酸等，可使肉汤具有鲜美的味道，一般成年动物含氮浸出物含量高于幼年动物。禽肉的肉质细嫩且含氮浸出物较多，因此禽肉汤非常鲜美，如鸡汤、老鸭汤等。

（2）脂类：畜、禽肉所含脂肪受种类、肥瘦部位等影响非常大，含量低者仅为 2%，高者可达 90% 以上。如肥猪肉脂肪含量可达 90%、猪前肘脂肪含量为 31.5%、猪里脊脂肪含量为 7.9%、牛五花肉脂肪含量为 5.4%，牛瘦肉脂肪含量仅 2.3%。畜肉中以猪肉脂肪含量最高，其次为羊肉，牛肉、兔肉等则较低；禽肉中以鸭肉和鹅肉脂肪含量较高，鸡肉和鸽子肉次之。畜、禽的内脏以脑组织的脂肪含量最高，约为 10%；其次为肝、肾、心，为 5%～8%；其他内脏在 4% 以下。畜、禽肉所含脂肪通常以饱和脂肪酸为主，主要成分为三酰甘油，还含有少量的卵磷脂、胆固醇等。畜、禽肉必需脂肪酸含量低于植物性油脂，因此营养价值低于植物油,禽肉的必需脂肪酸含量略高于畜肉。动物内脏含有丰富的胆固醇,以猪脑为最高,约 2571 mg/100 g,猪肾为 354 mg/100 g,猪肝为 288 mg/100 g,其他禽畜内脏所含胆固醇分布与此相似。正常成人应尽量少吃动物内脏。

(3)碳水化合物:畜、禽肉中碳水化合物含量较少,为 0.3%~9.0%,主要以糖原的形式存在于肌肉和肝脏中。动物屠宰后随着存放时间的延长,糖原含量会下降,乳酸会增多;经历僵直后熟、自溶和腐败的过程,这也和酶作用下的糖原含量下降有关。

(4)矿物质:畜、禽肉中矿物质含量为 0.8%~1.2%,瘦肉高于肥肉,内脏高于瘦肉。畜、禽的瘦肉、肝脏及血中富含铁,且以容易吸收利用的血红素铁为主,生物利用度高,是膳食铁的合理来源。畜、禽肉还含有锌和硒,牛肾和猪肾的硒含量是其他食物的数十倍,此外畜、禽肉还含有较多的磷、镁、钾、钠、铜、硫等。

(5)维生素:畜、禽肉可提供多种维生素,以 B 族维生素和维生素 A 为主。肝脏是动物组织含维生素最丰富的器官,其中维生素 A 以牛肝和羊肝含量高,维生素 B_2 以猪肝含量高。禽肉中也含有不饱和脂肪酸(如亚油酸)和一定量的维生素 E。

2)畜、禽肉的营养价值　畜、禽肉因蛋白质的含量较高且质量较好而被评定为良质食品。

3)畜、禽肉的合理利用　畜、禽肉的蛋白质含量较高且富含赖氨酸,为优质蛋白。与谷类食物搭配食用,能充分发挥蛋白质互补作用,提高食物的营养价值。因此,最好每餐中都摄入动物性食物。由于畜肉的脂肪含量高,且主要为饱和脂肪酸,同时含有较高的胆固醇,可能导致肥胖、心血管疾病,因此不宜过多食用。禽肉脂肪含量和种类都优于畜肉,因此老年人和心血管疾病患者宜选用禽肉。内脏虽然胆固醇较高,但含丰富的维生素、铁、锌、硒等,也可以适当食用。

4)畜、禽肉的卫生问题　因富含蛋白质,畜禽肉易受非致病菌污染而发生腐败变质。畜禽感染病原微生物,易导致人畜共患传染病,如炭疽、鼻疽、口蹄疫、结核病、水疱病、猪瘟、布鲁氏菌病等;畜禽易感染绦虫、旋毛虫等人畜共患寄生虫病,进而使畜、禽肉出现卫生问题。

2. 奶类　奶类是指动物的奶汁,经常食用的有牛奶、羊奶和马奶等。奶类是一种营养素齐全、容易消化吸收的食品,基本能满足婴幼儿生长发育的全部需要,也是各年龄组健康人群及孕妇、老年人等特殊人群的理想食品。奶汁可以经过浓缩、发酵等生产工艺加工成奶粉、酸奶、炼乳等奶制品。奶制品含丰富的优质蛋白、乳脂、维生素、矿物质等,有很高的营养价值。

奶类按加工方式可分为生乳、灭菌乳、调制乳、发酵乳、炼乳、奶粉、奶油、奶酪及婴幼儿配方乳品等。

1)奶类的营养学特点　奶类除维生素 C 含量较低外,几乎含有其他所有营养素。鲜奶主要含水、蛋白质、脂类等,这些成分的高低决定了奶的密度,奶的密度是鲜奶质量高低的简易指标。加工方式对奶类营养成分影响较大。

(1)蛋白质:牛奶水分含量在 90% 左右,蛋白质含量约 3%;羊奶蛋白质含量约 1.5%;母乳蛋白质含量约 1.3%。牛奶蛋白质通常分为酪蛋白和乳清蛋白两类,酪蛋白约占 80%,乳清蛋白约占 20%;酪蛋白分子量较大,不易消化吸收。奶类蛋白质为优质蛋白,生物价为 85,容易被人体消化吸收。人奶蛋白质构成中酪蛋白与乳清蛋白比约为 2:3,更适合婴幼儿需要,因此婴幼儿配方奶粉构成均模拟人奶蛋白质构成。

(2)脂类:牛奶含脂肪 2.8%~5.0%,脂肪含量因奶的成熟程度而有所不同。乳脂以微粒形式分布在奶中,容易被消化吸收,其吸收率高达 97%。乳脂组成复杂,除含有饱和脂肪酸外,也含有丰富的油酸(30%)、亚油酸(5.3%)和亚麻酸(2.1%),因此适合于婴幼儿食用。奶中磷脂含量为(20~50)mg/100 mL,胆固醇含量约 13 mg/100 mL。

(3)碳水化合物:奶中碳水化合物含量为 3.4%~7.4%,主要形式为乳糖。人奶乳糖含量最高,羊奶次之,牛奶最低。乳糖的消化需要独特的酶类——乳糖酶,人体在幼年时期乳糖酶活性较高,随着年龄增长其活性下降,因此部分人群大量饮奶后可能出现腹胀、腹痛、腹泻等乳糖不耐受症状。乳糖还具有调节胃酸、促进胃肠道蠕动、促进钙吸收及促进肠道正常菌群繁殖等作用,对肠道健康有积极作用。

(4)矿物质:奶中矿物质主要包括钾、钠、钙、镁等,主要以有机酸盐的形式存在。因奶类富含碱性元素,所以奶类多呈弱碱性。牛奶中钙的含量高于其他奶类,且易于消化吸收,是钙的良好食物来源,其含量高达 104 mg/100 mL,而母乳含量约为 34 mg/100 mL。奶类是贫铁食品,含铁量极低,通常只有 0.3 mg/100 mL 左右。

(5)维生素:牛奶中维生素含量有一定的季节性。维生素 A 含量较高,尤其是奶油;维生素 B$_2$ 含量比较丰富;维生素 D 含量一般;维生素 C 含量较低。

(6)其他特殊成分:奶中还含有其他特殊成分,如酶类、有机酸、免疫活性物质、细胞成分等。奶中含多种酶类,包括蛋白质、脂肪、淀粉水解酶等,能促进营养物质的消化,还含有溶菌酶和过氧化物酶,有抑菌作用。奶中还含有重要的生物活性肽、乳铁蛋白、免疫球蛋白等,有增强免疫力的作用,这类成分与奶牛产奶时期有一定关系。母乳中这类免疫活性物质含量较丰富,尤其是初乳,因此母乳喂养有利于提高婴儿抵抗能力。

2)其他奶制品 奶制品因加工工艺不同,营养成分相差较大。下面以酸奶、炼乳和奶粉为例阐述其营养成分的差异。

(1)酸奶:为发酵乳,是消毒鲜奶或奶粉在接种嗜热链球菌或乳酸杆菌后,在一定条件下发酵而成的。牛奶发酵后游离氨基酸和肽类增加,分子量减小,更易于被消化吸收;乳糖减少,对乳糖酶活性较低的成人来说,更利于防止乳糖不耐受的发生;大部分酸奶维生素含量与鲜奶相当,但叶酸含量增加了 1 倍,胆碱含量也明显增加;酸奶的酸度增加,有利于保护某些维生素(如维生素 C、B 族维生素等);同时补充了肠道益生菌,有利于人体健康。酸奶在发酵前或发酵后都可添加谷物、水果、蔬菜、营养强化剂等特殊成分以改变其风味,能促进食欲,提高营养价值。

(2)炼乳:浓缩奶的一种,分为淡炼乳和甜炼乳。淡炼乳是鲜奶失水再经过灭菌而成,维生素受到一定程度的破坏。甜炼乳是在鲜奶中添加 15% 左右的蔗糖并按上述工艺制成,含糖量可达 45% 左右,因利用渗透压的作用抑制了微生物的繁殖,营养成分相对下降。

(3)奶粉:以生牛奶为主要原料,添加或不添加其他成分,经脱水而成的粉状产品。奶粉可通过调整营养成分而制成调制奶粉,以满足不同人群的需要,如婴幼儿配方奶粉、女士高铁高钙奶粉等。一般鲜牛奶加工成奶粉后营养有所损失,奶粉也可按 1∶7(即 10 g 奶粉加 70 mL 水冲调)的比例用温水冲调成与鲜奶成分相当的乳品。

3)奶类及其制品的营养价值 奶类及其制品因蛋白质的相对含量高、质量高且易于被人体消化吸收而被评定为优质食品。

4)奶类的合理利用 鲜奶营养丰富、水分含量高,利于微生物的生长繁殖,因此严格消毒灭菌后才可食用。气温较高时,开封后的灭菌乳应尽快饮完,否则也容易发生腐败变质。常用的消毒方法有巴氏消毒法、直接煮沸法、超高温瞬时灭菌法等,不同消毒方法对营养素的损失略有不同。奶中的维生素因畏光,在光照环境下容易损失,所以奶类应避光保存。

5)奶类及其制品的卫生问题 奶类及其制品的主要卫生问题为因蛋白质含量高易受非致病菌的污染而发生腐败变质和致病菌对奶的污染。

3.蛋类 蛋类主要包括鸡蛋、鸭蛋、鹅蛋、鹌鹑蛋、鸽子蛋等,也包括其加工品,如咸蛋、皮蛋等。蛋类一般由蛋壳、蛋清和蛋黄构成,其成分差别大。蛋壳主要成分是碳酸钙,且有颜色之分,从白色到棕色不等,但蛋壳的颜色与蛋类的营养价值无关;蛋清为白色半透明黏液状物质;蛋黄为浓稠的不透明物质,蛋黄的颜色深浅与禽类喂养的饲料有关,用富含胡萝卜素的饲料喂养禽类,可使蛋黄出现黄色至橙色的鲜艳颜色。

1)蛋类的营养学特点 蛋类的微量营养素受禽类品种、饲料、季节、喂养方式等多因素的影响,但常量营养素相对稳定。

(1)蛋白质:蛋类的蛋白质含量在 13% 左右,鸡蛋粉可高达 32%～42%。蛋黄中的蛋白质主要是与脂类结合的脂蛋白和磷蛋白,均有良好的乳化性质。氨基酸组成与人体组织蛋白质最为接近,生物价最高达 94。蛋类蛋白质中富含半胱氨酸,加热过度会产生硫化氢,与蛋黄中的铁结合可形成黑色的硫化铁,煮蛋时蛋黄表面的青黑色就是硫化铁。

(2)脂类:脂类含量为1%～15%。主要集中在蛋黄,以三酰甘油、卵磷脂和胆固醇为主。蛋类所含的脂类吸收率极高,蛋黄中的脂肪酸约50%为单不饱和脂肪酸,也含约10%的亚油酸;蛋黄中胆固醇含量极高,鹅蛋黄为1696 mg/100 g,鸡蛋黄为1510 mg/100 g,全蛋胆固醇平均含量为(500～700) mg/100 g。

(3)碳水化合物:蛋类的碳水化合物含量为1%～3%,以与蛋白质结合和游离态两种形式存在,加工成咸蛋或皮蛋后含量略有上升。

(4)矿物质:蛋类含钙、磷、铁、钾、镁、钠等,约为1.5%。蛋黄含量高于蛋清,蛋黄含铁丰富,但其与卵黄磷蛋白结合后,严重影响铁的吸收,其吸收率仅为3%。蛋类的矿物质含量受饲料影响很大,可通过在饲料中添加某些矿物质而得到富硒蛋、富碘蛋等。经加工的咸蛋,矿物质的含量明显提高,其中钠的含量比未加工的鲜蛋高出20倍。

(5)维生素:蛋类所含维生素种类较完全,包括所有B族维生素、维生素A、维生素D、维生素E、维生素K和维生素C等,主要集中在蛋黄内,且以维生素A、维生素D和维生素B_2含量较高,鹅蛋黄的维生素A含量可达1500 μg/100 g。蛋中维生素含量也受禽类品种、季节和饲料等因素的影响。

2)蛋类的营养价值 蛋类因蛋白质含量高且生物利用率极高而被评定为优质食品,是天然食物中蛋白质营养价值高的食物。营养学上常以全鸡蛋蛋白作为参考蛋白质。

3)蛋类的合理利用 蛋类不宜生吃,因生蛋蛋清中含有抗生物素蛋白和抗胰蛋白酶,会降低蛋类蛋白质的吸收率。烹调加热可破坏蛋类的抗生物素蛋白和抗胰蛋白酶,以利于人体更好地消化吸收其营养素。蛋类被沙门氏菌污染较严重,可引起食物中毒,但充分加热可杀灭蛋中的沙门氏菌,能保证食用者的安全。蛋类营养价值虽高,但多食不利于健康,尤其是蛋黄的胆固醇含量太高,对老年人、心脑血管系统疾病患者尤其不利。不同的烹调方式对蛋类的营养价值影响不同,如煮、煎、炒、蒸等方式仅有少量维生素B_2损失,但油炸及加碱等方式可完全破坏维生素B_2。

4)蛋类的卫生问题 蛋类的主要卫生问题是沙门氏菌污染和微生物污染引起的腐败变质。

5)关于鸡蛋的误区

(1)红壳鸡蛋比白壳鸡蛋有营养:实际上,不同颜色蛋壳的鸡蛋所含营养素基本相同,蛋壳的颜色与鸡蛋的营养状况无关,而与饲料有关。

(2)农家鸡蛋(土鸡蛋)更有营养:土鸡蛋的口感相对较好,土鸡蛋与饲料蛋相比,除n-3系列脂肪酸含量略高以外,其他营养素含量基本相同。

(3)蛋黄颜色越黄营养价值越高:蛋黄颜色与其含有色素(尤其是胡萝卜素)有关,其中一些色素(如胡萝卜素等)的确具有营养价值。总的来说,蛋黄颜色与其营养状况无关。

4.水产类 水产类指由水域中人工捕捞获取的水产资源,包括鱼类、软体类、甲壳类等。水产类加工制成水产食品,水产食品含蛋白质、矿物质、脂类、维生素等。

1)鱼类的营养学特点 鱼类有海水鱼(如鳕鱼、黄鱼、鲱鱼等)和淡水鱼(如鲤鱼、鲫鱼、草鱼等)之分,海水鱼也可分为深水鱼和浅水鱼。

(1)蛋白质:鱼类蛋白质含量较高,为15%～22%,平均18%。鱼类的氨基酸组成和人接近,其生物利用率极高,生物价可达85～90。鱼类的肌纤维较短,易于被消化吸收,因此鱼类是人类非常好的蛋白质来源。

(2)脂类:鱼类脂肪含量为1%～10%,平均5%,主要分布在皮下、腹部和头部,肌肉组织脂肪含量较低,不同鱼种脂肪含量差异较大。鱼类脂肪以多不饱和脂肪酸为主,如EPA、DHA等,一般占脂肪总量的60%以上,这些脂肪酸有降血脂、软血管、促进神经系统发育等功能,目前已从深海鱼体内提取鱼油,用于开发降脂保健品等。鱼类胆固醇含量差异较大,一般鱼子中胆固醇含量较高,如鲳鱼子可达1070 mg/100 g,为避免胆固醇摄入过多,不宜多食。

(3)碳水化合物:鱼类碳水化合物含量较低,约1.5%。少数鱼类不含碳水化合物。鱼类碳水化合物主要以糖原形式存在,少数以黏多糖形式存在,如硫酸软骨素、硫酸角质素、透明质酸软骨素等,有利于骨骼、皮肤健康。

(4)矿物质:鱼类矿物质含量为1%～2%,其中硒和锌含量丰富。海鱼含碘丰富,有的海鱼含碘达

(50～100) μg/100 g。

(5)维生素：鱼肉含有一定数量的维生素 A、维生素 D、维生素 B_2 及烟酸，但维生素 C 含量低。鱼油和鱼肝油是维生素 A、维生素 D 及维生素 E 的重要来源。

2)其他水产类 主要是指软体动物类，如章鱼、乌贼、牡蛎、扇贝、文蛤等。软体动物蛋白质含量一般在 15% 左右，是良好的优质蛋白食物来源。在贝类肉中还有丰富的牛磺酸，能促进神经系统的健康。软体动物脂肪和碳水化合物含量都较低，脂肪含量约为 1%，碳水化合物含量为 3.5% 左右。维生素含量与鱼类相当，富含维生素 A、烟酸等，而维生素 B_1 含量较低。矿物质含量差异较大，主要含钙、锌、硒、钾等，钙含量一般在 150 mg/100 g 以上，河虾高达 325 mg/100 g，贝类的硒和锌含量都比较丰富，如牡蛎中的硒含量高达 86 μg/100 g。

3)水产类的营养价值 水产类因蛋白质的含量较高且生物价高而被评定为优质食品。

4)鱼类的合理利用 鱼类的水分和营养丰富，结缔组织少，更容易腐败变质，特别是青皮红肉鱼(如金枪鱼、三文鱼等)，腐败变质后会产生大量胺类化合物，产生恶臭并可能引起中毒。鱼类脂肪富含多不饱和脂肪酸，多不饱和脂肪酸的不饱和键易被氧化，引起脂质过氧化，对人体有害。有些鱼类自身还有毒素，如河鲀，虽然味道鲜美，但河鲀毒素是一种有剧毒的神经毒素，可能引起中毒。鱼类和软体类都含有游离氨基酸、呈味核苷酸等，具有非常鲜美的味道。

5)水产类的卫生问题 水产类的主要卫生问题为易发生腐败变质，因水体被农药、铅、砷、汞等化学物质污染而使水产品污染。

(四)动植物食物制品

动植物食物制品是指以动物、植物为原材料经过加工而制成的成品或半成品，主要包括食用油脂、调味品、酒类和罐头食品。

1.食用油脂 食用油脂主要有动物油脂和植物油。动物油脂包括猪、牛、羊油和奶油等，植物油的种类较多，主要有豆油、花生油、菜籽油、玉米油、芝麻油、棉籽油、茶籽油和米糠油等。食用油脂主要提供脂肪、能量、脂溶性维生素等。其主要的卫生问题：油脂酸败、真菌毒素和有害物质的污染。

2.调味品 调味品是指能增加菜肴的色、香、味，促进食欲，有益于人体健康的辅助食品。它的主要功能是增进菜肴质量，满足消费者的感官需要，从而刺激食欲，促进人体健康。调味品的种类较多，多数不含或少含营养成分；包括咸味剂、酸味剂、甜味剂、鲜味剂和辛香剂等，常用的调味品有食盐、酱油、醋、味精、糖、八角、茴香、花椒、芥末等。食盐有海盐、井盐、湖盐、矿盐等，主要成分为氯化钠，主要卫生问题是可能含钡、镁、钙、氟等杂质。酱油是以小麦、大豆及其制品为主要原料，接种曲霉菌种，经发酵酿造而成，主要卫生问题是微生物污染。食醋是以粮食为原料，利用醋酸杆菌进行有氧发酵酿造而制成，主要卫生问题是微生物污染和生产管道中混入有害物质。味精是以粮食为原料经发酵提纯而成的谷氨酸钠结晶，其主要卫生问题是有害物质的污染。天然调味品的主要卫生问题是杂质和有害物质的混入。

3.酒类 酒类是人类生活中的一种重要饮料。酒类的品种繁多，主要成分为水和乙醇，能为机体提供能量，按生产工艺可分为蒸馏酒、发酵酒和配制酒。蒸馏酒的主要卫生问题是生产过程中产生甲醇、杂醇油、醛类、氢氰酸、铅、锰等。啤酒和果酒均属发酵酒，其主要卫生问题是菌类污染、食品添加剂超标等。配制酒的主要卫生问题是使用工业酒精和食品添加剂超标。

4.罐头食品 罐头食品是指食品原料经加工处理、排气密封、高温杀菌、冷却等工序制成的食品，是可在通常条件下保存较长时间的食品。其主要的卫生问题是容器中有害物质的污染。

5.其他类型食品 随着社会经济和科技的发展，食品的生产和加工过程中出现了转基因营养强化等技术来改善食物的营养价值，增强食物功能。常见的有营养强化食品、保健食品和转基因食品。

1)营养强化食品 营养强化对改善食物成分、增加营养素含量、提高食物营养价值、预防某些疾病的发生有十分重要的作用。

(1)营养强化的基本概念：营养强化是根据不同人群的营养需要，在食物中添加一种或多种营养素，或某些天然食物成分的食品添加剂，以提高食物营养价值的食品深加工方法。经过营养强化处理的食品称为营养强化食品，所添加的营养素称为营养强化剂，被营养强化的食物称为载体。营养强化剂一般

81

都是公认的维生素、矿物质、氨基酸等营养素。载体一般选择食用普遍、量大且便于营养强化剂加入和不易被破坏的食品,常见的有谷类及其制品、奶类饮料、豆制品等。碘强化食盐、铁强化酱油等营养强化食品的研制和推广,对预防大规模人群碘、铁缺乏起到了至关重要的作用。

(2)营养强化的意义:①弥补天然食物自身的缺陷:有针对性地进行营养强化,增补天然食物缺少的营养素,可显著提高食物的营养价值和营养素的全面性。在面包加工中添加赖氨酸的营养强化面包,可改变其氨基酸模式,发挥蛋白质互补作用,提高面包的营养价值。②补充食物在加工、储存及运输中损失的营养素:受机械、化学、生物等因素影响,食物在加工等过程中可导致某些营养素丢失,降低其营养价值。为了弥补损失,可以在食物中添加营养强化剂。如在精制的米、面中添加维生素 B_1。③使食物达到某种特定目的的营养需要:宇航员等某些特定人群因各种原因只能进食一种或几种食物,这就要求其饮食营养素要全面,可通过营养强化达到目的。④特殊人群预防需要:寒带人群因地理原因不能经常食用新鲜蔬果,需要特殊补充维生素 C,可在食物中添加维生素 C。⑤预防营养素缺乏:某些营养素在人群中缺乏较为严重,且可能导致严重后果,可通过营养强化进行干预。如我国已实施 20 多年的碘强化食盐,明显改善了人群碘缺乏状况,显著降低了成人的"大脖子病"和儿童呆小症的发病率。

(3)营养强化的基本要求:①明确的针对性:营养强化前必须全面论证人群的营养问题、强化食品的应用对象、拟强化的载体、拟选用的营养强化剂等。②符合营养学原理:食品营养强化应有相应的理论和实验依据可以证实其强化效果,并符合人体需求的营养素平衡,应尽量选择易于被人体吸收和利用的营养素作为营养强化剂。③确保安全性:无论是营养强化剂本身还是强化后的营养强化食品,都应确保对特定食用人群的安全性,证实对目标人群安全无害。营养强化剂的使用、生产符合国家标准。④不破坏食物原有的感官性状:营养强化的过程不应损害食物原有的色、香、味等感官性状而影响消费者的接受性。⑤工艺和价格要合理:营养强化工艺条件和储藏条件等措施都应减少营养强化剂的损失,同时价格等方面要合理。

2)保健食品　保健食品通常分为功能性保健品和营养补充剂两大类。功能性保健品是不以治疗疾病为目的,能调节人体功能,适宜特定人群食用的食品。营养补充剂针对膳食的不平衡而导致某些营养素摄入不足的人群,通过补充可能缺乏的营养素而预防营养缺乏病。

(1)保健食品的概念:保健食品是指具有特定保健功能或者以补充维生素、矿物质为目的的食品。保健食品适合特定人群食用,是具有调节机体功能,不以治疗疾病为目的,并且对人体不产生任何急性、亚急性或者慢性危害(具有安全性)的食品。保健食品首先是一种食品,具有一般食品的共性;保健食品应当具有保健功能,即能调节人体的机能,但不能治疗疾病;仅适宜特定人群食用。保健食品在欧美国家被称为"健康食品",在日本被称为"功能食品"。

(2)保健食品的基本要求:①食用安全性:保健食品的成分不得对人体构成安全危害,原料来源、生产工艺、质量控制等都严格执行相关标准,确保食用安全。②确切的保健功效:功能性保健品须通过动物实验和人群实验验证其确切的保健功效,同时需要有资质的专业检验机构出具功效性和安全性评价报告。③良好的生产规范(GMP):保健食品必须按《保健食品良好生产规范》进行生产,确保其安全、功效和质量。④功能声称的审批和管理:我国批准的功能性保健品共有调节血脂、缓解疲劳、增强免疫力等 27 个保健功能。功能声称是消费者选择产品的关键信息,我国保健品标签说明中必须有如下内容,且保证真实性,如批准的功能声称适宜人群、不适宜人群,功效成分和含量、食用方法及用量等。

(3)保健食品的常见功效成分:①蛋白质和氨基酸类:大豆多肽、牛磺酸、辅酶 Q_{10}、超氧化物歧化酶等。②功能性多糖类:膳食纤维,低聚果糖、低聚半乳糖等低聚糖,魔芋多糖、枸杞多糖、银杏多糖、香菇多糖等植物多糖和动物多糖等。③功能性脂类和脂肪酸磷脂(大豆卵磷脂的降脂作用)、多不饱和脂肪酸(DHA 的降脂、促进视神经发育等作用)、植物甾醇(植物油中的甾醇有降胆固醇作用)、共轭亚油酸等。④微量营养素:硒、维生素 E、维生素 C 等。⑤植物化学物质:大蒜素(降脂、消炎杀菌等)、花青素(抗氧化)、茶多酚、有机硫化物、异硫氰酸盐等。⑥其他,如益生菌(双歧杆菌嗜热链球菌、乳酸杆菌等)药食同源植物等。

3)转基因食品　转基因食品已渗透普通居民的日常生活且越来越多样化,其安全性与人类健康密切相关。随着转基因技术在农业生产中应用范围的迅速扩大,转基因农产品和其安全性逐渐成为人们关注的热点。

(1)转基因食品的概念:转基因食品是基因修饰生物体,又称基因修饰食品(GMF),转基因食品是生物技术的产物,它是利用现代分子生物学技术,将某些生物的基因转移到其他物种中去,改变、改造它们的遗传物质,使其在性状、营养品质、消费品质等方面向人们所需要的目标转变。以转基因生物为直接食品或为原料加工生产的食品就是转基因食品。

(2)转基因食品的特点:传统食品是通过自然选择或者人为地杂交育种来进行。转基因技术着眼于从分子水平上,通过基因操作(重组DNA技术做基因的修饰或转移),因而更加精致、严密和具有更高的可控制性。转基因技术可以利用现代生物技术改变生物的遗传性状,创造自然界中不存在的新物种。转基因食品具有如下的特点:①降低成本提高产量:通过基因修饰,可提高农作物产量。相对于传统食品,少则增加20%,多则增加40%~60%,更多的是几倍甚至几十倍。②具有抗草、抗虫、抗逆境等特征:可以通过转基因技术,增加农作物的抗病虫害基因,使农作物免于病虫害影响,而减少农药的使用,避免环境污染。③改变食品的品质和营养价值:转基因技术可改变食品成分,改变食品的品质和营养价值,转基因辣椒、黄金大米还可改变食品的颜色和季节限制。④保鲜性能增强:某些转基因食品可抗软化、耐储藏,能够满足长途运输的要求。⑤降低生产成本:转基因大豆增加了大豆的脂肪含量,增加了大豆出油率,降低了生产成本。

(3)转基因食品的种类:①植物性转基因食品:主要有玉米、水稻、甜椒、土豆、大豆、油菜籽、番茄等。②动物性转基因食品:转基因的牛和猪。③转基因微生物食品:微生物是转基因最常用的转化材料,转基因微生物食品主要有即溶饮品和冲调食品及部分奶制品的原料成分。④转基因特殊食品:利用生物遗传工程将普通的蔬菜、水果、粮食等农作物变成神奇的"疫苗食品"。

(4)转基因食品的安全性:转基因食品的安全性目前国际上尚无定论,下面列举目前国际上已发生的可能与转基因食品安全性有关的事件。①巴西坚果事件:巴西坚果中有一种富含钾硫氨酸和半胱氨酸的蛋白质2S albumin。为提高大豆的营养品质(大豆缺含硫氨基酸,如蛋氨酸等),1994年1月,美国先锋种子公司的科研人员尝试将巴西坚果中编码蛋白质2S albumin的基因转入大豆中。再对转入编码蛋白质2S albumin基因的大豆进行测试时,发现对巴西坚果过敏的人同样会对这种大豆过敏,蛋白质2S albumin可能正是巴西坚果中的主要过敏原,于是先锋种子公司取消了这项研究计划。②"普斯泰"事件:1998年秋天,苏格兰Rowett研究所的科学家阿帕德·普斯泰通过电视台发表讲话,称他在实验中用转雪花莲凝集素基因的土豆喂食大鼠,随后大鼠"体重和器官重量严重减轻,免疫系统受到破坏"。此言一出,即引起国际轰动,在绿色和平等环保NGO的推动下,欧洲掀起反转基因食物热潮。然而时隔不久普斯泰的实验遭到了质疑。据称,他是在尚未完成实验并且没有发表数据的情况下,就贸然通过媒体向公众传播其结论的。他研究的转基因土豆是由他自己构建的,在当时根本没有上市的可能。

直到目前为止,人类长期食用转基因食品是否安全仍然是个疑问,而科学界对这些食品是否安全也没有形成共识。世界粮农组织(FAO)、世界卫生组织(WHO)等国际权威机构都表示,人工移植外来基因可能令生物产生"非预期后果",即是说迄今还没有足够的科学手段评估转基因生物及食品的风险。目前大量转基因技术的应用,给人类带来了巨大的利益,但转基因食品是否安全还有待进一步的研究和时间上的验证。因此,应完善转基因食品安全性的政策法规建设,控制或限制转基因动物或植物的种养殖区域,保障消费者食品安全,提高消费者的知情权和选择权。

知识链接

乳-碱综合征

乳-碱综合征(MAS)是指因长期进食大量牛奶或钙剂,并服用大量可吸收的碱剂引起的高钙血症、碱中毒及不同程度的肾功能损害等一组临床症候群。

临床表现主要为高钙血症、碱中毒及软组织钙质沉着所引起的肌肉无力、食欲不振、恶心呕吐、口渴多尿、体重下降、头痛头晕、嗜睡和肾绞痛等。

Note

三、饮食行为与健康

健康对人体的重要性不言而喻,饮食营养是人们保持健康和预防疾病的重要手段。食物无好坏,加工烹调要合理,搭配应适宜,饮食行为要得当。如此,一则可以提高食物的营养价值,二则能预防疾病的发生,三则能减少营养素的丢失,有助于人体健康。

俗话说"病从口入",由此可以反映出饮食行为与身体健康的关系非常密切。饮食行为是指受食物和健康观念支配的人们的摄食活动,包括食物的选择、购买、进食方式、进食频度等。健康的饮食行为是保证充足、均衡营养摄入的前提,饮食行为得当与否,对人们的健康和寿命影响很大。

1. 日常饮食行为

1)正餐 一般是指早餐、午餐、晚餐。早餐的最佳进食时间在 6:30—8:30,早餐进食宜少而好,适宜选择富含优质蛋白、维生素 C、糖类的食物,如牛奶、豆浆、水果、馒头、面包等。午餐最好安排在11:30—13:30,午餐要尽量做到荤素搭配,营养丰富,不但数量上充足,而且在品种上要丰富。晚餐在18:00—20:00 为宜,晚餐应适量,选择进食脂肪少、易消化的食物。晚餐过于丰盛、油腻,会延长消化时间,加重消化系统的负担,使大脑保持活跃,导致失眠、多梦等。有研究表明,经常在晚餐进食大量高脂肪、高蛋白质食物,会增加患冠心病、高血压和肥胖症等疾病的危险。进餐时应细嚼慢咽,不宜狼吞虎咽,三餐应定时定量,忌暴饮暴食。

2)零食 在正餐以外摄入的食物和饮料(不包括水)统称为零食。零食含有一定的能量和营养素,但是零食不能多吃更不能代替正餐。首先,不时地摄取零食,肠胃就得不到充分休息,消化液的分泌减少,引起胃肠功能失调。其次,零食大多是甜食,糖类在肠道中容易发酵产气,使肚子产生饱胀感,影响食欲。再次,吃零食时手不卫生容易感染病原微生物,易导致急性肠胃炎、肠虫症等疾病。

3)在外就餐 在外就餐可以品尝各种各样的美味佳肴,但经常在外就餐会增加脂肪和盐的摄入,而糖类提供的能量占总能量的比例降低,餐馆就餐者能量摄入和能量密度均明显高于在家就餐者,在外就餐频率越高,身体脂肪含量越高。在外就餐引起的饮食模式变化是肥胖、糖尿病及心血管疾病等慢性疾病发病率增加的因素之一。此外,在外就餐增加了食源性疾病传播的机会,尤以胃肠道疾病多见。因此,要控制在外就餐的频率,尽量回家就餐。

4)饮酒 《本草纲目》记载:少饮则和血行气,壮神御寒,消愁遣兴;痛饮则伤神耗血,损胃亡精。生痰助火。适量饮酒,可使血管扩张,也可刺激消化液的分泌,增加食欲;但酒精对胃黏膜有直接刺激作用,易引起胃炎、胃溃疡等胃肠疾病;过量饮酒还易导致能量过剩,增加高血压、脑卒中等发生的风险;连续过量饮酒会损伤肝细胞,干扰肝脏的正常代谢,进而导致酒精性肝炎及肝硬化等。

2. 影响饮食行为的因素

1)食物喜恶 食物喜恶包括新生儿天生喜欢甜味不喜欢苦味,儿童挑食、不吃正餐而喜吃零食等。科学的饮食方式要求食物多样化,谷类、畜肉、禽肉、水产品、蔬菜、水果含有不同的营养素,为人体提供必需的营养支持。

2)食物营养的观念和知识 有人认为,多吃鸡、鸭、鱼肉及高档食品就是有营养,食品的价格越高,营养也就越丰富,其实这些认识并不符合膳食指南的要求,反而影响了人们对食物的选择、消费与制作,从而影响膳食营养的摄入,影响健康。

3)食物可获得性

(1)食物供给:受地理、气候、耕作、收割、运输、保存、加工的影响,进而影响人们的饮食行为。

(2)信仰因素:宗教、习俗限制并影响人们的饮食喜好。不同地区对酸、麻、辣、鲜、咸的喜好不同,也直接影响生理健康。

4)经济收入 经济收入的高低在一定程度上影响人们对膳食营养摄入的选择。

5)家庭/同伴 家庭成员的长期习惯、饮食方式会相互影响,特别是儿童,越小越易受影响。

6)传播媒体 影响产品销售,促进社会改变,进而影响并改变人们的部分生活方式。

7)外界环境因素 工作时间与休息时间、节假日等都会影响人们的饮食行为,摄入的营养质量和数量都不一样。

8）地域　人们的饮食行为有明显的地域差异。

9）环境与情绪　环境舒适与否和情绪愉悦与否会影响人们的食欲，直接影响健康。

3. 食物的合理加工烹调　烹调是通过加热和调制，将加工、切配好的烹饪原料制成菜肴的操作过程，其包含两个主要内容：一个是烹；另一个是调。烹就是加热，通过加热的方法将烹调原料制成菜肴；调就是调味，通过调制，将烹调原料进行加工，烹制成色、香、味、形、质俱佳的符合烹饪工艺要求的食物。烹调可使食物易于被人体消化吸收，并使食物发挥最大营养效能，维护人体健康。

正确烹调是获得合理营养的前提。但烹调原料在加工过程中容易受到各种因素的影响，如温度、酸碱度、渗透压、空气中的氧以及酶活力改变等，这些因素有些可以提高食物的消化吸收及营养价值，有些可以破坏或杀灭原料中的微生物和寄生虫，有些又会使原料中的部分营养素破坏而导致营养价值降低，甚至有些不适当的烹调方法会对人体健康产生损害。正确烹调可使人们获得美味的、营养素全面的膳食，满足人们对食物的精神享受，充分地利用了食材资源，满足人们对追求健康饮食的需要。

4. 四季饮食搭配　人与自然息息相关，天气变化、四季更替对人体影响甚大。为减少疾病发生，保持身体健康，食养大有可为。

1）春季的饮食搭配　首先，在早春时节，仍比较寒冷，人体为了御寒要消耗一定的能量来维持基础体温，所以早春期间的营养应以高热量为主，如谷类、豆制品、花生、核桃等，以补充冬季的能量消耗及供给春季的活动需求。其次，由于寒冷的刺激可使体内的蛋白质分解加速，因此，早春期间还需要补充富含优质蛋白的食品，以增强机体抗病能力，如鸡蛋、鱼类、虾、牛肉、鸡肉、兔肉等。再次，春季由寒转暖，气温变化较大，春雨绵绵，细菌、病毒等微生物容易侵犯人体而致病，所以，在饮食上还应摄取足够的维生素和矿物质。

2）夏季的饮食搭配　夏季炎热、多雨，暑热夹湿，常使人心烦气躁、疲倦、食欲不振。炎热的夏季人们多喜欢食用生冷食物，容易损伤脾胃，出现肠胃不消化、胀气等现象，所以主食要清爽可口、容易消化，如大米粥、小米粥、绿豆粥、玉米粥等；并食用一些清淡且具有滋阴功效的食品，如鸭肉、鹅肉、鲫鱼、猪肉、豆类、食用草类（香菇、平菇、银耳等）、薏米、百合等。夏季气候炎热而潮湿，苦味食物如苦瓜、莴笋、芦笋等可以清热泻火，有一定的祛暑生津功效。勿过食冷饮，否则会使胃肠温度下降，引起不规则收缩，诱发腹痛、腹泻等。夏季由于出汗多，氯化钠大量丧失，故应在补充水分的同时注意补充盐分，每日饮用一些盐开水，以保持体内水、电解质代谢平衡和渗透压的相对稳定。

3）秋季的饮食搭配　中医养生学认为燥为秋季的主气，在秋天人们往往缺少体液，发生不同程度干燥不润的症状，如口鼻干燥、口渴、皮肤干燥等，还易引发伤风、咳嗽、支气管炎等病症。因此，秋季饮食原则是防燥。秋燥易耗津液，所以饮食应该以滋阴润肺为主，如多食萝卜、甘蔗、梨、莲子、枸杞、青菜等，也可适量进补具有滋阴益气的中药，如人参、百合、川贝等。摄取食物时应增加副食种类，增加蛋类、鱼类、肉类，少吃辛辣食物。

4）冬季的饮食搭配　冬季天气寒冷，阴盛阳衰，易患阳虚证，无论是保健强身，还是补虚祛疾，都应以食温性食物为主，常见的温性食物有牛肉、羊肉、狗肉、鸡肉、桂圆肉、枣、蛋类、山药、糯米等。

5. 食物与药物的相互作用　食物与药物的相互作用是指食物与药物之间的物理、化学及病理生理方面的相互联系。有些食物会影响或减少药物的吸收、加速药物的代谢率或通过一些药物动力学方面的作用妨碍了药物作用，从而导致治疗效果被削弱甚至丧失，而有时食物也能减少药物刺激、促进药物的吸收和增强药物的疗效等。药物作用可能会导致食欲改变、消化吸收不良以及体内维生素和矿物质的减少或耗竭，最终造成营养不良等。

1）食物对药物的影响　在日常生活中，人们在因患病或其他原因而服药时，更多在意的是所使用的治疗、诊断性药物之间是否会相互影响，而食物和烟、酒、茶等对药物的影响则往往容易忽视。食物对药物的影响主要有以下几个方面。

（1）减少药物刺激：有些药物在口服后，通过胃肠道时对胃肠黏膜产生刺激，常常引起恶心、呕吐等胃肠道反应。如阿司匹林、吲哚美辛、氯化钾等。为了减少胃肠道刺激可采用进食时服用或饭后服用。

某些磺胺类药物经肾脏排出,尿少时易析出结晶堵塞肾小管,所以在服药后应多饮水。

(2)促进药物的吸收和增强药物的疗效:膳食纤维可增加肠道蠕动,促进虫体排出,增强驱虫药的效果;服用铁剂时进食酸性食物可以促进铁的溶解,使三价铁还原为二价铁,有利于铁的吸收;酒精具有中枢抑制作用,可增强氯丙嗪、异丙嗪、巴比妥类药物的疗效。

(3)增加药物的不良反应:牛奶或奶制品与碱剂同服可产生乳-碱综合征;鱼类与异烟肼同服可因异烟肼对单胺氧化酶的抑制而使鱼类中的组胺在体内积蓄而中毒;糖皮质激素能增加肝糖原异生,增加糖原储存,使血糖升高,因此在使用糖皮质激素治疗时应限制糖类的摄入;酒精及含酒精饮料能增加阿司匹林、地西泮(安定)、氯苯那敏(扑尔敏)、吲哚美辛、布洛芬等的毒副反应。

(4)减少药物的吸收和降低药物的疗效:我们平常所吃食物中,特别是奶制品对药物的吸收有着很大的影响,如与四环素、红霉素同服时,因食物中钙离子与之结合会使这些药物的吸收减少,降低疗效;菠菜、芹菜等含草酸多的食物与铁剂、胃蛋白酶同服时会影响药物的吸收;富含蛋白质的食物在胃肠道中水解产生的氨基酸会阻碍左旋多巴的吸收,故在服用左旋多巴期间应尽量少食富含蛋白质的食物。

2)药物对食物的影响

(1)影响食欲:治疗儿童多动症的苯丙胺、哌甲酯(利他林),可使儿童食欲不振、呆滞而使营养摄入下降。抗肿瘤药亚硝脲类、氮芥类可引起患者严重恶心、呕吐、厌食。而有些药物长期服用可刺激食欲,增加食物摄入量,如利血平类药物可使胃酸分泌增多,增进食欲。

(2)影响营养素的吸收:如抗胃酸分泌药西咪替丁,可改善蛋白质与糖类的吸收;避孕药有阻碍维生素 B_6、维生素 B_{12}、叶酸及维生素 C 的作用,避孕药中的黄体素会阻碍维生素 B_6 的功能,妨碍叶酸的吸收;氨苄西林、头孢菌素类、庆大霉素长期应用可致腹泻,导致营养素吸收障碍;泼尼松、地塞米松等皮质激素会增加维生素 C、维生素 B_6、维生素 D 的需要量,并导致钙转运障碍。

(3)影响营养素代谢:四环素易透过胎盘屏障进入胎儿体内,与钙络合成复合物,沉积于胎儿全身骨骼,并持续存在,使骨骼发育延迟;抗惊厥药物、磺胺嘧啶可影响叶酸代谢导致叶酸缺乏;异烟肼可抑制维生素 B_6 代谢。

(4)影响营养素排泄:利尿剂影响钾、钙、镁、维生素 B_1 等的排泄;阿司匹林使排出体外的维生素 C 较正常量增加 3 倍;液状石蜡能溶解脂溶性物质,如脂肪和维生素 A、维生素 D、维生素 K、胡萝卜素,导致这些维生素从粪便中排出增加,从而引起相应营养素的缺乏。

(5)影响营养素的合成和利用:四环素类、大环内酯类、磺胺类抗生素抑制肠道菌群使大多数 B 族维生素、维生素 K 合成减少,导致这些维生素的缺乏;地塞米松、泼尼松等,可导致蛋白质合成减少,促使蛋白质转变成糖原,减少组织对葡萄糖的利用和肾小管对葡萄糖的重吸收,使患者的糖耐量和体内利用葡萄糖下降。

 能力检测

一、单选题

1.以水蒸气为传热介质,将经过调味的原料用旺火或中火加热,使成菜熟嫩或酥烂的一种烹调方法是(　　)。

  A. 煮　　　　　　B. 烤　　　　　　C. 熏　　　　　　D. 蒸　　　　　　E. 爆

2.为提高钙和铁的吸收,菠菜最好在沸水中焯过以去除(　　)。

  A. 叶酸　　　　　B. 草酸　　　　　C. 维生素　　　　D. 脂肪酸　　　　E. 矿物质

3.老年人消化吸收功能下降,为老年人烹调时可选择(　　)烹调方法。

  A. 爆　　　　　　B. 炸　　　　　　C. 烤　　　　　　D. 煎　　　　　　E. 清蒸

4.煮的烹制方法是(　　)。

  A. 大火　　　　　　　　　B. 小火　　　　　　　　　C. 先大后小

  D. 先小后大　　　　　　　E. 以上方法都不对

5.（　　）不需要刮鱼鳞。

A. 鲤鱼　　　　　　　B. 鲳鱼　　　　　　　C. 石斑鱼　　　　　　D. 鲫鱼　　　　　　　E. 鲢鱼

二、多选题

1. 下列对食物营养的观念不正确的包括（　　　）。

A. 大鱼大肉　　　　　B. 越贵越好　　　　　C. 保健品　　　　　　D. 平衡膳食　　　　　E. 野生动物

2. 过量饮酒容易导致（　　　）。

A. 能量过剩　　　　　B. 酒精性肝炎　　　　C. 肝硬化　　　　　　D. 胃溃疡　　　　　　E. 脑卒中

3. 晚餐过饱容易导致（　　　）。

A. 肥胖　　　　　　　　　　　B. 胰腺炎　　　　　　　　　　C. 肠癌

D. 冠心病　　　　　　　　　　E. 动脉粥样硬化

4. 炒可分为（　　　）方法。

A. 生炒　　　　　　　B. 滑炒　　　　　　　C. 熟炒　　　　　　　D. 干炒　　　　　　　E. 软炒

5. 常见的温热食物有（　　　）。

A. 荔枝　　　　　　　B. 羊肉　　　　　　　C. 狗肉　　　　　　　D. 酒　　　　　　　　E. 糯米

参考答案：

单选题：1. C　2. B　3. E　4. C　5. A

多选题：1. ABCE　2. ABCDE　3. ADE　4. ABCD　5. BCE

（白　柳　王　硕）

项目五　社区老年人营养调查和评价

  学习导航

　　万善德为本，百行孝为先。社区老年人营养的调查和营养评价是社区老年保健的主要部分。社区是老年保健的主要场所，老年人大多数居住在社区，了解社区老年人的营养状况是进行社区老年保健、提高老年人身心健康的行之有效的服务形式。改革开放以来，许多老年人跟随儿女离开家乡，来到异地，社区人口流动复杂，南来北往，不同的种族风俗、地域特点使得社区老年人的营养调查与营养状况评价工作变得复杂多样。开展老年人营养调查与状况评价可以更好地提高老年人的保健意识，促进老年人的身心健康，减少老年人的致残率和致死率。

 学习目标

领　域	学校学习	企业学习
内容	1.学习老年人营养调查 2.进行老年人营养评价调查 3.老年人社区营养护理	1.学习老年人营养调查方法 2.进行老年人营养评价问卷调查 3.实施老年人社区营养护理
需要培养的职业能力	1.学生能列举老年人营养调查的方法及营养评价手段 2.学生能正确地使用工具和恰当的方法与沟通技巧，对老年人的营养调查进行评价 3.学生能设计社区老年人营养护理计划（注意老年人营养原则） 4.学生能运用营养调查方法设计一份临床老年人营养调查问卷并反思	

 职业行动情境

老年人饮食更重要

　　实习生小刚向同学们讲述他在社区实习的经历："社区的王主任吩咐我帮助她设计一次重阳节活动，让我协助指导老师做社区老年人的营养饮食护理，我有些不太高兴，心想让我策划游戏环节多好啊，那是我最拿手的活了，也有意思。我的想法被指导老师发现了，指导老师说：'老年人饮食不更重要吗？'快抓紧时间去做老年人的营养调查，并写出营养评价表。"

（苏　晗）

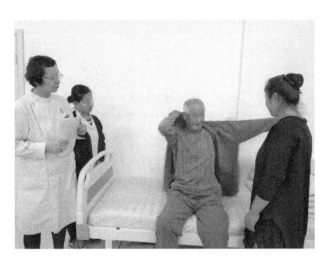
对老年人日常生活功能进行评估

◎ 行动情境任务

协助指导老师策划一次活动——老年人营养饮食护理。

· 行动情境任务的导入

实习生小刚被社区的王主任分配做老年人的营养饮食护理这项任务,他有些不愉快,因为他是个男生,喜欢游戏类的活动。由于大型活动人员较多,社区的老年人来自各地,饮食风格、习惯不同,加上老年人的身体状况不同,还要考虑食品安全问题,这都是活动的重要内容,要做好老年护理,营养护理是关键。

· 行动情境任务的分析

营养保健是机体生长发育、维持机体能量供给的物质基础,营养的来源较为广泛。世界各地人们的营养状况的程度不同,对人们的身体健康的影响也就不同,一些地区人民受民族的风俗和地域环境的影响及经济条件的差别,饮食习惯和饮食结构都不相同,从而导致了各地区人们的营养素摄入不足,个体发育不良;有的个体营养过剩导致营养失衡,机体的免疫力下降,发生疾病,影响身体健康。个体的营养状况标志着个人的身体素质,如何科学地进行营养调查和评价是提高身体素质的重要手段。老年人是社会的特殊群体,营养需要有其特殊性,要求护理者应进行科学的调查评价和准确的饮食评估,为老年人制订合理的饮食计划,维护老年人的身心健康。小刚认识到饮食的重要性,做好老年人的营养调查及评价是关系到老年人身心健康的重要前提。

学校教学领域

社区老年人的营养调查报告

学习领域	根据老年人的个人情况和情境特点开展护理工作	所需学时:____学时
学习情境	"老年人饮食更重要"——社区老年人营养调查和评价	所需学时:____学时

根据教学大纲应获得的能力

1.学生能列举老年人营养调查方法

2.学生能绘制老年人营养评价表

3.学生能协助社区指导老师策划重阳节活动——老年人的营养饮食护理并实施(关爱老年人)

4.学生能反思在策划和实施活动的过程中存在的问题

"社区老年人营养调查和评价"的教学内容

Note

职业行动情境

实习生小刚向同学们讲述他在社区实习的经历:"社区的王主任吩咐我帮助她设计一次重阳节活动,让我协助指导老师做社区老年人的营养饮食护理,我有些不太高兴,心想让我策划游戏环节多好啊,那是我最拿手的活了,也有意思。我的想法被指导老师发现了,指导老师说:'老年人饮食不更重要吗?'快抓紧时间去做老年人的营养调查,并写出营养评价表。"

项目	作业
组织/导向	1.门铃声的体验(小组角色扮演) 谈谈感受,完成练习1 2.小刚要完成社区老年人的营养调查任务应采取哪种方法 要求: 小组讨论写在题板上,完成练习2
了解相关背景信息	3.详细阅读材料9 要求: (1)小组讨论,绘制思维导图 (2)分析演讲 (3)完成练习3
计划	4.小组活动,讨论营养调查方案 计划:采访一位老年人(角色扮演) 要求: (1)分工 (2)准备用物(白纸、彩纸、彩笔、轮椅、床)
决定	5.编写采访老年人营养调查的剧本内容,完成练习4 要求: (1)方法得当,有难度 (2)注意语言的表达(考虑隐私) (3)尊重老年人 (4)认真排练

执行/展示	6.汇报展示 要求： （1）小组按顺序表演 **角色扮演** （2）录制小视频（存档） （3）记录
监督	7.以抽签的方式监督其他小组的活动（保密，向其他小组学习） 注意： （1）观察监督小组的情况（分工、用物准备、练习程度）并记录，将记录的内容（优点部分）作为本小组活动内容的参考 （2）考虑是否与老年人饮食需要特点相关
评价/反思	8.评价 要求： （1）小组互评，考虑相互之间的关系，不能以此相互指责 （2）小组自评，反思，通过角色扮演，反思是否会运用调查方法并能找出存在的问题 （3）教师点评（一针见血），提出缺点并指导 （4）总结整理采访老年人的记录，写一份老年人营养调查报告，用电子邮箱的形式发给社区的指导老师，请指导老师指导，并将此报告融合策划的重阳节活动中，协助指导老师策划老年人饮食营养护理部分内容，完成练习5 9.评论营养调查对老年人营养饮食护理的作用（使用学习通回答）
系统化	10.对采访的老年人营养调查结果进行评价（绘制表格） 11.为你的家人做一份营养调查报告

学校练习部分

练习	姓名： 学号： 班级： 组别：
练习1	1.谈谈不同时间听到门铃声的感受。 2.谈谈在不同情境下听到门铃声的感受。 3.谈谈听到不同人的声音的感受。 4.谈谈宅在家里的老年人听到你按的门铃声的反应。

Note

练习2	小刚对老年人营养方面内容不太感兴趣,也许小刚营养调查和营养评价的方法掌握得不好,应该怎么办?
练习3	1.什么是营养调查? 2.营养调查有几项内容? 3.营养调查的方法有哪些? 4.人体测量有几项内容? 5.在临床护理时应如何检验营养水平? 6.营养水平检测方法有哪些? 7.营养评价的方法有几种?
练习4	编写采访老年人营养调查的剧本内容。
练习5	写出老年人的营养调查报告。

企业工作领域

社区老年人营养饮食护理计划

企业名称 /类别	×××社区		负责人	
	社区	实习时间		
指导老师 /职业	吴××			
学生/ 培训生	刘××			
小组				
学习领域	根据老年人的个人情况和情境特点开展护理工作		所需学时:____学时	
学习情境	"老年人饮食更重要"——社区老年人营养调查和评价		所需学时:____学时	

根据教学大纲应获得的能力:

1.学生能观察指导老师如何对老年人进行营养调查,并了解调查方法

2.学生能在指导老师的帮助下选择一种方法对老年人进行营养调查

3.学生能写一份老年人营养饮食的调查问卷(阅读相关材料)

流程	作业	
	独立完成	指导老师帮助
观察	绘制老年人营养调查记录表	学生在指导老师的指导下阅读社区老年人饮食记录和健康档案 (1)考虑老年人的隐私 (2)遵守规章制度
	观察社区老年人集体进餐情况并记录,完成练习1	学生观察社区指导老师对老年人进行的营养调查并记录,完成练习2

续表

交流/操作		通过与老年人一起看海报建立关系	与指导老师一起讨论关于社区老年人营养调查的海报(注意老年人营养原则)并记录,完成练习3
实施		对老年人进行营养调查并记录测量结果,完成练习(考虑老年人隐私)	在指导老师的帮助下完成对老年人的问卷调查 注意:语音,态度,语速(考虑老年人的听力),内容健康(考虑隐私)
评价	自己	给老年人吃不喜欢的食物,考虑老年人的感受	反思实践过程中遇到的问题,在解决问题时方法运用得如何?写一份实习日志"小刚的感受",完成练习5
	小组	组间互评,小组自评 提出合理的建议,指出优点、缺点	
	指导老师	根据企业的考核标准给学生评分,写评语	
系统化		谈谈你对老年人营养调查结果的感想	

企业练习部分

企业名称:

练习	姓名:		学号:	班级:	组别:
	老年人姓名:		年龄:	子女情况:	
练习1	社区老年人集体进餐情况			健康状况	
练习2	记录社区老年人的营养调查				
练习3	记录社区指导老师的意见				
练习4	记录老年人测量结果				
练习5	实习日志				
	学生姓名				
	小刚的感受				
			学校		企业
		相同点			
		不同点			
		总结			
		指导老师评价			

(苏 晗 孟 磊)

Note

93

问卷　中国老年人膳食营养摄入量问卷

1.您的性别

□男　　　　　　□女

2.您的年龄段

□60～65 岁　　□66～70 岁　　□71～75 岁　　□76～80 岁　　□80 岁以上

3.您平时很注重自己的健康吗

□是　　　　　　□马马虎虎

4.您对饮食健康知识了解吗

□很了解　　　　□比较了解　　　□不了解

5.您经常通过媒体收看或收听饮食健康讲座吗

□是　　　　　　□不是

6.您能保证每日吃一个鸡蛋吗

□能　　　　　　□不能

7.您经常食用肉食吗

□是　　　　　　□不是

8.您经常食用一些含有粗纤维的蔬菜吗,比如芹菜

□是　　　　　　□不是

9.您经常吃鱼吗

□是　　　　　　□不是

10.您能保证每日喝牛奶吗

□能　　　　　　□不能

11.您的饮食荤素搭配合理吗

□合理　　　　　□偏荤　　　　　□偏素

12.您是否为了省钱而不舍得买菜

□是　　　　　　□不是

13.您需要为孙辈做饭吗

□是　　　　　　□不是

14.您做饭是随便凑合还是精心准备

□随便凑合　　　□精心准备

15.您的身体如何

□健康　　　　　□一般　　　　　□不健康

16.您的生活态度积极吗

□积极　　　　　□不积极

17.您希望改善自己的营养状况吗

□希望　　　　　□不希望

18.以后您会考虑为自己的健康适当地增加支出吗

□会　　　　　　□不会

19.您会为自己的饮食结构不合理而担忧吗

□会　　　　　　□不会

20.您会为增加某一种维生素的摄入而刻意补充一些富含这类维生素的蔬菜和水果吗

□会　　　　　　□不会

（王术华）

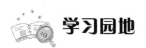**学习园地**

材料9 营养调查与评价

营养调查是运用科学手段来了解某一人群或个体的膳食和营养水平,对该人群的营养状况进行调查,以此判断其膳食结构是否合理、营养状况是否良好的重要方法。营养调查包括膳食调查、临床检查、人体测量和生化检测等。这四部分调查内容互相联系、相互验证,一般同时进行。

通过营养调查,我们可以了解不同人群的膳食结构和营养状况,探索营养相关疾病的病因和干预策略,预测膳食结构变迁及其发展趋势,为制定政策法规及社会发展规划提供权威性数据和科学依据。在科学研究方面,营养调查可以客观公正地评价不同人群的身体健康状况和营养状况,为某些与营养有关的综合性或专题性研究课题提供基础资料,为国家或地区制定营养政策提供信息。

知识链接

> 在我国,营养调查实施的具体责任主体为卫计委(现变更为卫健委)疾控局,营养调查中的数据收集和处理工作则由各级疾控信息中心与国家统计局一起完成,产生的费用由中央财政承担。我国和美国进行了一项合作,就是CHNS调查,该项目是由中国疾病预防控制中心营养与健康所和美国北卡罗来纳大学人口中心共同完成的调查项目。该项目的调查目的是分析我国当前社会的经济转型以及其他政策对人们的身体健康以及营养状况产生的影响。

一、营养调查

(一)膳食调查

1.询问法 又称24 h回顾法。通过询问方式,使被调查者回答出每日摄入的食物类别、原料名称、原料质量、进餐时间、进餐地点等。食物种类和数量要尽可能准确,若有疑问应加用称重法核实或再询问。将调查期间吃的同类食物相加,结合调查天数即可得出平均每日各类食物的进食量,参考食物成分表,计算出每日营养素的摄取量,再按进食量系数折合男、女、老、幼不同人群的个人摄入量。

询问法是目前最常用的一种膳食调查方法,但此法不太准确,可用于家庭或个人等小规模调查。

2.称重法 称重法也常称为称量法,是指通过准确称量掌握被调查对象在调查期间每日每餐各种食物的消耗量,从而计算出每人每日的营养素的平均摄入量。称量调查期间每餐所吃各种食物的生重,计算出平均每人用餐的生食重量。若每日食谱类似,可称重3～4日的食物,否则应称重1周的食物。

称重法准确性高,可作为膳食调查的"金标准"来衡量其他方法的准确性。称重法可用于个人、家庭或集体单位,该方法细致准确,不足之处在于比较耗费人力、物力。

3.记账法 记账法又称查账法,统计膳食调查单位过去或现在一定时期内的各种食物的消费总量和进餐人数。结合进餐的总人数、天数,得出平均每人每日各类食物的进食量,参考食物成分表,计算出营养素的摄取量。如果进餐人员组成不同的单位,尚需要按进食量系数分别折算。

此法不需过多人力,技术要求不高,简单易行,可以调查较长时间的膳食。例如:调查1年、每季度、1个月的膳食,主要用于养老机构、部队、学校等集体单位。

4.化学分析法 留取与被调查者进食的食物种类、数量完全相同的一日膳食,通过化学分析,测定其中所含能量和营养素。此法需要一定的仪器设备,分析操作方法复杂,需要专业技术人员操作,但分析结果准确,不适用于一般的调查,主要用于科学研究或严格限制营养的患者。

Note

5. 食物频率法　食物频率法也称食物频数法，包括定性食物频率法和定量食物频率法，是通过估计被调查者在指定的一段时期内进食某些食物频率的一种方法。本法以问卷形式进行膳食调查，调查个体经常性的摄入食物种类，根据每日、每周、每月甚至每年所进食的各种食物的次数或食物的种类来评价膳食营养状况，经常在膳食与健康关系的流行病学研究调查中使用，其结果亦可作为研究慢性疾病与膳食模式关系的依据，也可供膳食咨询指导之用。

（二）临床检查

临床检查主要包括对营养缺乏或过剩引起的症状、体征的检查。营养缺乏引起的症状和体征比较复杂，轻度缺乏或不足时症状轻微，体征不典型，而且有的症状和体征并不特异，须与其他疾病鉴别。此项检查应由临床医师或营养工作者进行。

在临床检查中应该注意：营养素缺乏的许多症状，体征特异性不强。出现某一种营养素缺乏的表现时，常会伴有其他营养素的缺乏。即某种症状和体征的出现可能是由于一种或几种营养素缺乏所致，或者是某种营养素缺乏可表现出许多症状和体征。

1. 自觉症状　如食欲改变、视力改变、恶心、呕吐、厌食等。

2. 客观体征　整体外观如肥胖、消瘦、恶病质等，以及各项专项检查。

知识链接

部分营养素缺乏时的典型症状、体征

身 体 部 位	症状、体征	可能缺乏的营养素
腺体	甲状腺肿大、腮腺肿大	碘
皮肤	干燥、粉刺、淤点、毛囊角化	维生素A、胡萝卜素
	皮下出血	维生素C、维生素K
	糙皮性皮炎	烟酸
皮下组织	水肿	蛋白质
指甲	凹形甲、匙状甲	铁
肌肉及骨骼系统	肌肉萎缩	蛋白质
	O形腿、方头、前囟迟闭	维生素D、维生素K、钙
脏器	心脏肥大、心动过速	维生素B_1
神经系统	感觉丧失、位置感丧失、肌无力	维生素B_1

（三）人体测量

1. 身高及体重

1）身高　身高是指从头顶点到地面的垂直距离，一般以厘米（cm）或米（m）为计量单位，受遗传、营养、环境、生活习惯等多方面因素影响。身高是衡量人体生长发育的重要指标。身高在一天内有细微波动，故测量宜在清晨进行。

2）体重　体重是指裸体或穿着已知重量的衣物测得的身体重量，一般以千克（kg）为计量单位。体重是衡量营养状况最简单、直接的指标。测量体重时应排除水肿、腹水、器官肥大、使用利尿剂，以及短时间内出现的能量及钠摄入量的显著改变等影响体重的因素，应注意条件的一致性。

体重指数（BMI）计算公式：BMI＝体重（kg）÷［身高（m）］^{2}

WHO建议的BMI指数：18.5～24.9为正常；≤18.5为偏瘦；25～29.9为偏胖；30.0～34.9为肥胖。

亚洲标准为：18.5～22.9为正常；23.0～24.9为偏胖。

理想体重或标准体重应用于成人，一般用来衡量实测体重是否在适宜范围。可用改良公式和平田公式进行计算，我国多采用Broca改良公式。Broca改良公式：理想体重(kg)＝身高(cm)－105。实际体重位于理想体重±10%为正常范围；±20%范围内为过重或消瘦，超过±30%为肥胖或营养不良。

知识链接

　　2003年"中国肥胖问题工作组"根据我国二十多个地区流行病学数据与BMI的关系分析，提出我国成年人BMI的标准：18.5～23.9为正常；24.0～27.9为偏胖；≥28.0为肥胖；≤18.5为偏瘦，17.0～18.4为轻度蛋白质-能量营养不良；16.0～16.9为中度蛋白质-营养不良；<16.0为重度营养不良。

2. 皮褶厚度

1）肱三头肌皮褶厚度(TSF)

(1)测量方法：①被测量人员自然站立，充分裸露被测部位。②测量人员站在被测量人员背面，找到肩峰、尺骨鹰嘴(肘部骨性突起)部位，用油笔标记出右臂后面从肩峰到尺骨鹰嘴连线中点处。③测量人员用拇指、食指、中指将被测部位皮肤和皮下组织夹提起来。在该皮褶提起点的下方用皮褶计量器测量其厚度。④松开皮褶计量器卡钳钳柄，使钳尖部充分夹住皮褶，在皮褶计量器指针快速回落后立即读数。注意：要连续测量3次，求平均值。记录以毫米(mm)为单位，精确到0.1 mm。

(2)结果分析：正常参考值男性为8.3 mm，女性为15.3 mm。实测值相当于正常值的90%～110%为正常；80%～90%为轻度亏损；60%～80%为中度亏损；>60%为重度亏损。

2）脐旁皮褶厚度

(1)测量方法：取脐左侧1 cm处，将皮肤连同皮下组织于正中线平行捏起，不要用力加压，用皮褶计量器测量距拇指1 cm处的皮褶厚度。

(2)结果分析：男性正常参考值为5～15 mm；>15 mm为肥胖；<5 mm为消瘦。女性正常参考值为12～20 mm；>20 mm为肥胖；<12 mm为消瘦。

3）肩胛下皮褶厚度

(1)测量方法：①被测量人员自然站立，被测部位充分裸露。②测量人员站在被测量人员的背面，测量人员用油笔标记出右肩胛下角位置。③在右肩胛下角下方1 cm处，顺皮褶方向(皮褶走向与脊柱成45度角)，用左手拇指、食指、中指将被测部位皮肤和皮下组织夹提起来进行测量。④其余步骤同肱三头肌皮褶厚度测量方法。

(2)结果分析：正常成人肩胛下皮褶厚度的平均值为12.4 mm；超过14 mm就可以诊断为肥胖。

4）上臂围(AC)　上臂横截面的周长，一般选择上臂三角肌最突出部分进行测量。利用上臂紧张围与上臂松弛围两者之差，表示肌肉的发育状况。一般此值越大说明肌肉发育状况越好，反之说明脂肪发育状况良好。

(1)测量方法：①上臂紧张围：被测量人员上臂斜平举约成45°角，手掌向上握拳并用力屈肘。测量人员站于其侧面或对面，将卷尺在上臂肱二头肌最突出处绕一周进行测量。②上臂松弛围：在测量上臂紧张围后，将卷尺保持原来的位置不动，令被测量人员将上臂缓慢伸直，将卷尺在上臂肱二头肌最粗处绕一周进行测量。

(2)结果分析：测量值大于参考值的90%为营养正常；90%～80%为轻度营养不良；80%～60%为中度营养不良，<60%为严重营养不良。我国1～5岁儿童上臂围13.5 cm为营养良好；12.5～13.5 cm为中等；≤12.5 cm为营养不良。

5）上臂肌围(AMC)　该指标可间接反映体内蛋白质的储存水平，同时可反映与血清白蛋白含量之间存在的关联，是评价总体蛋白质储存的较可靠的指标。

(1)测量方法：可利用上臂围和肱三头肌皮褶厚度进行计算，即

$$AMC(cm) = AC(cm) - 3.14 \times TSF(cm)$$

(2)结果分析:成年男性正常参考值为 25.3 cm,成年女性为 23.2 cm。超过 90％为营养正常;90％～80％为轻度肌蛋白消耗;80％～60％为中度肌蛋白消耗;不足 60％为严重肌蛋白消耗。

6)腰围及臀围

(1)测量方法:①腰围:被测量人员站立,双脚分开 25～30 cm,于脐上 1 cm 处用软尺围绕一周。②臀围:被测量人员自然站立,用卷尺在臀部最突出水平,用软尺围绕臀部一周。

(2)结果分析:成年男性如果腰围＞90 cm,或腰臀比＞0.9,则需要减少腹部脂肪;成年女性如果腰围＞80 cm,或腰臀比＞0.85,则需要减少腹部脂肪。

（四）生化检测

生化检测是借助生化实验,用于发现人体营养不足、营养储备水平低下或营养过剩等状况,以便预防营养相关疾病的发生。

1.血浆白蛋白 血浆白蛋白含量是评价患者营养状况的常用指标。由于营养不良所导致的白蛋白偏低一般出现于营养不良较重的情况。

2.血红蛋白 营养不良可导致血红蛋白减少,继而诱发贫血等并发症。

3.血钾 营养不良可导致血钾浓度降低,继而出现肌无力、心律失常等表现,严重者甚至出现酸碱平衡紊乱及细胞代谢障碍。

4.血钙 营养不良可导致血钙浓度降低,继而出现手足抽动、麻木等反应。

对于老年人营养调查还可通过血胆固醇(TC)、高密度脂蛋白胆固醇(HDL-C)、低密度脂蛋白胆固醇(LDL-C)、血三酰甘油(TG)进行检验。

二、营养评价

进行营养评价时,应结合膳食调查、临床检查、人体测量、营养水平的生化检测四方面的综合数据,要对调查全过程进行质量控制,以保证数据、资料的准确性,对特异性数据进行个体判断,找出原因并在评价时做出取舍。

1.膳食调查结果评价

1)食物种类 评价被调查对象摄入食物种类是否多样,主副食、荤素搭配是否合理。对于老年人的膳食调查,应考虑老年人所处环境、生活习惯和食物出现的频率。

2)食物总量 食物总量是否合理、充足。应考虑老年人可能存在的牙齿疏松、咀嚼速度缓慢、卧床、挑食等情况。

3)摄入食物所含营养素 应考虑所摄入的能量及各种营养素占同类人群营养素参考摄入量的百分比、三大营养素供能的比例、各餐能量比、蛋白质及脂肪的来源分布等是否合理。

4)摄入食物时间 应考虑一日三餐时间是否固定,是否存在一日多餐的情况。

2.人体测量调查 人体测量可以较好地反映营养状况,人的身高、体重、皮褶厚度、上臂围、腰围及臀围等是营养评价常用指标,若开展专题调查,还可以选用头围、胸围、背高、坐高、肩峰距等。

能力检测

一、选择题

1.李奶奶,72 岁,由于骨折入院,入院时护士为其进行检查,测量得出 BMI 指数为 16,李奶奶的体重程度为（　　）。

A.消瘦　　　　　　　B.正常　　　　　　　C.肥胖　　　　　　　D.营养过剩

2.Broca 改良公式为（　　）。

A.理想体重(kg)＝身高(cm)－100　　　　B.理想体重(kg)＝身高(cm)－105

C.理想体重(kg)＝身高(m)－100　　　　D.理想体重(kg)＝身高(m)－105

3.上臂围的测量通常选择哪个部位?（　　　）

A.上臂三角肌最窄部位　　　　　　　　B.上臂三角肌最丰满部位

C.上臂末梢　　　　　　　　　　　　　D.上臂最上端

4.由于身高的数值在一天中存在细微波动,故测量身高最佳时间为（　　　）。

A.傍晚　　　　　B.中午　　　　　C.下午　　　　　D.清晨

5.身体内缺乏铁元素,可能会导致（　　　）。

A.甲状腺肥大　　　B.贫血　　　　　C.下肢水肿　　　　D.精神失常

6.膳食调查方法中,最准确的方法是（　　　）。

A.称重法　　　　　B.查账法　　　　C.化学分析法　　　D.回顾调查法

7.记账法适用于哪类人群的膳食调查?（　　　）

A.家庭　　　　　　B.部队　　　　　C.特定患者　　　　D.实验研究

8.营养调查包括膳食调查、临床检查、人体测量和（　　　）。

A.生命体征测量　　　　　　　　　　　B.家族遗传病史调查

C.生化检测　　　　　　　　　　　　　D.心理评估

9.被世界卫生组织列为营养调查中必测项目的三项指标是（　　　）。

A.坐高、身高、头围　　　　　　　　　B.体重、身高、头围

C.胸围、头围、体重　　　　　　　　　D.体重、身长、皮褶厚度

10.24 h回顾法调查内容主要包括每日摄入的（　　　）、原料名称、原料质量、进餐时间、进餐地点等。

A.食物性状　　　　B.食物类别　　　C.食物色泽　　　　D.食物质量

11.肱三头肌皮褶厚度需要测量几次后取平均值?（　　　）

A.1次　　　　　　B.2次　　　　　C.3次　　　　　　D.4次

12.膳食要清淡少盐,指的是（　　　）、不要太咸、少吃烟熏食物、少吃油炸食品。

A.不要吃蔬菜　　　B.不要多喝水　　C.不要饮酒　　　　D.不要太油腻

13.某成人BMI为26,则他的体重程度为（　　　）。

A.消瘦　　　　　　B.正常　　　　　C.超重　　　　　　D.肥胖

14.膳食调查时间不应少于（　　　）。

A.3日　　　　　　B.7日　　　　　C.1个月　　　　　D.1年

15.测量腹部皮褶厚度应在（　　　）。

A.距脐右方1 cm处　　　　　　　　　B.距脐左方1 cm处

C.距脐右方2 cm处　　　　　　　　　D.距脐左方2 cm处

16.上臂肌围的计算公式是（　　　）。

A.AMC(cm)＝AC(cm)－3.14×TSF(cm)

B.AMC(cm)＝AC(cm)＋3.14×TSF(cm)

C.AMC(cm)＝AC(cm)×3.14×TSF(cm)

D.AMC(cm)＝AC(cm)÷3.14×TSF(cm)

17.男性腰臀比大于多少提示需要减少腹部脂肪?（　　　）

A.0.7　　　　　　B.0.8　　　　　C.0.9　　　　　　D.1

18.评价患者蛋白质营养状况的常用指标是（　　　）。

A.血钾　　　　　　B.TLC　　　　　C.TC　　　　　　D.血浆白蛋白

19.严格营养限制患者的膳食调查应选择（　　　）。

A.24 h回顾法　　　B.称重法　　　　C.记账法　　　　　D.化学分析法

20.肩胛下皮褶厚度测量应选择右肩胛下方,顺皮褶方向与脊柱成（　　　）度角位置。

A.30　　　　　　　B.45　　　　　　C.60　　　　　　D.90

参考答案：

1.A　2.B　3.B　4.D　5.B　6.A　7.B　8.C　9.D　10.B

11.C　12.D　13.C　14.C　15.B　16.A　17.C　18.D　19.D　20.B

二、填空题

1.营养调查的内容包括（　　）、（　　）、（　　）和（　　）四部分。

2.尿负荷试验可用于评价人体（　　）营养状况。

3.体重和身高的测量单位分别是（　　）、（　　）。

4.膳食调查日数不应少于（　　）天。

5.膳食调查通常采用方法有（　　）、（　　）、（　　）、（　　）和（　　）等。

参考答案：

1.膳食调查　人体测量　临床检查　生化检测

2.水溶性维生素

3.kg、cm

4.7

5.24 h回顾法 称重法 记账法 化学分析法 食物频率法

（王子易）

材料10　社区老年人营养护理

　　社区老年护理主要表现为一般性的护理服务及预防保健性的护理服务。社区护士一般具有以下条件：①具有国家护士执业资格并经注册。②经过地（市）以上卫生行政部门规定的社区护士岗位培训。③独立从事家庭访视护理工作的护士，应具有在医疗机构从事临床护理工作5年以上的工作经历。

　　社区护理是将公共卫生学及护理学的知识与技能结合，借助有组织的社会力量，以社区为基础，人群为服务对象，对个人、家庭及社区提供的服务。我国于1997年开展社区护理工作，目前，随着我国人口老龄化问题不断加重，空巢老年人数量不断增多，社会对社区老年护理的需求日益迫切。随着"居家养老"等观念的提出，我国养老护理模式也在不断革新、发展。

知识链接

　　居家养老（服务），是指以家庭为核心、以社区为依托、以专业化服务为依靠，为居住在家的老年人提供以解决日常生活困难为主要内容的社会化服务。服务内容包括生活照料与医疗服务以及精神关爱服务。主要形式有两种：由经过专业培训的服务人员上门为老年人开展照料服务；在社区创办老年人日间服务中心，为老年人提供日托服务。服务对象一般是"三无"老年人。2016年我国老龄人口突破2.3亿大关，老龄人口比例超过老龄化标准，我国已进入老龄社会。随着老年人口的不断增多，各地开始对养老福利模式进行积极的探索，居家养老服务应运而生。

　　为了全面维护老年人的身体、心理健康，需要结合多学科知识对老年人生理结构、心理状态、营养需求进行学习。

一、老年人的生理特点

1.体表外形变化　皮肤薄、多褶，皮下脂肪少，皮肤色素沉着等。

2.身体构成成分变化　老年人组织器官中细胞数量减少、身体脂肪增加。

3. 运动系统变化 老年人脊柱缩短，椎间盘变薄，故身材变矮；出现骨质疏松或骨质增生等。

4. 泌尿生殖系统变化 输尿管张力减弱，尿液进入膀胱速度减慢，易产生反流而引起逆行感染。60岁以上老年人的尿道易纤维化、括约肌萎缩，使尿的流速变慢，排尿无力、不畅，导致出口处漏斗样膨出，易发生压力性尿失禁。

5. 内分泌功能变化

1）垂体 进入老年期后，垂体前叶的生长激素释放减少。因此，老年人肌肉和骨矿物质减少，脂肪增多，体力下降，易产生疲劳。

2）甲状腺 甲状腺缩小，有纤维化，淋巴细胞浸润和结节化。甲状腺素分泌减少，甲状腺的摄碘率降低，并影响脂质代谢，使血中胆固醇升高。

二、老年人的心理特点

（1）认知能力与智力衰退。

（2）情绪情感与意志相对稳定。

（3）人格较为稳定。

知识链接

> 调查结果显示，老年人无论患病与否均重视自己的身体健康，特别是对慢性疾病的防治、传染病的预防。60～70岁老年人对护理咨询和心理护理需求比例较高。主要是因为这些老年人正处在中年和老年的过渡时期，生活重心开始由事业转向家庭，导致其心理方面发生很大的变化，因此，比较希望得到心理方面的疏导和护理服务。

社区老年人的健康宣教如图 5-1 所示。

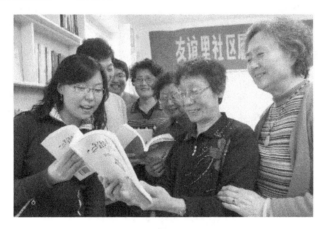

图 5-1 社区老年人的健康宣教

三、老年人营养护理措施

1. 合理营养原则

（1）限制热量。

（2）足量的优质蛋白：优质蛋白应占总量的 30% 以上，且要求摄取动物性蛋白质大于植物性蛋白质。

（3）限制脂肪：选择含不饱和脂肪酸的植物油，少吃动物内脏等。

（4）限制碳水化合物：每日碳水化合物摄入量为 150～250 g，应限制纯糖的摄入，但新鲜水果、蜂蜜中的果糖既易消化吸收又不易在体内转化为脂肪，故是老年人理想的糖源。

（5）应有充足的维生素：每日进食绿色蔬菜、水果 500 g，多晒太阳，不足者可服药。

Note

（6）适量的膳食纤维：膳食纤维主要存在于蔬菜、水果及玉米、麦片等粗粮内。

（7）适量的无机盐：每日补钙 1200 mg，多进食牛奶和豆制品，必要时服钙剂，每日 2 g；摄入适量的钠盐量，高血压患者每日不超过 5 g。

（8）补充饮水量　每日饮水 2000～2500 mL，夜间睡前少饮水。

社区老年康复如图 5-2 所示。

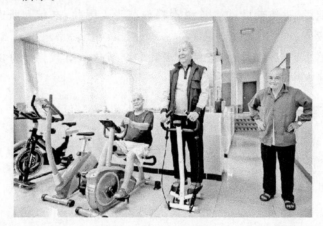

图 5-2　社区老年康复

2. 老年人合理营养膳食

（1）三定　定时、定量、定质。

（2）三高　高蛋白、高不饱和脂肪酸、高维生素。

（3）三低　低脂肪、低热量、低盐。

（4）两戒　戒烟、戒酒。

> **知识链接**
>
> 　　中老年人医疗保健体系应以社区为中心，以家庭为单位。社区卫生服务机构应重视保健知识教育，将为老年人提供连续、综合的社区保障服务列为社区卫生服务工作的重点，服务方式由等患者上门转变为走出去，深入到社区、家庭，建立和完善老年人医疗保健体系和社会养老保障体系，这是预防控制老年人慢性疾病，提高和改善老年人生命质量的一种有效、经济的医疗模式。

 能力检测

一、选择题

1. 在医疗机构从事临床护理工作 5 年以上的社区护士，可以（　　）。

A. 独立进行家庭访视护理　　　　　　B. 从事助产士接生工作

C. 为发热患者开抗生素等药物　　　　D. 入户为儿童接种疫苗

2. 以家庭为单位对问题家庭或脆弱家庭进行护理称为（　　）。

A. 保健性家访　　B. 居家护理　　C. 家庭病床护理　　D. 家庭健康护理

3. 可使轻度高血压患者血压恢复正常的操作是（　　）。

A. 单纯限盐　　B. 限制胆固醇摄入　C. 适当运动锻炼　　D. 进行心理疏导

4. 社区健康人员预防高血压应（　　）。

A. 自测血压并填写调查表　　　　　　B. 定期体检

C. 保持良好生活方式　　　　　　　　　　D. 随时监测血压变化

5. 冠心病患者的自我预警信号是（　　）。

A. 下腹胀痛　　　B. 突发胸痛、胸闷　　C. 运动不协调　　D. 视力下降

6. 脑卒中的不可干预条件是（　　）。

A. 肥胖　　　　　B. 性别　　　　　　C. 血压　　　　　D. 心脏病

7. 对细菌性痢疾患者采取隔离，隔离期限应为（　　）。

A. 发病后 3 天　　B. 粪便正常后 3 天　　C. 患者状态恢复后　　D. 3 次大便细菌培养为阴性后

8. 社区发现细菌性痢疾患者后，社区护士应（　　）。

A. 于 48 h 内进行初访　　　　　　　　B. 于初访 3 日后进行复访

C. 病情超过 5 日只做复访　　　　　　　D. 病情超过 14 日进行随访

9. 家庭应该具有的观念：（　　）、婚姻、血缘、感情。

A. 供养　　　　　B. 价值观　　　　　C. 宠物　　　　　D. 世界观

10. 对 1 型糖尿病患者控制血糖的主要方法为（　　）。

A. 运动　　　　　B. 饮水　　　　　　C. 使用胰岛素　　D. 手术

11. 管理传染源的重要方式是（　　）。

A. 早发现　　　　B. 早诊断　　　　　C. 早治疗　　　　D. 早隔离

12. 下列关于老年人营养护理措施的描述错误的是（　　）。

A. 营养膳食，合理搭配　　　　　　　　B. 以预防衰老为前提

C. 适当锻炼　　　　　　　　　　　　　D. 保持良好心态

13. 长期卧床老年人应在服药后多饮水，饮水量不少于（　　）mL。

A. 50　　　　　　B. 100　　　　　　C. 150　　　　　D. 200

14. 老年人的错误饮食方式是（　　）。

A. 摄入高脂肪　　B. 摄入高维生素　　C. 摄入适量蛋白质　　D. 摄入适当热量

15. 老年保健最初始于哪个国家？（　　）

A. 中国　　　　　B. 美国　　　　　　C. 英国　　　　　D. 日本

16. 疾病症状和体征不典型，起病急，进程快，病程长，恢复慢见于（　　）。

A. 成年人　　　　B. 婴儿　　　　　　C. 产妇　　　　　D. 老年人

17. 我国开始发展社区卫生服务是（　　）。

A. 1990 年　　　B. 1997 年　　　　C. 2000 年　　　D. 2008 年

18. 正常成年人每日摄取盐多少可以有效预防脑卒中？（　　）

A. 6 g 内　　　　B. 8 g 内　　　　　C. 10 g 内　　　　D. 15 g 内

19. 社区健康教育最常用的模式是（　　）。

A. 群体健康教育形式　　　　　　　　　B. 个体健康教育形式

C. 展览健康教育形式　　　　　　　　　D. 电话教育形式

20. 我国 60 岁以上老年人中，慢性疾病患者占（　　）。

A. 80%　　　　　B. 60%　　　　　　C. 40%　　　　　D. 20%

参考答案：

1. A　2. D　3. A　4. C　5. B　6. B　7. D　8. B　9. A　10. C

11. D　12. B　13. B　14. A　15. C　16. D　17. B　18. A　19. A　20. A

二、填空题

1. 社区护士可通过（　　）来了解家庭的组成、结构、健康问题和社会信息。

2. 社区健康护理的特点是侧重于社区群体健康和（　　）。

3. 社区护理的主要目标为健康促进与（　　）。

4. 老年人运动自我监护最简便的方法是将运动后的（　　）作为衡量指标。

5.社区康复护理的主要人群有残障者、慢性疾病患者和(　　　　)。

参考答案：

1.家庭结构图

2.环境健康

3.疾病预防

4.心率

5.年老体弱者

（王子易）

项目六　老年人营养饮食加工安全

 学习导航

　　不良的生活方式和饮食习惯是诸多慢性疾病的罪魁祸首。不良的生活方式有熬夜、赌博、吸烟、酗酒、不爱晒太阳、不爱进行户外运动等。不合理的饮食习惯，如冷热不顾、进食速度过快、不分食物的种类、不考虑食物的性能、不限制食物的摄入量，特别是不安全的食物加工、制作、储存是导致一些慢性疾病(如恶性肿瘤、糖尿病、高血压、冠心病、肺炎、乙肝)的重要影响因素，这一现象在老年人这一特殊的群体中非常明显。食品的加工、制作、储存，以及适合老年人的膳食结构对保证老年人的食品安全，促进老年人的身心健康有着重要的作用。

 学习目标

领　域	学校学习	企业学习
内容	1.老年人的食品安全 2.老年人的食品加工制作 3.制作老年人合理食谱	1.老年安全饮食调查 2.老年营养饮食方法及食品的种类问卷 3.老年人合理食谱的制作与实施
需要培养的职业能力	1.学生能列举老年人食品安全原则 2.学生能熟悉食品加工制作的工具及设备 3.学生能使用正确的工具、准确的方法制作老年人的食品 4.学生能反思在老年人饮食与食品加工及实施过程中的存在的问题	

 职业行动情境

刘爷爷没吃饭

　　实习生小文讲述她在养老院实习遇到的事儿："一天中午，我协助刘爷爷吃饭，刘爷爷把菜里的芹菜都挑出来了，我对刘爷爷说：'芹菜很有营养价值，富含膳食纤维，对肠道消化好。'刘爷爷点点头，把芹菜放到嘴里，又吃了一口饭，但一会都吐出来了。刘爷爷捂着嘴，没有再吃饭，我看刘爷爷好难受。房间里的吴爷爷对我说：'孩子，他的牙是假的，最近还坏了几个，芹菜他嚼不动啊！'吴爷爷从刘爷爷的抽屉里拿了一盒奶，递给了刘爷爷，刘爷爷刚喝一口，我发现奶过期了，要扔掉，刘爷爷还不舍得。"

(苏　晗)

◎ 行动情境任务

老年人营养饮食加工安全的护理。

· 行动情境任务的导入

小文在实习中,协助刘爷爷吃饭,刘爷爷因为义齿坏了,嚼不动菜,没有吃多少饭,又想喝过期的奶,引起了她的深思:老年人适合什么样的饮食对食品的加工和制作有着更深的意义,食品的来源、选择、加工、储存都需要斟酌。为老年人设计营养饮食既要满足营养需要,又要适合老年人的生理特点,还要考虑老年人的个人口味。另外,检查老人的食品日期、食品质量,食品保管,维护老年人的食品安全同样重要。

· 行动情境任务的分析

我国高度重视食品安全。早在1995年就颁布了《中华人民共和国食品卫生法》。在此基础上,2009年2月28日,第十一届全国人大常委会第七次会议通过了《中华人民共和国食品安全法》。我国对食品生产和加工(以下称食品生产)、食品销售和餐饮服务、食品的储存和生产日期都有严格的要求。特别是老年人群体,生理上发生变化,如视物模糊、听力下降、动手能力减弱等,还有心理上也发生一些改变,如舍不得吃食物、不舍得丢弃食物、对食品安全意识不强,总认为过期的产品吃了也无大碍等想法。护理人员一定要高度重视,但又不能伤害老年人的心理,应采取合理的办法说服老年人,提高他们的食品安全意识,使老年人能吃上既满意又含有丰富的营养价值且安全的食品,促进老年人的身心健康。

学校教学领域

提出老年人的食品合理加工搭配方案

学习领域	根据老年人的个人情况和情境特点开展护理工作	所需学时:____学时
学习情境	"刘爷爷没吃饭"——老年人饮食加工制作与安全	所需学时:____学时

根据教学大纲应获得的能力

1.学生能列举常用的食品加工方法

2.学生能说出所选取食物的来源

3.学生能观察并认识食物加工的工具

4.学生能学习《中华人民共和国食品安全法》的主要内容

5.学生能观察指导老师的食品制作方法

6.学生能在指导老师的指导下亲手制作菜肴给老年人食用(注意尊重老年人)

7.学生能反思在制作菜肴的过程中忽略了哪些问题

"老年人营养饮食加工安全"的教学内容

职业行动情境

实习生小文讲述她在养老院实习遇到的事儿:"一天中午,我协助刘爷爷吃饭,刘爷爷把菜里的芹菜都挑出来了,我对刘爷爷说:'芹菜很有营养价值的,富含膳食纤维,对肠道消化好。'刘爷爷点点头,把芹菜放到嘴里,又吃了一口饭,但一会都吐出来了。刘爷爷捂着嘴,没有再吃饭,我看刘爷爷好难受。房间里的吴爷爷对我说:'孩子,他的牙是假的,最近还坏了几个,芹菜他嚼不动啊!'吴爷爷从刘爷爷的抽屉里拿了一盒奶,递给了刘爷爷,刘爷爷刚喝一口,我发现奶过期了,要扔掉,刘爷爷还不舍得。"

项目	作业
组织/导向	1.学生品尝养老院食物,谈谈感受 要求: (1)老师把在家里准备的炒花生米、炒玉米(新的)、爆米花(玉米)、奶豆放在纸袋里,每人一份,品尝 (2)谈谈感受并写在题板上,完成练习1 (3)分析刘爷爷为什么不吃芹菜,完成练习1 2.对于刘爷爷的过期奶,小文是扔还是不扔(小组正反方辩论)
了解相关背景信息	3.学生阅读相关材料,分组讨论并画出思维导图 要求:四个小组分别抽一个题目进行讲解并整理记录,完成练习2 问题: (1)老年人消化功能特点有哪些? 对老年人饮食加工的要求是什么 (2)影响饮食行为的因素有哪些 (3)食品烹调方法有哪些 (4)烹调菜肴的工具有哪些? 举例说明 **思维导图** **小组讨论**
计划	4.小组活动,讨论如何指导老年人以使其饮食合理安全 计划: (1)制作一餐(阅读相关材料) (2)制作食品安全画报 要求: (1)以班级为单位展开调查 (2)每个小组的同学都说出自己熟悉的老年人的饮食 (3)小组讨论,选择一位老年人为代表,并为其做一道菜肴,必须考虑地域特色、老年人自身特点和喜好 (4)分工明确 (5)用物准备(剪纸、画图、拼贴)
决定	5.编写"老年人菜肴的食谱"(拼图),完成练习3 要求: (1)制作过程应有解说并录制小视频,方法得当,有一定难度 (2)注意语言的表达 (3)尊重老年人 (4)排练认真

执行/展示	6.展示汇报,投放大屏幕 要求: (1)小组按顺序播放 (2)录制小视频(存档) (3)画报贴在黑板上展示
监督	7.以抽签的方式监督其他小组的活动(保密,向其他小组学习) 注意: (1)观察监督小组的情况(分工、用物准备、练习程度),并记录,将记录的内容(优点部分)作为本小组活动内容的参考 (2)是否与老年人饮食需要特点相关
评价/反思	8.评价 要求: (1)小组互评,考虑相互之间的关系,不能以此相互指责 (2)小组自评,反思通过角色扮演,学生是否会运用调查方法,并找出存在的问题 (3)老师点评(一针见血),提出缺点并指导 (4)总结老年人菜肴制作记录,经指导老师点评后整理。反思自己小组的不足,重新改进方案,做成PPT发给指导老师,请指导老师指导。等到实习时,做出来给老年人试吃 9.回答老年人饮食护理安全知识问卷(使用学习通回答)
系统化	10.制作一份家庭菜肴食谱(以微信的方式发给妈妈,让妈妈按要求做出来,品尝,并录视频发给你)

学校练习部分

练习	姓名: 学号: 班级: 组别:
练习1	1.谈谈品尝各种食物的感受。 2.同种食物经过不同加工结果如何? 3.你更想吃哪种食物? 4.观察同学在吃奶豆前是否关注生产日期? 5.刘爷爷为什么不吃芹菜? 6.小文是否应该扔掉刘爷爷的过期奶,并说出理由。
练习2	1.老年人消化功能特点是什么?对老年人饮食加工的要求是什么? 2.影响饮食行为的因素有哪些? 3.食品烹调方法有哪些? 4.烹调菜肴的工具有哪些?举例说明。
练习3	1.老年人菜肴的制作内容的方法及步骤。 2.完成食品安全画报内容。

企业工作领域

制作老年人安全营养食品

企业名称 /类别	×××养老院			负责人	
	社区		实习时间		
指导老师 /职业	吴××				
学生/ 培训生	刘××				
小组					
学习领域	根据老年人的个人情况和情境特点开展护理工作		所需学时：____学时		
学习情境	"刘爷爷没吃饭"——老年人饮食加工安全		所需学时：____学时		

根据教学大纲应获得的能力

1.学生能在指导老师的指导下阅读养老院老年人一周的饮食档案记录

2.学生能熟悉食品加工制作的工具及设备

3.学生能在指导老师的指导下为老年人做一次午餐，并让老年人品尝

流程	作业		
	独立完成	指导老师帮助	
观察	绘制老年人饮食调查记录表	学生在指导老师的指导下阅读养老院老年人一周的饮食记录，完成练习1 (1)记录时考虑老年人的隐私 (2)遵守规章制度	
	观察老年人进餐情况并记录，完成练习2(考虑隐私)	学生观察养老院食堂的炊具(注意安全)	
交流/操作	征求老年人意见(一次午餐菜肴)	在指导老师的指导下制作午餐菜肴(一个房间老年人的)，并协助老年人进食(参考相关材料)	
实施	听取老年人提出的建议并记录，完成练习3	听取指导老师的指导	
评价	自己	与老年人一起看食品安全画报	反思实践过程中遇到的问题，以及在解决问题时方法运用是否恰当，写一份实习日志"刘爷爷是否应该扔掉奶"，完成练习4和练习5
	小组	组间互评，小组自评 提出合理的建议，指出优点、缺点	
	指导老师	根据企业的考核标准给学生评分，写评语	
系统化	给妈妈邮寄一份食品安全画报		

企业练习部分

企业名称：

练习	姓名： 学号： 班级： 组别： 老年人姓名： 年龄： 子女情况：

练习1	养老院老年人一周的饮食记录						
		星期一	星期二	星期三	星期四	星期五	星期六	星期天
	人数							
	早餐							
	午餐							
	晚餐							
	间食							
	特殊							

练习2	老年人一天的进餐情况表			
		早	中	晚	间食
	种类				
	人数				
	特殊				

练习3	记录老年人提出的建议。
练习4	刘爷爷是否应该扔掉奶？

练习5	实习日志	
	学生姓名	
	感受	
		学校	企业
	相同点		
	不同点		
	总结		
	老师评价		

（苏 晗）

问卷 老年人食品加工与食品安全问卷

1.您的性别

□男 □女

2.您的居住地

□乡村 □城市

3.您的生活方式

□独自居住 □与子女生活在一起

4.您的自理能力

□自理 □半自理 □完全不能自理

5.您对食品安全的认识程度

□一般 □特别重视

6.您是否关注媒体关于食品安全的报道

□是 □否

7.您对于新事物的接受程度

□愿意接受 □还是老办法好,不愿意接受新事物

8.您是否同意科学饮食的理念

□是 □否

9.您是否愿意接受年轻人的建议

□是 □否

10.您是否愿意与他人探讨食品安全问题

□是 □否

11.您是否经常制作腌制品,如酸菜

□是 □否

12.您是否经常制作发酵食品,如大酱

□是 □否

13.您是否经常制作熏制品,如熏肉

□是 □否

14.您居家热菜时是否曾使用塑料制品

□是 □否

15.您切菜用的菜板是否生熟分开

□是 □否

16.您将食物放入冰箱时是否用保鲜膜覆盖

□是 □否

17.您将食物放入冰箱时是否生熟分开

□是 □否

18.您炒菜时是否待油开了才下锅

□是 □否

19.您炒菜时喜欢放盐多一些还是少一些

□多一些 □少一些

20.您是否经常食用油炸食品

□是 □否

21.您是否经常食用剩菜剩饭

□是 □否

(王术华)

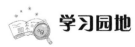 学习园地

材料11 老年人的食品加工与制作

营养是人们维持生命的基础,是进行生命活动的必要保障。人体通过摄入食物来补充营养素为机

体提供能量。随着社会的飞速发展,健康越来越受到人们的重视,如何保证营养健康的生活显得尤为重要。如今,随着我国老龄化趋势日益加剧,老年人的营养问题受到了人们的广泛关注,人们希望通过对食物进行合理的摄取和搭配以达到老年人防治疾病、延缓衰老的目的。

一、老年人对食品的特殊要求

随着年龄的增长,人体的各个系统均会逐渐老化:牙齿缺损、脱落导致进食困难;消化腺功能减退,消化液分泌减少使得食物不能有效消化;运动量减少,胃肠道蠕动减慢,便秘等因素也使老年人食欲下降,对食物的摄入减少,导致机体内糖、蛋白质、脂肪的转化及代谢不平衡,易发生动脉硬化、高脂血症等慢性疾病。因此,合理膳食、平衡营养是老年人饮食原则。另外,生理上的诸多变化均致老年人的食物需要足够"热、淡、杂、烂",才能易于咀嚼、消化和吸收,所以对于老年人,可以通过对食物进行合理的加工和制作以达到维护健康、减少疾病的目的。

二、老年人日常食品的加工

1.食品加工原则 老年人的饮食总体上要以"热、淡、杂、烂"为原则,尽量选择容易咀嚼、易消化的食物。食物要趁热食用,菜品不要过咸,以清淡为宜,摄取的食物种类不能单一,要多种多样,饭菜一定要保证软烂,没有牙齿以及牙齿特别稀少的老年人必要时候可以考虑将食物打碎后再食用。

2.老年人食品加工的种类 老年人饮食结构一定要建立在均衡饮食的基础上,保证能量的摄入,保证每日摄取足够的碳水化合物、蛋白质、脂肪、矿物质、维生素及膳食纤维等。

1)碳水化合物 为人体提供热量的主要营养素,维持机体基本代谢和活动。老年人运动能力下降,所需摄入的能量会相应减少,较青年人减少15%,碳水化合物作为提供能量的主要食物,主要存在于五谷的淀粉内,如用粗粮类、豆类、谷类等做成的食品,需要注意的是以上食物材质较硬,对于老年人而言,加工过程一定按照"热、淡、杂、烂"的原则,适当延长加热时间,保证食物足够软烂,利于老年人进食。在此过程中要注意纯糖的摄入量应控制在总热量的10%左右。

2)蛋白质 蛋白质作为组成营养素的重要成分,对维持机体正常代谢、增强机体抵抗力的作用很大。由于老年人消化功能的生理性减退,因此,供给老年人的蛋白质应以优质蛋白为主,例如鱼、瘦肉、牛奶、蛋类、豆类及豆制品。鱼肉较细腻,易消化,加工过程中注重保持肉质鲜软;瘦肉加工过程中可以选用高压锅将其炖得软烂,易于老年人食用;牛奶一定要彻底加热,煮沸后再饮用,切不可凉服或者未充分煮沸便饮用,饮用时注意凉至适宜温度,防止过烫过凉;蛋类及豆类不要摄入过多,保持均衡饮食即可,因为此类物质易引起胃肠胀气,导致消化不良。老年人蛋白质摄入量应在每千克体重1.0~1.5 g。

3)脂肪 脂类物质的摄入要注意控制,脂肪摄入过多将成为诱发心血管疾病的危险因素,摄入过少又会影响脂溶性维生素的吸收,因此每千克体重每日摄入脂肪量不宜超过1 g。

4)矿物质 老年人膳食钙摄入量应每日达到800 mg。补充足量的钙质可以防治骨质疏松及高血压。虾皮属于壳类动物,食用时注意口腔黏膜不要被扎伤;牛奶及豆类食品含有矿物质,同时也含有蛋白质,其加工过程同蛋白质的加工。海带材质较硬,一定要充分煮熟煮烂再进食。老年人对磷的需要量仅次于钙,磷主要存在于豆腐、木耳中,木耳加工之前一定要充分浸泡,这样煮出来的木耳既能保证口感,又不会因为没有浸泡而过硬不利于老年人进食。另外,老年人应多食瘦肉及肝脏,补充体内缺少的铁,另外还要摄取富含维生素C的食物来促进铁的吸收,例如菠菜、南瓜、苹果、橘子、猕猴桃等。

5)维生素

(1)维生素A:存在于颜色较深的食物,例如动物肝脏、蛋黄、胡萝卜、南瓜、芒果中。

(2)维生素B:存在于粗粮谷类、深色蔬菜、奶、肉食中。

(3)维生素D:存在于蛋黄、肝脏、鱼类中。

(4)维生素C:存在于新鲜水果、蔬菜中。

(5)维生素E:有抗氧化、抗衰老的作用,存在于坚果类食品、蛋类及植物油中。

值得注意的是,坚果以及较硬的水果可以用搅拌机磨碎后食用。

6)膳食纤维 随着年龄增长,胃肠道功能减退,引起老年人便秘,这是大多数老年人存在的主要问题,应多食用富含膳食纤维的食物(如新鲜蔬菜、水果等)来改善便秘,促进毒素的排出。

3. 食品加工方式 食品烹调,主要是指将准备好的烹调原料经过加热和调制变成菜肴的操作过程,整个加工过程主要涉及两个步骤,分别是加热烹调原料以及调制加热好的烹调原料使其成为色、香、味、形俱佳的食物。食物经过烹调后能够发挥自身的营养价值并且易于人体消化吸收。

选择正确的烹调方法是获得食物营养的前提,但是加工过程中的诸多因素(如温度、空气中的氧、酸碱度等)会影响食物的卫生状态、营养价值以及消化吸收程度,不恰当的烹调方法会损害人体健康,因此在加工食品同时,还要满足人们对于食品的健康需求。

常用的烹调方法有炒、爆、熘、炸、煎、贴、煮、烧、焖、炖、蒸、烤、熏以及卷。其中炒、爆这两种烹调方法要用旺火,并且加热时间极短,主要是保持菜肴的鲜脆,但是这样的食物口感较硬,不适合老年人食用;炸、煎、贴以及熘都是先将油烧热后再将食物放入油中加工至熟的过程,经过这一过程加工的食品最外层都会呈现酥脆的口感,如果烹调后放置时间过长以及烹调时油温没有很好地掌握,食物会变得很硬,不适合老年人食用。烤、熏的烹调方法是将原料在干燥热空气的烘烤下成熟,原料内的水分会在食物加工的过程中蒸发,也会凝成脆皮,口感相对也会较硬,另外,在烹调过程中还会产生苯并芘,也不太适合老年人食用。

根据老年人消化功能特点,要保证加工完成的食物呈现出细、软、松的状态,采用的烹调方法多为蒸、煮、烩、炖、煨等,适量延长烹调时间。尽量不选用炸、煎、烤等烹调方式,因此此类方法制作出的食物口感较硬,不利于老年人吞咽,并且长期摄入不利于健康。值得注意的是,老年期是心血管疾病的高发期,所以食物加工制作在总体上应遵守少盐少油的原则,注意盐的使用量,每日应控制在 6 g 及以下,烹调用油控制在每日 20～25 g 为宜。加工过程注意控制火候的大小,防止火候过大导致加工的食物变色变焦,影响健康与营养。蒸煮过程中保证食物中的汤水适量,防止出现干锅现象,保证食物的口感。加工成品的食物要凉至适宜温度再给老年人食用,防止食物过热损伤消化道黏膜。

三、老年人日常食品的制作

随着年龄的增长,老年人消化功能有所下降,加之活动量减少,易发生食欲下降等消化问题,因此,针对老年人的饮食的特殊性,可以根据老年人的个体用餐喜好和要求差异性调整饮食的制作方法,保证制作的食品符合老年人个体的口味和需求。

1. 保持食材配色鲜艳性及菜品的多样性 在保证老年人所需营养素的同时,制作前可选择颜色鲜艳的食材,例如番茄、胡萝卜、青椒等,制作菜品过程中还可以选用亮色的食材或者两种和两种以上的食材互相搭配,亮色以及多种颜色搭配的食材能够提升人的视觉感受,提高老年人的食欲,刺激老年人的味蕾及促进消化液的分泌。另外食材的选择要种类齐全,避免种类局限,防止老年人偏食及食欲减退,菜品多样性可以保障老年人摄入足够的热量,维持身体的健康平衡。

2. 保持烹调方法多样性 可选用多种烹调方法,例如蒸、煮、炖等,应尽量展现出多种烹调方法制作的菜品,但不要制作不利于老年人健康的烟熏、腌制食物。烹调过程中可适量选择多种品牌的增味剂、调味品,适量使用鸡精、蘑菇精以及葱、姜、蒜、花椒、大料、醋等调料来刺激食欲。每次制作菜品时可以更换调味剂,使老年人食用过程中有不同的口感。

3. 注意摆盘技巧性 制作结束后,将做好的食物入盘摆放仍然需要技巧,菜品的摆盘造型要精致,好的视觉享受同样可以刺激食欲。要选择老年人喜欢的餐具,在制作中注意每一道菜品的视觉感受,尽量做到让老年人享受进食。

4. 保证老年人良好的用餐环境 老年人由于行动不便,在准备饭菜过程中常常因为怕麻烦做两三顿的餐量,因此,在保持用餐环境的整洁、空气清新的同时,要对制作餐量进行控制,做一顿、吃一顿。还要保障老年人心情舒畅,积极快乐的情绪可以刺激消化系统,有利于老年人进食。另外,子女应多回家陪老年人吃饭,在陪伴的同时,多人共同进食,同样也可以刺激食欲,保障老年人能量的摄入。

四、患病老年人食品的加工与制作

老年人各系统功能下降,器官逐步衰退,易患各种慢性疾病,例如心血管疾病、糖尿病及慢性支气管炎等。对于患有慢性疾病的老年人的饮食,在保证日常食品加工与制作的总原则下,针对各疾病应相应减少油类、糖、盐调味剂的使用,例如患心血管疾病的老年人,应特别注意盐的控制,但是少盐的摄入易引起患者出现食欲下降等问题,可在烹调过程中加醋提升味觉,进而刺激老年人的味蕾;另外,患心血管疾病的老年人还应减少脂肪的摄入,限制油脂类物质的摄入,食品搭配中注意多搭配富含纤维素的食物。而对于患糖尿病的老年人,其饮食中尽量不用糖,可以选用木糖醇等甜味剂,应控制好糖的摄入及患者的血糖水平,严格限制甜食、高脂食物,禁止食用油炸、油煎类食品,植物油的使用应不超过 20 g,限制胆固醇食物(如内脏、蟹黄等)摄入,盐类应控制在每日 5 g 以下,纤维素的摄入每日在 40~60 g,注意用糖、盐之外的调味剂来提升食品味道,促进老年人食欲。患慢性支气管炎的老年人的饮食一定要避免过咸,盐过重会引起痰多,加重气喘和咳嗽,平时应督促老年人多饮水以促进痰液的咳出。

五、老年人保健食品的使用

如今,越来越多的老年人开始注重健康保健。保健食品是指用来调节机体功能,具有特定保健作用的食品。其使用在一定程度上可以起到延缓衰老,调节免疫,改善记忆,抗疲劳,促进生长发育,调节血脂、血糖、血压,改善胃肠功能、睡眠,维持健康的作用,但是,保健食品不能用来当作药物作替代治疗。

1. 保健食品的分类

1)营养保健食品　以促进机体健康为主要目的的保健食品称为营养保健食品,可供健康人群或亚健康人群食用。

此类食品一般含有全面的营养素,能够提高人体营养水平,增强机体免疫功能,并且易于人体消化吸收,起到调节免疫、调节胃肠功能、抗疲劳等的保健作用。如维生素补充剂、微量元素补充剂、氨基酸补充剂、钙补充剂等营养素补充剂,防止人体因某种营养素缺少而引起机能不平衡。

2)专用保健食品　以特殊生理需要或特殊工种需要的人群为食用对象的保健食品即为专用保健食品。

此类保健食品针对的人群是各种不同生理阶段的健康人群,主要功能是调节身体防御功能及生理节律,满足不同生理阶段人群的生理需要。中老年人保健食品应含有充足的蛋白质、膳食纤维、维生素,还要低脂肪、低胆固醇和低钠。另外,特殊工作条件,如高温、井下、高空等作业环境下人群及运动员等所需的保健食品也属于专用保健食品。

3)防病保健食品　以防病抗病为目的的食品称为防病保健食品,主要针对特殊疾病患者,具有调节机体机能、防治并发症、促进身体康复的功效。

2. 常见的保健食品　卵磷脂、辅酶 Q_{10}、灵芝、蜂胶、鱼油、松花粉等。

1)卵磷脂　卵磷脂是 1844 年由法国人 Gohley 在蛋黄中发现的,其营养价值的重要性等同于蛋白质、维生素。卵磷脂是组成及维持重要器官、系统的重要物质,在人体的心脏、脑、肝脏等重要脏器及神经系统、血液系统都有发现。卵磷脂主要存在于动物肝脏、芝麻、大豆、蛋黄、蘑菇、木耳、谷类、鳗鱼等食物中,它的主要作用有以下几点:①促进肝功能恢复,促进肝细胞再生。②降低胆固醇含量,促进血液中脂肪分解,预防动脉硬化,保护心血管系统。③减缓记忆衰退,预防老年痴呆。

2)辅酶 Q_{10}　辅酶 Q_{10} 是 1957 年由美国威斯康星大学的 Frederick Crane 教授发现的。为增强服用效果,辅酶 Q_{10} 要随餐服用或者是饭后立即服用。另外,因辅酶 Q_{10} 会影响抗凝血药物疗效,因此辅酶 Q_{10} 不能和抗凝血药物同时服用。

3)灵芝　灵芝中含有灵芝多肽、灵芝多糖、氨基酸、甘露醇、蛋白质、有机酸以及多种微量元素等。灵芝的主要作用有抗癌、抗老化、保肝、提高免疫力、预防心血管疾病、预防糖尿病等。

4)蜂胶　蜂胶是蜜蜂维持自身群体健康的丰富生物活性物质,具有抗肿瘤、抗氧化、增强免疫力、抗菌、降血糖、降血脂等多种功能。

5）鱼油　鱼油是鱼体内全部油类物质的统称，包括体油、肝油、脑油，鱼油的主要成分是三酰甘油、脂溶性维生素、蛋白降解物等。鱼油能够预防心血管疾病、中风、糖尿病等。鱼油的主要制作过程是通过蒸、压榨、分离鱼和鱼的废弃物得到，是鱼粉加工的副产品。

6）松花粉　含有多种蛋白质、矿物质、核酸、多糖、单糖、酶及辅酶等。保健功能如下：①增强体力，缓解疲劳。②延缓皮肤衰老，增加皮肤弹性。③增进食欲，调节胃肠道功能。④保肝的功能。

知识链接

食品安全

《中华人民共和国食品安全法》（简称《食品安全法》）是中国全国人民代表大会常务委员会批准的国家法律文件。现行的《中华人民共和国食品安全法》于2018年12月29日修正。

《中华人民共和国食品安全法》第十章附则第九十九条规定，该法下列用语的含义：食品安全，指食品无毒、无害，符合应当有的营养要求，对人体健康不造成任何急性、亚急性或者慢性危害。食品安全是食物中有毒、有害物质对人体健康影响的公共卫生问题。

食品安全在日常生活中非常重要，食品安全贯穿在食品的生产、加工、包装、存储、销售、消费等各个环节之中，这些环节中要确保食品的卫生以及食用的安全，降低疾病发生发展，防范食物中毒。食品安全的含义主要有三个层次，分别是食品数量安全、食品质量安全及食品可持续安全。

《食品安全法》一共有10章154条。第一章总则、第二章食品安全风险监测和评估、第三章食品安全标准、第四章食品生产经营、第五章食品检验、第六章食品进出口、第七章食品安全事故处置、第八章监督管理、第九章法律责任、第十章附则。

QS是英文Quality Safety（质量安全）的缩写，加印有"QS"标志的食品，意味着该食品符合了质量安全的基本要求。生产厂家获得食品质量安全生产许可证的，并且生产加工的食品经过出厂检验合格的，在正式销售之前，必须在最小销售单元的食品包装上标注由国家统一制定的食品质量安全生产许可证编号并加印或者加贴食品质量安全市场准入标志"QS"。国家质检总局统一制定食品质量安全市场准入标志的式样和使用办法，该标志由"QS"和"质量安全"中文字样组成，其中字母"Q"与"质量安全"四个字是蓝色的，字母"S"是白色的，可根据需要按比例进行放大或者缩小，但是使用时不可以变形、变色。

能力检测

1.谷类食物中的碳水化合物主要存在形式为（　　）。

A.单糖　　　　　　B.葡萄糖　　　　　　C.淀粉　　　　　　D.果糖

2.高血压与饮食中（　　）食用过多有关。

A.钾　　　　　　　B.钠　　　　　　　　C.锌　　　　　　　D.镁

3.高脂血症等患者应该采用（　　）。

A.低脂膳食　　　　B.高蛋白膳食　　　　C.低糖膳食　　　　D.低盐膳食

4.煲汤时，火候应如何控制？（　　）

A.中火　　　　　　B.大火　　　　　　　C.小火　　　　　　D.先大火后小火

5.蒸气加热成很烂的菜肴时应该运用（　　）。

A.放气缓蒸　　　　B.放气蒸　　　　　　C.足气速蒸　　　　D.足气蒸

6.下列对低温油炸做出来食品的描述，正确的是（　　）。

A.色泽焦黄、外脆内嫩

B.色泽洁白、外软内嫩

C.外酥内嫩、色泽洁白

D.外脆内嫩、色泽金黄

7.以下哪种疾病需要低盐饮食?(　　)

A.骨质疏松　　　　　B.痛风　　　　　　C.高血压　　　　　　D.胆囊炎

8.煮熟的菜肴之所以会有香气,这是利用调味的(　　)。

A.扩散的作用　　　B.渗透的作用　　　C.吸附的作用　　　D.降解的反应

9.下列关于火候的说法,错误的是(　　)。

A.火候是食物成熟度的一种表示

B.季节的变化会对火候产生影响

C.火候与传热介质的种类无关

D.温度与时间是影响火候的关键因素

10.食品制作完成后的最后一道工序是(　　)。

A.命题　　　　　　B.设计　　　　　　C.修饰　　　　　　D.制作

11.属于热空气传导热的烹调方法是(　　)。

A.煮　　　　　　　B.烤　　　　　　　C.蒸　　　　　　　D.炸

12.爆类菜品的质感评价标准是(　　)。

A.酥脆感　　　　　B.松软感　　　　　C.熟烂感　　　　　D.脆嫩感

13.味觉是由盐、醋、糖等味物质的刺激引起,人类和高等动物感受味觉的部位限于(　　)。

A.全身　　　　　　B.舌　　　　　　　C.嘴唇　　　　　　D.鼻子

14.食物蛋白质在人体内的主要消化部位在(　　)。

A.胃部　　　　　　B.小肠部　　　　　C.结肠部　　　　　D.食管部

15.淀粉在体内最终的水解产物为(　　)。

A.葡萄糖　　　　　B.半乳糖　　　　　C.果糖　　　　　　D.蔗糖

16.钙的最佳食物来源是(　　)。

A.蔬菜　　　　　　B.谷物　　　　　　C.鱼类　　　　　　D.奶及奶制品

17.富含优质蛋白的植物性食物是(　　)。

A.大豆　　　　　　B.橘子　　　　　　C.小麦　　　　　　D.绿豆

18.富含碘的天然食物是(　　)。

A.豆类　　　　　　B.奶类　　　　　　C.水果　　　　　　D.海产品

参考答案1.C　2.B　3.A　4.D　5.C　6.D　7.C　8.A　9.C　10.C

11.B　12.A　13.B　14.A　15.A　16.D　17.A　18.D

(白　柳　李思思)

项目七　患病老年人的营养护理

 学习导航

　　疾病是导致机体老化、器官衰退、影响身体健康的重要因素。营养的摄入不足导致人体免疫力下降,发生疾病。机体发生疾病时需要营养的支持,合理的营养可满足机体的营养需要,经临床药物治疗及精心护理,可有效地控制疾病发展,使机体得到康复。老年人生病后更加虚弱,需要合理的营养补充。老年人易发生哪些常见疾病? 这些疾病需要如何调整饮食结构? 采用哪些措施用于治疗疾病? 这都是我们需要考虑的问题。

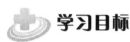 **学习目标**

领　域	学校学习	企业学习
内容	1.老年人循环系统疾病的营养护理 2.老年人呼吸系统疾病的营养护理 3.老年人内分泌代谢系统疾病的营养护理 4.老年人消化系统疾病的营养护理 5.老年人泌尿系统疾病的营养护理 6.老年人恶性肿瘤疾病的营养护理 7.老年人妇科疾病的营养护理 8.老年人烧伤疾病的营养护理	1.老年人常见疾病的营养护理 2.老年人疾病营养的种类 3.老年人营养护理的方法 4.老年人营养护理的特殊技术 5.老年人疾病营养护理的调查问卷
需要培养的职业能力	1.学生能列举老年人常见疾病营养饮食配方 2.学生能设计老年人常见饮食护理计划(注意老年饮食原则) 3.学生能正确使用护理工具和恰当的方法与沟通技巧,以及相应的护理技术对老年人提供常见的营养饮食护理 4.学生能运用恰当的方法对老年人常见疾病的营养饮食情况进行调查 5.学生能在老年人常见疾病的营养护理过程中反思(人文关爱、技术运用、团队协作、责任担当、错误纠正)	

任务1：老年人循环系统疾病的营养护理——高血压、冠心病老年人的营养护理

 学习导航

循环系统疾病是老年人常见的疾病，包括心脏及血管疾病，如心律失常、心力衰竭、冠状动脉粥样硬化、心肌病、高血压等疾病，给老年人带来了极大的烦恼。循环系统疾病严重影响老年人的日常饮食和营养物质的吸收，导致老年人缺乏营养、体质下降、功能衰退，严重损害老年人的身心健康。做好老年人循环系统疾病的营养护理，不仅能增强老年人的体质，还能有效地延缓老年人的病情发展。

 学习目标

领　　域	学校学习	企业学习
内容	1.老年人循环系统疾病的基础知识 2.老年人循环系统疾病的营养治疗方案	1.在实践中观察患有循环系统疾病老年人的饮食特点 2.运用适当的方法对患有循环系统疾病老年人进行合理营养的健康宣教和指导
需要培养的职业能力	1.通过对循环系统疾病老年人的营养、饮食与疾病的关系的分析，学生能尊重老年人，能向老年人实施营养与饮食的健康宣教。 2.学生能总结与分析循环系统疾病老年人的营养饮食与疾病的关系，反思健康宣教过程中存在的问题。	

 职业行动情境

养老院的钱大爷一年前因冠心病，做过一次心脏支架手术。近期钱大爷血压不断升高，心脏还有些难受，每日都要吃药。实习生小梅吃晚饭时查房，发现钱大爷不仅没吃桌子上的清淡的菜，还坐在沙发上生气……

（苏　晗）

◎ 行动情境任务

高血压、冠心病老年人的营养护理。

· 行动情境任务的导入

钱大爷是个比较胖的老年人，由于身体胖，脂肪和胆固醇的含量较高，随着年龄的增加，容易导致血压的升高和冠心病的发生。钱大爷已经有过一次心脏支架手术的经历，需要清淡、含维生素高的饮食，严格控制脂肪、热量、胆固醇的摄入。钱大爷平时喜欢吃肉类的食物，不喜欢青菜一类清淡的饮食。钱大爷年岁已高，又非常固执，很难改变他的饮食结构。采取措施让钱大爷改变饮食习惯，调整他的饮食结构，配合药物治疗及鼓励其进行适当的运动是控制钱大爷血压升高、预防冠心病发生的主要方法。

· 行动情境任务的分析

高血压、冠心病是老年人常见的慢性疾病，除了需要长期药物治疗，更重要的是营养治疗：①控制总能量摄入，维持正常体温；②控制脂肪和胆固醇的摄入；③摄入蛋白质的质和量应合理；④摄入适量糖

类;⑤适当增加膳食纤维,补充充足的维生素;⑥保持矿物质的供给;⑦少量多餐;⑧忌吸烟、酗酒、饮浓茶,忌用一切辛辣调味剂。钱大爷已经有过一次心脏支架手术的经历,需要清淡含维生素高的饮食,严格控制脂肪、热量、胆固醇的摄入。

学校教学领域

学习领域	根据老年人的个人情况和情境特点开展护理工作	所需学时:____学时
学习情境	老年人循环系统疾病的营养护理	所需学时:____学时

根据教学大纲应获得的能力

1.根据护理观察以及已经掌握的症状和疗法,学生能为患循环系统疾病(如高血压、冠心病)的老年人制订营养护理计划

2.学生能建议高血压、冠心病老年人改变他们的饮食习惯

"高血压、冠心病老年人的营养护理"的教学内容

职业行动情境

养老院的钱大爷一年前因冠心病,做过一次心脏支架手术。近期钱大爷血压不断升高,心脏还有些难受,每日都要吃药。实习生小梅吃晚饭时查房,发现钱大爷不仅没吃桌子上的清淡的菜,还坐在沙发上生气……

项目	作业
组织/导向	1.屏幕上播放"120急救突发心梗患者"视频 要求:谈谈感受 2.仔细阅读上述案例,指出钱大爷的症状 要求:全班同学联想 (1)高血压的并发症及后果 (2)冠心病的并发症及后果 (3)讨论这些症状可能由什么引发(考虑老年人的权利) 3.想象一下,你为了治疗疾病必须改变饮食习惯,完成练习1。联想钱大爷的感受之后和同桌讨论 结合职业行动情境,根据高血压、冠心病营养治疗的内容,进行饮食护理,完成练习2
了解相关背景信息	4.阅读材料并研究针对高血压、冠心病的营养饮食配方,记录要点 5.全班分为两组,分别为心脏支架手术前阶段和心脏支架手术后阶段制作饮食治疗方案及营养饮食配方。完成练习3
计划	6.制订高血压病和冠心病患者的营养方案 各小组讨论用何种方法能让钱大爷改变其饮食结构并接受营养治疗 7.不同题目的小组各出一个代表,讲解自己的方案,介绍各自的护理计划,并在必要时纠正
决定	8.参考相关材料,提出小组饮食建议,并在全班讨论 9."动员钱大爷适应治疗饮食"——角色扮演 要求:讨论剧本并编写(运用上述的饮食治疗方案)
执行/展示	10.在小组作业中,写下学生小梅和钱大爷之间的动员咨询对话,并写下营养饮食配方。完成练习4 11.练习角色扮演,分配角色 12.在全班展示,角色扮演

Note

监督	13.观察、评价角色扮演 以抽签的方式监督其他小组的活动(保密,向其他小组学习) 注意: (1)观察监督小组的情况(分工、用物准备、练习程度)并记录,将记录的内容(优点部分)作为本小组活动内容的参考 (2)是否与老年人饮食需要特点相关
评价/反思	14.全班讨论改变饮食对钱大爷的意义。反思在实施改变钱大爷饮食的过程中有哪些问题并记录。完成练习5
系统化	15.钱大爷改变了饮食后病情有所好转,血压控制得较好,可有时不想吃药。有一天,在户外与其他老年人下棋时摔倒了,大汗淋漓,口水直流,经医院检查,钱大爷有脑出血,请学生对急性期脑出血患者钱大爷提出饮食治疗方案

学校练习部分

练习	姓名: 学号: 班级: 组别:
练习1	1.高血压的并发症及后果是什么? 2.冠心病的症状及后果是什么? 3.为了治疗疾病你能改变饮食吗? 4.钱大爷的感受有哪些?
练习2	 **高血压对大脑血管的影响**　　　　　　　**高血压对心脏的影响** 1.高血压对大脑血管的影响有哪些? 2.高血压对心脏的影响有哪些?
练习3	1.钱大爷进行心脏支架手术前的营养饮食配方是什么? 2.钱大爷进行心脏支架手术后的营养饮食配方是什么?
练习4	写下学生小梅和钱大爷之间动员咨询对话,并写下营养饮食配方。
练习5	1.谈谈改变钱大爷饮食的意义。 2.反思。
练习6	对急性期脑出血患者钱大爷提出饮食治疗方案。

(苏　晗)

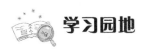 **学习园地**

材料 12 心血管疾病患者营养护理

一、高血压

高血压是指循环动脉血压高于正常值的一种常见临床症候群,分为原发性高血压和继发性高血压,是目前发病率较高、并发症较多且不容易根治的慢性非传染性疾病,严重者可危及生命。其发病原因主要与不良的饮食和生活习惯及某些精神因素有关。高血压虽然难以根治,但是可以防治。若重视营养治疗,就能预防及控制高血压,有些高血压患者甚至可仅依靠坚持饮食调节、控制体重、适当锻炼等非药物治疗收到良好效果。

1.营养代谢特点 高血压的发生与三大营养素有密切关系,分别是钠、钾、钙,它们在人体内起着不同的生理作用。

1)钠 钠主要以食盐的形式广泛应用于食品中,包括各种烹饪调味剂、添加剂。钠的生理作用包括维持人体细胞渗透压,参与调节体液的酸碱平衡。当人体摄取高钠食物后,体内钠吸收增加,并在体内蓄积,终因水钠潴留致血容量增多,心脏收缩加强,血管平滑肌细胞反应增强,同时增加了肾的负荷以排出过多的水和钠。

2)钾 钾在人体内主要参与调节酸碱平衡。钾可以减少体内钠的不良作用,利于钠与水的排出,阻止摄盐过多引起的血压升高。故钾对高血压具有一定的调节作用。

3)钙 临床研究发现,钙的摄取量与血压呈负相关。钙摄入不足时,细胞外液中钙量相对较低,血管平滑肌细胞膜通透性增加,细胞外的钙向细胞内转移,促使血管平滑肌细胞收缩,外周阻力、血压升高;钙摄入增加时,可促进钠排出进而降低血压。另外,缺钙与甲状旁腺有关。甲状旁腺可产生一种多肽物质,能使血压升高,被称为"治高血压因子"。低钙饮食时甲状旁腺分泌可致"高血压因子"增多,而高钙饮食时可抑制其产生。国外研究发现,高血压患者每日加服 800 mg 钙,8 周后发现收缩压和舒张压都有所下降,而正常人不变。此外,脂肪、能量、维生素及酒精等对高血压也有一定的影响。如长期高脂肪、高热量、高胆固醇饮食使人肥胖超重,加速动脉粥样硬化,大量饮酒也能引起外周小动脉收缩,发生高血压等。

2.营养治疗措施

1)限盐 世界卫生组织建议:高危人群每日盐的摄入量不超过 5 g,高血压患者为 1.5～3 g。限盐方式主要有:减少烹饪时盐的使用量,提倡科学烹饪,如清蒸、凉拌、煮等,少用味精、酱油、豆瓣酱及辛辣调味品;改变腌制食品的饮食习惯,多食用新鲜食品等。研究表明,每日摄盐量由 10 g 减至 5 g,血压可下降 10/5 mmHg,长期坚持,有利于稳定血压。

2)补钾 适当增加膳食中钾的摄入,有利于高血压的防治。成年人每日钾的摄入量为 1875～5625 mg,多汗时,更要及时补充。常吃含钾丰富的新鲜水果、蔬菜以及豆类及其制品,如香蕉、柑橘、荔枝、番茄、紫菜、青椒、土豆、蚕豆、毛豆、花生等。

3)补钙 人群日均摄钙量每增加 0.1 g 平均血压下降 2.5/1.3 mmHg。提倡高钙饮食。富含钙的食物有蛋类、牛奶等。

4)摄入优质蛋白 最新医学研究认为,多摄入优质蛋白,高血压的发病率会降低。富含优质蛋白的食物有禽类、兔类、鱼类、牛奶等,但优质蛋白不宜超量摄入。高血压患者每日蛋白质摄取量以 1 g/kg

 Note

121

体重为宜,其中植物性蛋白质应占50%。

5)控制能量摄入　多数高血压患者合并有超重或肥胖,故减轻体重可以有效防治高血压。以三低食品为宜,即"低热量、低脂肪、低胆固醇",从而控制体重,体重减少1 kg,血压下降1 mmHg。每日摄入的能量以标准体重计算。主食每日宜为250～400 g,常吃杂粮、粗粮,少吃精制米面,少食甜食,少食富含饱和脂肪酸的肥肉及其制品,脂肪供给应控制在每日40～50 g。膳食胆固醇应控制在每日300 mg以内。

6)少饮酒　大多数研究表明,饮酒与高血压之间有相关性。重度饮酒者(相当于每日饮酒65 mL)高血压发病率是不饮酒者的2倍。男性每日酒精摄入量不超过25 g,女性不超过15 g。

7)常吃富含膳食纤维的食物及富含维生素C的新鲜果蔬　如橘子、苹果、大枣、番茄、芹菜叶、油菜、小白菜、莴苣叶等。

3. 其他营养治疗措施

1)脂肪　摄入量<30%的总能量。少食动物性油脂,如肥肉,因肥肉中含大量饱和脂肪酸;因瘦肉中也含饱和脂肪酸,故大量进食瘦肉也会导致血脂异常;平素应多食含不饱和脂肪酸的食物,如深海鱼类等,食用油选用植物油(如豆油、玉米油等)。

2)胆固醇　摄入量控制在200 mg以下。忌食或少食胆固醇含量高的食物,如动物内脏(尤其是脑)、蛋黄、螃蟹、蛤贝类等。

3)膳食纤维及维生素　各类蔬菜(如芹菜、韭菜、油菜、白菜等)、粗粮(如玉米)等,都含有丰富的膳食纤维及各类维生素。维生素C能促进胆固醇生成胆酸,从而降低胆固醇;维生素E具有抗氧化作用,能阻止不饱和脂肪酸过氧化;烟酸能够降低血中三酰甘油水平,防止血栓发生。

4)饮茶　研究证实,茶有消脂、降低胆固醇的功效,尤其是绿茶、乌龙茶、红茶等,可常饮用。

5)限制总能量及糖类摄入,减轻体重　过多的糖类摄入导致体重增加,使血中的三酰甘油升高。故限制总能量摄入、减轻体重可明显降低血中胆固醇、三酰甘油水平。

二、冠状动脉粥样硬化性心脏病

冠状动脉粥样硬化性心脏病,简称冠心病,是冠状动脉发生粥样硬化病变,使冠状动脉管腔狭窄或闭塞,影响冠状动脉血液循环,导致心肌缺血缺氧的一种心脏病。研究发现,冠心病的发病与营养不均衡有很大关系,且近年来冠心病的发病年龄有明显的年轻化趋势。所以合理控制饮食、调整膳食结构是防治冠心病的重要措施。

1. 营养代谢特点

1)能量　人体日常活动的维持需要足够的能量,但能量的供给不是越多越好,当能量供给超过人体需要量时,能量便会转变为脂肪存储于人体内,长此以往,便会使体重增加甚至肥胖。高体重、肥胖是罹患冠心病的重要危险因素。所以,冠心病患者应减少能量摄入,控制体重。

2)脂肪和胆固醇　过高膳食脂肪和胆固醇的摄入对血清脂质和脂蛋白的代谢有重要影响,其含饱和脂肪酸可致血中胆固醇、低密度脂蛋白(LDL)升高,进而进入动脉内膜下间隙,形成斑块,促进动脉粥样硬化。而不饱和脂肪酸能增加胆酸合成,促进胆固醇分解,降低血中胆固醇水平。所以,限制脂肪和胆固醇摄入、增加不饱和脂肪酸的摄入有益于冠心病的防治。

3)糖类　糖类摄入过多超过生理需要量时以糖原形式储存,最终转变为脂肪,脂肪中90%以上的能量以三酰甘油的形式存在。三酰甘油升高,同时还可伴有高密度脂蛋白(HDL)降低,这些因素均可增加冠心病的危险性。中老年人群胰岛功能对超负荷糖类摄入的血糖调节能力较差,有可能会导致糖耐量降低或糖尿病,以增加患冠心病的风险。

4)膳食纤维　可溶于水的膳食纤维能吸附胆固醇,阻碍胆固醇吸收,促进胆酸的排泄,减少胆固醇的合成,进而降低血胆固醇水平,降低冠心病的患病率及风险。

5)蛋白质　动物性蛋白质摄入过多时,摄入的动物性油脂和胆固醇也增加,血浆胆固醇水平升高,若以大豆这样的植物性蛋白质替代,则血浆胆固醇水平下降,这与大豆蛋白中氨基酸种类及比例等有关。

2. 营养治疗措施

1)控制总热量,维持正常体重 最好从儿童及青少年时期开始,坚持合理的能量控制,预防超重和肥胖。一般冠心病患者宜以低于标准体重5%供能。超重者或肥胖者应以标准体重供能。

2)控制脂肪与胆固醇 高血脂是冠心病的主要诱因之一,所以应控制脂肪(饱和脂肪酸)和胆固醇的摄入量。每日饮食中总脂肪量应占总能量的20%~25%,胆固醇摄入量控制在300 mg。如脂代谢异常者胆固醇日摄入量应在200 mg以下。因此,烹调时应尽量不用动物油,宜选用植物油,如玉米油、花生油、豆油、葵花籽油等。宜选用低脂肪、低胆固醇食物,如各类禽肉、鱼肉、豆腐等。

3)蛋白质的质和量应适宜 应适当增加植物性蛋白质,尤其是大豆蛋白的摄入比例,其有助于降低胆固醇水平。摄入蛋白质的适宜比例为蛋白质占总能量的12%左右,其中优质蛋白占40%~50%,优质蛋白中动物性蛋白质和植物性蛋白质各占一半。

4)适量糖类 采用多糖类,控制单糖和双糖的摄入。尽量少吃纯糖食品及其制品。糖类来源应以米、面、杂粮等含淀粉类食物为主。

5)适当增加膳食纤维,补充充足的维生素 多选富含膳食纤维的食物,如燕麦、豆类、蔬菜类等,能使血浆胆固醇水平降低5%~18%,但要注意过量膳食纤维摄入会影响某些矿物质和微量元素的吸收。蔬菜和水果是维生素、矿物质、膳食纤维和果胶的丰富来源。维生素C能降低血胆固醇水平,增强血管弹性,保护血管壁的完整性,对心肌梗死者,能促进梗死的病变的愈合;维生素E可防止脂质过氧化,具有抗氧化作用,改善心肌缺氧,预防血栓发生;维生素B_{12}、泛酸、烟酸等B族维生素均能降低胆固醇水平,防治动脉硬化和冠心病。

6)保证矿物质的供给 碘能抑制胆固醇被肠道吸收,降低胆固醇在血管壁上的沉着,故能减缓或阻止动脉粥样硬化的发展,常食海带、紫菜等含碘丰富的海产品,可降低冠心病发病率。膳食中钙、镁、钾、铜等也具有各自不同的生理作用,对防治冠心病有益。

7)少食多餐 避免吃得过饱、过多,不吃过于油腻和过咸的食物。

8)忌烟酒、酗酒、饮浓茶,忌用一切辛辣调味品。

知识链接

出血性脑卒中应急预案

(1)观察患者病情变化,发现脑出血症状时,立即通知医生。

(2)保持呼吸道通畅,置患者于仰卧位,头偏向一侧,头部抬高15°~30°,给予氧气吸入。迅速建立两条静脉通路,遵医嘱快速滴入降低颅内压等抢救药物。

(3)有呼吸道梗阻者,立即将下颌向前托起,若患者出现呼吸不规则、呼吸表浅等,协助医生行气管插管或切开。

(4)注意观察呕吐物的性质、颜色及量并做好记录。

(5)病情危重患者,发病24~48 h禁食。

(6)必要时做好急诊手术的准备前工作。

能力检测

选择题

1.男性患者,50岁。既往有高血压病史15年,护理人员对其进行饮食指导,其中错误的是(   )。

A.低盐、低脂   B.低胆固醇   C.清淡、宜少量多餐

D.富含维生素和蛋白质   E.高热量、高纤维素饮食

2.男性患者,50岁。血压140/90 mmHg,诊断为高血压,遵医嘱给予非药物治疗,下列描述不正确的是( )。

A.合理膳食 　　　　　　B.减轻体重 　　　　　　C.保持健康心态

D.参加举重活动 　　　　E.气功及其他行为疗法

3.男性患者,42岁。诊断高血压3年。性情温和,体态匀称。平素以面食为主,饮食清淡,喜食咸菜等腌制品。目前对其主要的饮食护理指导是( )。

A.低脂饮食 　　　　　　B.低磷饮食 　　　　　　C.低钠饮食

D.低蛋白饮食 　　　　　E.低纤维素饮食

4.某原发性高血压患者,吸烟史20年,肥胖,目前血压160/95 mmHg,下列健康教育内容错误的是( )。

A.保持情绪稳定 　　　　B.适量运动 　　　　　　C.高热量,高糖饮食

D.戒烟 　　　　　　　　E.控制高血压

5.男性患者,71岁。身高170 cm,体重80 kg,患高血压20年。为控制患者体重所采取的措施不应包括( )。

A.制订个体化膳食方案 　　B.监测体重变化 　　　　C.吃减肥药

D.规律运动 　　　　　　　E.控制饮食

6.适合心绞痛患者的饮食是( )。

A.高热量、高蛋白、高维生素饮食

B.高热量、低脂肪、高蛋白饮食

C.低热量、高蛋白、高维生素饮食

D.低热量、适量蛋白、低脂肪饮食

E.低热量、适量蛋白、高脂肪饮食

7.男性患者,既往有心绞痛病史2年。在体育锻炼时心绞痛再次发作,护士指导患者服用硝酸甘油的方法是( )。

A.口服 　　　B.舌下含服 　　　C.皮下注射 　　　D.静脉注射 　　　E.雾化吸入

8.男性患者,58岁。患冠心病,护士在指导患者饮食时可以食用的是( )。

A.蛋黄 　　　B.肥肉 　　　C.鱼肉 　　　D.动物内脏 　　　E.鱼子

9.男性患者,65岁。急性心肌梗死冠脉支架术后半年,在家休养。心情低落,少与人交流,对周围事物不感兴趣。其最可能的心理问题是( )。

A.谵妄 　　　B.抑郁 　　　C.焦虑 　　　D.恐惧 　　　E.愤怒

10.患者,急性广泛前壁心肌梗死,现血压正常,呼吸平稳,窦性心律70次/分,未发现并发症。

(1)该患者12 h内的护理措施中正确的是( )。

A.室内缓步走动 　　　　　　B.有护理人员协助满足患者的各种需要

C.酒精湿化给氧 　　　　　　D.大小便由护理人员协助

E.高热量、高蛋白饮食

(2)针对该患者的护理措施,错误的是( )。

A.少量多餐 　　　　　　B.尽量避免搬动 　　　　　　C.第一周内限制探视

D.静脉输液速度宜慢 　　E.如有便秘立即灌肠

参考答案:

1.E　2.D　3.C　4.C　5.C　6.D　7.B　8.C　9.B　10.(1)B　(2)E

(关　凌)

任务2：老年人呼吸系统疾病的营养护理——肺炎老年人的营养护理

 学习导航

呼吸系统是人体重要的生命系统之一。呼吸困难是指患者主观上感觉呼吸费力、空气不足，客观上出现呼吸频率、节律改变，甚至出现辅助呼吸肌参与呼吸运动等临床表现。肺源性呼吸困难主要是呼吸系统疾病引起的通气、换气功能障碍，导致缺氧和(或)二氧化碳潴留。老年人体力下降，抵抗力弱，患肺部疾病的人很多，需要大量的营养供给。肺炎是导致呼吸系统疾病的主要疾病之一，营养护理是肺炎患者的重要护理措施。

 学习目标

领　域	学校学习	企业学习
内容	1.呼吸系统疾病的基础知识 2.呼吸系统疾病的营养治疗方案	1.在实践中观察呼吸系统疾病患者的营养代谢特点 2.运用适当的方法对呼吸系统疾病老年人进行合理营养的健康宣教和指导
需要培养的职业能力	1.学生能运用正确的方法列举呼吸系统疾病营养物质的代谢特点 2.通过对呼吸系统疾病老年人的营养、饮食与疾病关系的分析，学生能实施对老年人的营养健康宣教 3.学生能总结与反思在呼吸系统疾病老年人的营养、饮食与疾病关系的分析宣教过程中存在的问题	

 职业行动情境

进食痛苦的李奶奶

李奶奶的咳嗽、咳喘越来越重，整天躺在床上不敢动。她的呼吸困难，血氧指数在不断地下降，眼窝凹陷，日渐消瘦，由于药物反应，吃饭就觉得恶心。李奶奶因病毒性肺炎住院已经7日了，进食非常困难，由于病痛的折磨，李奶奶几乎拒绝进食，情绪焦虑，实习生晓彤感到痛心。

◎ 行动情境任务

肺炎老年人的饮食护理。

· 行动情境任务的导入

每个老人都希望自己有好的身体，身体健康是所有人的向往。一旦不注意，细菌、病毒就通过呼吸道进入人体，侵害人的肺、气管。一般的流感病毒性肺炎、非典型肺炎、禽流感肺炎、新型冠状病毒感染的肺炎使致死率逐年上升，如何提高机体的免疫力，防止细菌、病毒的入侵，患肺炎后如何治疗，饮食营养至关重要，由于老年人进食量相对较少，吸收得也慢，因此老年人患肺炎后，营养护理是关键。

· 行动情境任务的分析

李奶奶由于疾病的折磨，加之药物的作用，导致进食困难，给护理人员的工作带来了严峻的考验，饮食与疾病的关系非常密切，合理的膳食搭配和良好的饮食习惯对人体的健康非常重要，有利于身体的康

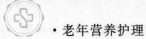

复。如何安抚李奶奶的情绪,劝慰李奶奶进食,采取哪些措施能让李奶奶克服饮食障碍是重中之重。

学校教学领域

肺炎老年人营养饮食护理计划

学习领域	根据消化系统疾病老年人的个人情况和情境特点开展护理工作	所需学时:＿＿学时
学习情境	"进食痛苦的李奶奶"——呼吸系统疾病患者的营养护理	所需学时:＿＿学时

根据教学大纲应获得的能力:

1.学生能列举常见的呼吸系统疾病

2.学生能描述呼吸系统疾病的老年人营养素的代谢特点

3.学生能列举呼吸系统疾病的常见症状

4.学生能运用恰当的方法制作小视频"呼吸系统疾病的饮食困难"的解决办法

5.学生能在指导老师的指导下对呼吸系统疾病老年人进行健康宣教

6.学生能总结并反思为老年人进行营养指导的过程中的优缺点

"呼吸系统疾病营养护理"的教学内容

职业行动情境

李奶奶的咳嗽、咳喘越来越重,整天躺在床上不敢动。她的呼吸困难,血氧指数在不断地下降,眼窝凹陷,日渐消瘦,由于药物反应,吃饭就觉得恶心。李奶奶因病毒性肺炎住院已经 7 日了,进食非常困难,由于病痛的折磨,李奶奶几乎拒绝进食,情绪焦虑,实习生晓彤感到痛心。

项目	任务
组织/导向	1.看图联想咳嗽的感受 要求: (1)谈谈自己咳嗽的感受并写在纸条上 (2)谈谈李奶奶的感受
了解相关背景信息	2.阅读材料 要求: (1)列举呼吸系统疾病 (2)描述主要症状 (3)肺炎导致老年患者哪些痛苦 (4)肺炎患者的营养需求有哪些,完成练习1
计划	3.对李奶奶进行饮食护理的方法和措施 要求: (1)小组讨论 (2)对李奶奶进行心理安慰 (3)对李奶奶进行痛苦护理 (4)对李奶奶进行饮食搭配 (5)对李奶奶的饮食方法提出建议,完成练习2
决定	4."肺炎老年患者疾病的护理"计划(小组角色扮演) 要求:制定方案时考虑老年人的感受

续表

执行/展示	5.小组表演 要求： (1)分工明确,用物准确 (2)人物扮演真实,内容健康 (3)回答问题 (4)小组随机抽取题目,抽同学回答 (5)完成练习 3
监督	6.以抽签的方式监督其他小组的活动(保密,向其他小组学习) 　观察监督小组的情况(分工、用物准备、练习程度)并记录,将记录内容(优点部分)作为本小组活动内容的参考。设计晓彤和李奶奶之间饮食疏导对话,完成练习4
评价/反思	7.小组抽签回答问题 　小组互评(每个小组必须对其他小组进行点评),本小组自评、反思,老师评价,讨论如果你是李奶奶的女儿该怎样做?(使用学习通回答)
系统化	8.新型冠状病毒肆虐,医护人员仍坚持抗战。评论:你如何评价医护人员? 在为一位 90 岁高龄的老奶奶喂饭时,她咳嗽会喷出饭粒到你身上,你该怎么做?完成练习 5

学校练习部分

练习	姓名:　　　　学号:　　　　　　班级:　　　　　组别:
练习 1	1.咳嗽的感受有哪些? 2.肺炎导致身体出现哪些痛苦? 3.肺炎患者的营养需求有哪些?
练习 2	1.对李奶奶进行心理安慰。 2.对李奶奶进行痛苦护理。 3.对李奶奶进行饮食搭配。 4.对李奶奶的饮食方法提出建议。
练习 3	1.李奶奶生病前的饮食调查如何? 2.李奶奶肺炎医生的饮食建议有哪些?
练习 4	写出晓彤和李奶奶之间饮食疏导对话。
练习 5	1.谈谈饮食对肺炎治疗的意义。 2.如果李奶奶拒绝吃饭怎么办?

(苏　晗)

Note

学习园地

材料 13　呼吸系统常见疾病患者的饮食护理

一、呼吸系统疾病的常见症状及饮食护理

(一)咳嗽和咳痰

咳嗽是因为咳嗽感受器受刺激而引起的一种突然、爆发性的呼气运动,是清除气道分泌物,将分泌物排出体外的过程,是一种保护性反射活动。

1. 护理评估

1)病史

(1)诱因　询问有无刺激性气体吸入、冷温度刺激等引起咳嗽的有关因素。

(2)咳嗽　评估咳嗽发生的急缓、性质、时间,咳嗽后是否缓解。突然出现的刺激性咳嗽多见于过敏性等异物吸入及急性上、下呼吸道感染的初期,重度的刺激性咳嗽见于变异性哮喘、咽炎、支气管肿瘤、肺间质纤维化等。金属音咳嗽见于纵隔肿瘤等。嘶哑性咳嗽见于喉癌、喉炎等。

(3)咳痰　评估痰液的颜色、量、黏稠度、气味和有无可视化异物。慢性咳嗽咳痰常见于慢性支气管炎、支气管扩张及空洞性肺结核。黄绿色痰液常常提示患者有感染发生;红色的痰液是因为其含有血液或血液中的血红蛋白,可见于肺结核、肺癌等患者,铁锈色痰液见于肺炎球菌性肺炎;巧克力色痰液则考虑阿米巴肺脓肿;粉红色泡沫痰提示患者为急性肺水肿,砖红色胶冻样痰液常见于克雷伯杆菌肺炎,恶臭味痰液常常提示厌氧菌感染。

2)身体评估　主要评估患者的生命体征、意识状态、皮肤状态、胸部的胸廓呼吸运动、呼吸音的改变、干湿啰音等,还有患者的营养状态,有无消瘦及营养不良。

3)实验室检查　痰液致病菌的检查,血气分析,X线胸片,肺功能测定等。

2. 护理措施

1)一般护理

(1)环境:良好的环境可缓解咳嗽咳痰的症状。要注意保持环境的整洁、干净、舒适。注意室内空气情况,定时通风换气,保持室内适宜温度(18~20 ℃)与湿度(50%~60%)。

(2)避免诱因:注意保暖,吸烟的患者应制订并实施有效的戒烟计划来减轻咳嗽、咳痰症状,避免到空气污染、人群聚集的公共场所,减少刺激性异物对呼吸道黏膜的伤害。

2)病情观察　密切观察患者生命体征、咳嗽、咳痰情况,记录痰液的颜色、量、性质、气味;观察咳嗽是否伴有发热、胸痛、咯血等情况发生;对意识障碍、痰量较多者,应警惕窒息的发生。

3)促进有效排痰　指导患者进行有效咳嗽,对患者进行有效咳嗽的训练。

4)饮食护理　长期的咳嗽咳痰可以使患者能量加快消耗,进而营养不良,此类患者应注意补充充足的热量,多食用易消化的清淡饮食,禁止食用油腻的食物。另外营养不良及维生素 A、维生素 C 缺乏会导致呼吸道防御能力降低,黏膜上皮细胞修复能力下降。因此,此类患者应适当增加蛋白质及维生素 A、维生素 C、维生素 E 的摄入。辛辣刺激性食物,可加重咳嗽症状,所以在患者营养护理中应避免此类食物的食用。如果患者没有心脏、肾脏功能障碍,应保证每日饮水量 1.5~2 L,尤其是伴有发热的患者,应补充体内丢失的水分,充足的水分可湿润呼吸道黏膜并修复病变组织,减轻外界不利因素刺激,利于痰液稀释和排出。

(二)肺源性呼吸困难

呼吸困难是指患者主观上感觉呼吸费力、空气不足,客观上出现呼吸频率、节律改变,甚至出现辅助

呼吸肌参与呼吸运动等临床表现。肺源性呼吸困难主要因呼吸系统疾病引起的通气、换气功能障碍引起缺氧和(或)二氧化碳潴留。

1. 护理评估

1)病史 起病的缓急、诱因、伴随症状及严重程度。

2)身体评估 监测是否存在烦躁不安、神志恍惚、谵妄或昏迷等意识改变;是否有表情痛苦、鼻翼扇动等面容与表情;是否存在呼吸频率、深度、节律的改变,有无异常呼吸音、干湿啰音等。

3)实验室检查 动脉血气分析,X线摄片、CT检查、肺功能测定。

2. 护理措施

1)一般护理 环境、诱因的护理同咳嗽的一般护理大致相同,病情观察时要注重评估患者呼吸困难的程度及检测血氧饱和度。这里重点强调饮食护理。

2)饮食护理 呼吸困难的患者由于吸气和(或)呼气的困难,每日极度地促使其呼吸肌甚至辅助呼吸肌的运动,这将大量消耗机体的能量,因此,此类患者一定要保证每日充足的能量摄入,来保证机体能量的供应,还要多食用含维生素的食物来增加机体抵抗力,促进呼吸黏膜的营养及修复。多吃易消化的食物,避免食用刺激性强的食物,防止刺激呼吸道黏膜进而加重呼吸困难,易于产气的食物(如大豆、红薯、萝卜等)也不建议食用,防止出现便秘、腹胀从而影响呼吸。张口呼吸、痰液黏稠的患者,要做好水分的补充,并做好口腔护理。

(三)咯血

咯血是指喉、喉以下呼吸道、肺组织的血管破裂引起的出血并经过咳嗽的动作从口腔排出。患者常有胸闷、喉痒、咳嗽等先兆症状,咯出的血多为鲜红色,混有泡沫、痰。咯血患者的体征表现除原发病体征之外,可伴有出血部位呼吸音的减弱和湿啰音的出现。根据咯血量将咯血分为痰中带血、少量咯血(100 mL/d),中等量咯血(100~500 mL/d)、大量咯血(500 mL/d,1 次>300 mL)。咯血可并发窒息、失血性休克、肺部感染等。

1. 护理措施 咯血患者应做好其一般护理,保持环境的舒适,减轻患者的不适。

2. 饮食护理 大量咯血的患者应先禁止进食,防止发生呛咳及误吸,小量咯血的患者以及大量咯血停止后的患者,应最好进食少量温的或凉的流质膳食,视情况可多饮水,从而减轻咽喉不适感,做好患者口腔护理。另外,可以指导患者多食用富含纤维素的食物,如谷类(小麦、大麦)、蔬菜(笋、菠菜)、菌类(松蘑)等以保持大便通畅,避免排便时腹部用力导致腹腔压力增大而再度咯血。

二、呼吸系统疾病患者的饮食护理

对于呼吸系统疾病患者而言,其护理措施大体上可以为保持室内环境安静、清洁、舒适,温、湿度适宜,空气清新,定时换气。指导或协助患者采取合适的体位,增加肺通气,指导患者保存体力,急性期限制活动,限制探视,保证充足休息与睡眠,减少耗氧量。治疗护理措施集中有序进行,做好患者的高热护理、用药护理、心理护理及病情监测、生命体征的观察和其他有关疾病的特殊专项护理内容,如体位引流及定时体位变换、叩背、吸氧等专项护理指导。

(一)肺炎

肺炎是指终末气道、肺泡和肺间质的炎症,可由病原微生物、理化因素、免疫损伤、过敏及药物所致。肺炎按照病因、患病环境、解剖等因素分类,可分为细菌性肺炎、病毒性肺炎、社区获得性肺炎、大叶性肺炎、小叶性肺炎等。其中,细菌性肺炎是最常见的肺炎。肺炎患者常常伴有着凉、淋雨、劳累等诱因,可伴有发热、咳嗽、咳痰、心动过速、气急等临床表现。

1. 肺炎患者的营养护理措施

1)膳食的选择 肺炎的患者常常伴有发热,因此应该给予患者高热量、高蛋白质、高维生素、易消化的流质或半流质膳食,来补充机体的能量和营养消耗。可以少食多餐,避免由于没有食欲引起恶心、呕吐等不适感以及进食过快压迫膈肌影响呼吸功能。

2)特殊情况的处理 如果患者出现了麻痹性肠梗阻或胃扩张,应立即禁食,并遵医嘱通过对患者进行胃肠减压排气,促进肠蠕动的恢复,患者感觉排气后可考虑进食流质膳食,再逐渐过渡到正常饮食。

129

3)补水　肺炎患者应鼓励其多饮水(每日 1～2 L),以补充发热、出汗和呼吸肌超负荷运动丢失的水分,另外足够的水量摄入可以稀释痰液从而促进痰液排出,同时做好患者的口腔护理。脱水严重的患者可遵医嘱进行补液治疗,心脏病患者注意控制液体补入的速度,防止肺水肿的发生。

2.新型冠状病毒感染患者的临床营养膳食指导　新型冠状病毒感染的肺炎简称新冠肺炎,是指 2019 新型冠状病毒感染导致的肺炎。可以确定的新冠肺炎传播途径主要为直接传播、气溶胶传播和接触传播。患者可有发热、乏力、干咳,逐渐出现呼吸困难。新冠肺炎具有人传染人的能力,应正确佩戴口罩。

1)普通型或康复期患者的营养膳食

(1)充足的能量:能量摄入以谷薯类(大米、面粉、杂粮)为主,每日 250～400 g。

(2)充足的蛋白质:主要摄入富含优质蛋白类食物(每日 150～200 g),例如瘦肉、虾类、鱼类、豆类、蛋类等,尽量保证每日食用一个鸡蛋,奶(每日 300 g)及奶相关的食品(酸奶能提供肠道益生菌)。

(3)增加必需脂肪酸的摄入:通过烹调多种植物油增加必需脂肪酸的摄入,特别是单不饱和脂肪酸的植物油,总脂肪供能比达到膳食总能量的 25%～30%。

(4)保证蔬菜水果的摄入量:蔬菜每日≥500 g,水果每日 200～350 g,多食用深色的蔬菜和水果。

(5)充足的饮水量:每日 1500～2000 mL,以白开水或淡茶水为主,少量多次饮用,也可以选用富含营养素的菜汤、鱼汤、鸡汤,补水同时补充营养。

(6)坚决杜绝食用野生动物,少吃或不吃辛辣刺激性类食物。

(7)老年人、慢性病患者及食欲差未能有效进食者,除正常一日三餐外,可以服用一些营养强化食品、特殊医学用途配方食品、营养素补充剂,针对性补充机体缺失的营养素,适量补充蛋白质、B 族维生素、维生素 A、维生素 C、维生素 D 等微量营养素。

(8)保证充足的睡眠和休息,保证适应身体现阶段的适量活动,身体活动时间每日不少于 30 min,适当增加日照时间。

2)重症患者的营养膳食　重症患者体质虚弱并常伴有食欲下降,导致进食不足,使得机体抵抗力低下,因此重症患者应坚持序贯营养支持治疗原则。

(1)少量多餐,进食易消化的流质食物(每日 6～7 次)。食材以蛋类、豆类及豆制品、奶及其制品、果汁、蔬菜汁、米粉等为主,特别要注意补充足量的优质蛋白。随着病情的好转,可逐渐食用半流质食物及易咀嚼、易消化的食物,痊愈后逐步过渡到普通饮食。

(2)如果重症患者在坚持日常饮食摄入状态下,仍然未能达到机体的营养需求,可在相应专业人员指导下,正确使用肠内营养制剂(特殊医学用途配方食品),严格按照有关服用指导说明,进行营养的补充。对于无法正常经口进食的危重症患者,可放置鼻-胃管或鼻-空肠管,将营养液通过重力滴注或肠内营养输注泵泵入体内,增加机体营养,补充能量消耗。

(3)在正常食物摄入和肠内营养不足或者不能的情况下,为保持严重的胃肠道功能障碍患者机体的基本营养需求,可选择肠外营养。在早期阶段可以达到营养摄入量的 60%～80%,随着病情的缓解,逐步补充能量及营养素到全量。

(4)患者营养方案的制定应该根据机体的总体情况、出入量、肝肾功能状态以及糖脂代谢情况进行。

(二)支气管哮喘

支气管哮喘(简称哮喘)是由嗜酸性粒细胞、肥大细胞等炎性细胞和细胞组分参与的气道慢性炎症性疾病。慢性炎症引起气道高反应性,导致广泛的可逆性气流受限,进而出现反复发作性的喘息、气急、胸闷或咳嗽等症状,常在夜间及凌晨发作和加重,严重者呈被迫坐位或端坐呼吸,有时咳嗽为唯一症状,干咳或咳大量白色泡沫样痰,多数患者可自行缓解或治疗后缓解。支气管哮喘患者最重要的护理措施是对明确过敏原者尽快脱离,室内不宜摆放花草、皮毛、羽绒等易致敏物品。

支气管哮喘患者的营养护理措施如下。

1.膳食选择　哮喘患者应食用清淡、易消化、足够热量及富含维生素 A、维生素 C 的食物,保证机体能量供应,提高机体抵抗力,避免过硬、过凉及油炸食品。

2.禁忌的食物和药品及生活习惯　约 20% 的成年哮喘患者和 50% 的哮喘患儿可因不适当饮食而

诱发或加重哮喘,作为护理工作者应帮助患者找出可能诱发哮喘的相关食物,让患者在日后的生活中禁止接触、食用可诱发哮喘的食物,如鱼、虾、蛋类、牛奶等,另外食物添加剂如酒石黄、亚硝酸盐也可导致哮喘发作,应当避免食用和接触此类食品、用物。慎用或忌用某些引起哮喘的药物(如阿司匹林),嗜烟酒者应戒酒、戒烟。

3. 饮水 哮喘患者发作时,会表现呼吸增快、出汗,极易形成痰栓阻塞小支气管,若患者没有心脏、肾脏功能障碍时,应鼓励患者每日饮水 2000～3000 mL,必要时,遵医嘱静脉补液,补充丢失的水分。

(三)肺结核

肺结核是由结核分枝杆菌引起的慢性传染性疾病,以肺部受累形成肺结核最为常见。目前肺结核仍然是严重的、全球流行的传染性疾病之一。患者可有发热、乏力、食欲减退、盗汗、咳嗽咳痰、咯血、胸痛、呼吸困难等表现,病变范围较大时可累及周围组织出现异常体征。肺结核患者很容易疲劳,因此应叮嘱患者适当休息,减轻自身的能量消耗,尤其是活动期肺结核、咯血、有高热等结核中毒症状或结核性胸膜炎伴大量胸腔积液者,此时应采取患侧卧位休息,防止病灶向健侧扩散的同时,促进健侧肺的通气功能。随着病情减轻,患者可适当活动来提高机体免疫力,增强机体的抗病能力,轻症患者应避免劳累和重体力劳动,恢复期肺结核患者可酌情增加户外活动,如散步、打太极拳等。

肺结核患者的营养护理措施:肺结核属于消耗性疾病,消耗患者的机体营养,所以,需要为患者补充合理的营养素来提高机体免疫力,促进康复。

1. 膳食选择 消耗性疾病患者应选择高热量、高蛋白质、富含维生素的易消化饮食。

肺结核患者常常伴有发热、盗汗,这将极大消耗机体的能量,因此高热量饮食可补充机体缺失的能量。蛋白质可以增加机体抗病能力和修复能力,所以建议患者多摄入蛋白质,总量应为每日 90～120 g,如鱼、肉、蛋、牛奶等。每日应多食用各种各样的蔬果,蔬果中含有大量维生素,尤其是维生素 C 可以减轻血管渗透性,对于有渗出病灶的患者可以起到辅助吸收的作用。而维生素 B 可以调节神经系统及胃肠神经,从而促进患者食欲,增强机体抵抗力。

2. 增进食欲 肺结核患者在疾病消耗机体能量的同时会有食欲减退的表现,食欲的减退将会降低机体抗病能力,影响患者康复,这就要求在日常生活中为患者提供多种多样的食品种类,做好饮食的搭配,少食多餐保证营养的全面摄入,选择患者喜欢的烹饪方法,添加促进食欲的饮食(如山楂、新鲜水果),让患者保持心情舒畅,增进食欲。

3. 补充水分 肺结核属消耗性疾病,发热、盗汗会使机体水分丢失,在患者没有心、肾功能障碍时,建议每日饮水 1.5～2 L,保证机体代谢的需要。

4. 营养监测 评估患者营养状态,了解营养状态是否改善,每周测体重 1 次并记录。

(四)原发性支气管肺癌

原发性支气管肺癌简称肺癌,恶性肿瘤细胞起源于肺部支气管黏膜或腺体,伴有区域性淋巴结转移和血行转移,患者早期常有无痰或少痰的刺激性干咳,也可有血痰或咯血,气短、喘鸣、发热、体重下降等表现。当肿瘤侵犯周围组织可引起相应的症状和体征,患者可出现胸痛、声音嘶哑、胸腔积液等表现,出现胸外转移时可引起中枢神经系统、骨骼、腹部及淋巴结出现相应的症状和体征。随着医学技术的发展,肺癌的缓解率和患者的长期生存率得到了提高,但肺癌由于早期诊断不足导致预后差,在我国,其死亡率仍在逐年增长,因此,一定要做好肺癌患者的心理护理、疼痛护理、用药护理等有关的护理措施。指导患者采取舒适的体位,保证足够休息。搬动患者时要小心谨慎,避免给患者带来不适,引起疼痛。指导患者在咳嗽、深呼吸时用手保护胸部以防止在此过程引起或加重胸痛。

原发性支气管肺癌患者的营养护理措施如下。

1. 膳食选择 肺癌属消耗性疾病,因此要保证患者机体的能量供应,增加机体抵抗力和免疫力,促进康复。应给予患者高蛋白、高热量、高维生素、易消化的食物,食物的选择既要符合患者饮食习惯又要利于康复,动、植物性蛋白质应合理搭配,如鸡肉、蛋、大豆等,保证食材多样性,做好的菜品要注意调配好色、香、味,以增加患者食欲。

2. 增进食欲 可根据患者的饮食习惯及口味进行食材搭配,在保证食物色、香、味俱全的同时注重营养均衡,给患者食用一些增进食欲的食品(如山楂等),避免食用致使肠胀气的食物(如地瓜、韭菜等),

尊重患者的饮食习惯,选择安静、整洁、舒适的就餐环境,保持室内空气清新,保持患者的心情舒畅。治疗和护理应在就餐时间外集中进行。可多人同时进餐,增加食欲。选择不同款式的餐具,从视觉效果上增进食欲,做好患者的口腔护理。

3. 辅助进餐 肺癌患者因疾病消耗和化疗药物的应用导致食欲差、乏力、恶心、呕吐,进食困难、乏力者可以少食多餐,他人帮助喂食;吞咽困难者应给予流质膳食,需缓慢进食,避免吸入性肺炎或呛咳的发生;因化疗而引起严重胃肠道反应而影响进食者,应根据实际情况做相应处理,或在遵医嘱的情况下给患者服用特殊医学用途配方食品(肠内营养制剂),保证营养供应。病情危重者可采用鼻饲、静脉输入复方氨基酸、脂肪乳剂等来提供机体营养。

(五)慢性阻塞性肺疾病

慢性阻塞性肺疾病是一种以气流受限不完全可逆为特征的,呈进行性发展的肺部疾病。患者可表现慢性咳嗽、咳痰、气短或呼吸困难、喘息和胸闷,晚期患者可有体重下降、食欲减退,随着病情的发展,患者可出现桶状胸、呼吸变浅,严重者出现缩唇呼吸,触诊语颤减弱,叩诊出现过清音,听诊肺部呼吸音减弱,呼气延长。应做好患者氧疗的护理、用药护理,指导患者进行呼吸功能锻炼,做好休息与活动的指导、心理护理及病情监测。

慢性阻塞性肺疾病患者的营养护理措施如下。

1. 膳食选择 慢性阻塞性肺疾病患者呼吸功能加快,可大量消耗机体能量和营养,导致机体营养不良及能量缺失,应指导患者进食高热量、高蛋白、高维生素的饮食,保证患者的营养供应,保证机体能量及增加抗病能力。腹胀的患者应进软食,防止加重胀气。

2. 增进食欲 为增进食欲,为患者提供舒适的就餐环境,可根据患者喜好调整就餐食品,保证营养均衡;餐前及咳痰后应清洁口腔或漱口,保持口腔清洁,以免影响食欲;餐后避免平卧,有利于消化和下次进餐。

3. 注意事项 避免餐前和进餐时过多饮水,避免食用红薯、豆类、土豆、啤酒等产气食物,避免食用油炸类、干果等引起便秘的食物,防止引起腹胀及饱腹感,从而影响呼吸及营养素的摄取。

(六)慢性肺源性心脏病

慢性肺源性心脏病简称慢性肺心病,是由于肺组织、肺血管或胸廓的慢性病变引起肺组织结构和(或)功能异常,产生肺血管阻力增加,肺动脉压力增高,使右心室扩张或(和)肥厚,伴或不伴右心功能衰竭的心脏病,并排除先天性心脏病和左心病变引起者。患者可出现咳嗽、咳痰、活动后心悸、呼吸困难、活动耐力下降等表现,出现发绀、肺气肿体征,肺心功能失代偿期出现呼吸衰竭及右心衰竭等。应做好患者用药护理、吸氧护理,指导患者休息与活动,进行病情监测,体液过多患者做好皮肤护理及饮食护理。

慢性肺源性心脏病患者营养护理措施如下。

1. 膳食选择 选择清淡、易消化、高膳食纤维的饮食、蔬果等,防止由于发生腹胀、便秘而使呼吸困难加重;食物应尽量加工成软质,容易下咽,防止进食过程中耗费力气而加重呼吸困难;尽量避免过甜、过咸的饮食,此类食物易引起痰液黏稠不易咳出,影响呼吸。

2. 进食的注意事项 要少食多餐,保存体力,减轻呼吸困难,进餐前后漱口,增进食欲,进食困难者必要时遵医嘱静脉补充营养。

3. 水钠潴留患者的饮食护理 对于腹腔积液、水肿、尿少等严重水钠潴留患者,应严格控制水钠的量,钠盐每日摄入量<3 g,水分每日摄入量<1500 mL,蛋白质为 $1.0\sim1.5$ g/(kg·d),由于碳水化合物可以增加 CO_2 的生成量,会引起患者呼吸负担过重,故碳水化合物一般≤60%。

(七)呼吸衰竭

呼吸衰竭是指各种原因引起的肺通气和(或)换气功能严重障碍,以致在静息状态下亦不能维持足够的气体交换,导致低氧血症(伴或不伴)高碳酸血症,进而引起一系列病理生理改变和相应临床表现的综合征。患者可表现呼吸困难、发绀、精神-神经症状(躁狂、昏迷、抽搐等)、循环系统表现(周围循环衰竭、心肌损害等)、消化系统(肝功能受损、上消化道出血)、泌尿系统表现(肾功能受损、尿少等)。做好患者休息、体位、活动的指导,进行吸氧的护理及效果检测,指导患者进行缩唇呼吸来促进有效通气,做好患者的用药护理、心理护理及病情监测,保持患者呼吸道通畅,重症患者进行机械通气的护理,备齐相关抢救用品,突发情况下配合医生抢救。

呼吸衰竭患者的营养护理措施如下。

1. 急性期患者营养护理 应该给予高热量、高脂肪、低碳水化合物、清淡、易消化的流质膳食(特殊情况下需安置胃管的患者应按照鼻饲护理要求进行,必要时给予静脉高营养),如果患者没有心、肾功能障碍,鼓励患者多饮水,补充足够的水分,使痰液稀释,易于咳出,减少并发症。病情稳定后可逐步过渡到半流质、软食。

2. 缓解期患者营养护理 应该指导患者逐步增加营养,增加食物中的蛋白质和纤维素及各种维生素的摄入量,以高蛋白、高维生素易消化的半流质膳食或软质为主。经口进食者,应少量多餐。进餐时应维持给氧。注重饮食规律。增强体质,避免吃辛辣刺激性食物和不容易消化、产气的食物,防止受凉。可以选用稀肉粥、软饭、新鲜的蔬菜和水果等,每日5~6餐,对于应用利尿剂的患者,可指导患者食用橘子、番茄等含钾比较丰富的食物。

3. 恢复期患者营养护理 指导患者进普通饮食,以高蛋白、高维生素饮食为主,选用鸡肉、鱼肉、鸡蛋等优质蛋白和含有维生素及纤维素的蔬果,要尽量以软烂清淡为主,防止过甜、过咸及油腻。

(八)急性呼吸窘迫综合征

急性呼吸窘迫综合征(ARDS)是急性肺损伤(ALI 的严重阶段),两者为同一疾病过程的两个阶段。ALI 和(或)ARDS 心源性以外的各种肺内、肺外致病因素导致的急性、进行性呼吸衰竭。临床上以呼吸窘迫和顽固性低氧血症多特征,患者除原发病表现外,常在受到创伤、误吸胃内容物等发病因素后12~48 h 突然出现进行性呼吸困难、发绀等表现,患者常感觉严重憋气,并且不能被氧疗改善。应做好患者氧疗护理,机械通气的护理,用药护理及病情监测。

急性呼吸窘迫综合征患者营养护理:由于急性呼吸窘迫综合征的患者会处于高代谢状态,加上患者在禁食的 24~48 h 会出现肠道菌群异位,以及全静脉营养又会引起感染和血栓等并发症的出现,因此在保证患者营养物质供应及足够能量的情况下,应早期开始肠胃营养,并严密监测患者的呼吸系统、循环系统及水、电解质、酸碱平衡等指标,用于指导治疗方案。

知识链接

一般人群防控新型冠状病毒感染参考的营养膳食指导

(1)食物选择多样化,以谷类为主。每日摄入的食物种类可以是谷薯、蔬菜、水果、畜禽鱼蛋奶、豆类、坚果类等,谷类选择也尽量选用全谷类、豆类要选择也要多样化,例如各种豆类,如杂豆,还有注意食用薯类食品。

(2)保证营养摄入均衡,每日坚持食用蔬菜、水果、奶、豆等食品。每日的三餐都应包括蔬菜和水果,以便补充机体维生素。最好选择颜色较深的蔬果,水果的食用尽量原汁原味,不要用果汁代替。每日还要坚持食用多种类奶制品,尤其是酸奶。坚持豆类制品的食用,坚果适量即可。

(3)适量食用含有丰富蛋白蛋的鱼、禽、蛋、瘦肉,少吃肥肉、烟熏及腌制肉制品。坚决杜绝食用野生动物。

(4)健康饮食,少盐少油,控制糖量及酒的摄入。饮食保持清淡,尽量不吃或少吃盐量高及油炸类饮食。保证水的摄入,成年人饮水量每日 1500~1700 mL,约每日 8 杯水,建议饮用白开水、茶水;不喝或少喝含糖的甜的饮品。限制酒的摄入,男性一天饮用酒的酒精量不超过 25 g,女性不超过 15 g。

(5)吃动平衡,健康体重。饭量要适量,不要暴饮暴食,每日不要久坐,坚持运动,将体重控制在健康范围内。

(6)杜绝浪费,兴新食尚。不要浪费食物,食材应按照每人所需食用量进行准备,每个人要珍惜食物,吃饭时做好个人卫生防护,提倡分餐和使用公筷、公勺。生的、熟的食物应分开制作,选择新鲜的食材和合适的烹饪方式,需加热是食物要热透。学会阅读食品标签,合理选择食品。

能力检测

一、选择题

[A1 型题]

1.肺炎患者应该给予的饮食不包括(　　)。

A.高脂肪　　　　　　　　　B.高蛋白　　　　　　　　　C.高热量

D.高维生素　　　　　　　　E.易消化的流质或半流质

2.呼吸衰竭患者应给予的饮食为(　　)。

A.高蛋白、低脂肪、高碳水化合物

B.高蛋白、高脂肪、低碳水化合物

C.低蛋白、低脂肪、低碳水化合物

D.高蛋白、低脂肪、低碳水化合物

E.高蛋白、高脂肪、高碳水化合物

3.慢性呼吸系统疾病患者应降低碳水化合物摄入量,一般不超过总能量的(　　)。

A.45%　　　　B.55%　　　　C.65%　　　　D.60%　　　　E.70%

4.大手术后第一次进食的患者适合(　　)食品。

A.半流质　　　　B.软饭　　　　C.流质　　　　D.普通饭　　　　E.馒头

5.下列关于支气管哮喘患者饮食的说法错误的是(　　)。

A.提供清淡、易消化、足够热量的饮食

B.避免过硬、过凉及油炸食品

C.可以食用可诱发哮喘的食物,如鱼、虾,食用后服用过敏药即可

D.诱发哮喘的食物、药物均要禁止使用

E.要保证机体能量供应,提高机体抵抗力

6.肺炎球菌肺炎患者咳痰的典型特点为(　　)。

A.白色黏痰　　　　B.黄色脓痰　　　　C.粉红色泡沫痰　　　D.铁锈色痰　　　　E.红色痰

7.慢性肺源性心脏病患者出现水钠潴留时,应严格控制钠的摄入量,为每日(　　)。

A.<3 g　　　　　　　　　B.<5 g　　　　　　　　　C.<6 g

D.<7 g　　　　　　　　　E.<10 g

8.慢性肺源性心脏病患者出现水钠潴留时,应严格控制钠水的量,(　　)。

A.水分<1500 mL　　　　B.水分<1200 mL　　　　C.水分<1300 mL

D.水分<2500 mL　　　　E.水分<2000 mL

9.下列不符合流质膳食饮食原则的是(　　)。

A.一切食物呈流体　　　　B.无刺激　　　　　　　　C.易于吞咽和消化

D.少食多餐　　　　　　　E.烹调时不放食盐

10.下列患者中可用普通饮食的是(　　)。

A.消化功能正常的患者　　　　　　B.手术后恢复期的患者

C.急性消化道疾病的患者　　　　　D.发热、体弱的老年患者

E.病情严重、吞咽困难的患者

11.下列哪项属于医院基本饮食?(　　)

A.高热量饮食　　B.糖尿病饮食　　C.高蛋白饮食　　D.流质膳食　　E.低盐饮食

12.下列做法中,正确的是(　　)。

A.少吃盐　　　　　　　　B.不吃蔬菜　　　　　　　C.不吃早饭上学

D.不爱喝水,爱喝饮料　　E.不吃午饭

13.我们在买各种包装食品时,一定要关注(　　)。

A.食品袋上的营养成分　　　　B.保质期　　　　　　　C.生产日期

D.生产厂家　　　　　　　　　E.以上四项都是

14.清洗蔬菜时,要尽量浸泡1～2 h,这是为了(　　)。

A.使青菜更新鲜些　　　　B.去掉蔬菜表面残留下的农药　　C.这样更清洁,不必冲洗

D.使蔬菜更硬挺　　　　　E.使青菜更光泽

15.大咯血抢救时需特别注意的是(　　)。

A.血压监测　　　　　　　B.测出血时间,预防 DIC　　　C.慎用镇咳、镇静剂

D.保持呼吸道通畅　　　　E.患者侧卧位

16.下列不属于治疗饮食的是(　　)。

A.高蛋白饮食　　　　　　B.低胆固醇饮食　　　　　　C.高纤维素饮食

D.无盐低钠饮食　　　　　E.潜血试验饮食

17.牛奶中含量最低的矿物质是以下哪一种?(　　)

A.钙　　　　　　B.铁　　　　　　C.钠　　　　　　D.钾　　　　　　E.镁

18.钙的最好来源是(　　)。

A.小虾皮　　　　B.各种瓜子　　　　C.奶及奶制品　　　　D.白菜　　　　E.苹果

[A2 型题]

19.患者,男,64 岁,诊断为慢性肺源性心脏病,呼吸困难,腹胀明显,食欲下降,下肢水肿,对其进行饮食指导时,下列哪项正确?(　　)

A.鼓励患者每餐加大进食量

B.少量多餐,细嚼慢咽,以高纤维素、清淡易消化饮食为宜

C.尽可能多饮水

D.为增进饮食营养,鼓励多吃胡萝卜及豆类等食物

E.减少每餐食物含水量,多吃油炸食物、干果、坚果等

20.阻塞性肺气肿患者,为改善肺功能进行呼吸功能锻炼,其要点是(　　)。

A.加强胸式呼吸＋用鼻吸气,经口用力快速呼气

B.加强腹式呼吸＋用鼻吸气,经口缓慢呼气,呼气时口唇收拢

C.加强腹式呼吸＋用鼻吸气,经口用力快速呼气

D.加强胸式呼吸＋经鼻用力呼气

E.同时加强胸式和腹式呼吸

参考答案:

A1 型题

1.A　2.B　3.D　4.C　5.C　6.D　7.A　8.A　9.E　10.A

11.D　12.A　13.E　14.B　15.D　16.E　17.B　18.C

A2 型题

19.B　20.B

二、填空题

1.大豆、红薯、萝卜这些食物的特点是(　　)。

2.慢性肺源性心脏病患者的饮食护理中,对于有腹腔积液、水肿、尿少等严重水钠潴留症状的患者,应严格控制水钠的量,钠盐(　　),水分(　　)。

3.咳巧克力色痰液则考虑(　　),咳粉红色泡沫痰提示患者为(　　)。

4.建议肺结核患者多食用蛋白质,总量应为(　　)。

5.肺炎患者应鼓励其多饮水,饮水量为(　　)。

Note

参考答案:

1.产气

2.<3 g/d,<1500 mL/d

3.阿米巴肺脓肿,急性肺水肿

4.90~120 g/d

5.1~2 L/d

(白　柳　李思思)

任务3:消化系统的老年人营养护理——胃溃疡的营养护理

 学习导航

消化系统疾病是老年人的常见疾病,包括慢性胃炎、消化性溃疡、急性胰腺炎、肝硬化、肝性脑病等疾病,给老年人带来了极大的烦恼。疾病不但给老年人造成了很大的痛苦,还影响了老年人的日常饮食和营养物质的吸收。做好消化系统疾病的营养指导,能提高老年人的生活质量,增强老年人的体质,增加抵抗疾病的能力。

 学习目标

领　域	学校学习	企业学习
内容	1.消化系统疾病的基础知识内容 2.消化系统疾病的营养代谢特点 3.消化系统疾病的营养治疗方案	1.在实践中观察患有消化系统疾病老年人的营养代谢特点 2.运用适当的方法对消化系统疾病老年人合理营养进行健康宣教和指导
需要培养的职业能力	1.学生能运用正确的方法列举消化系统疾病营养物质的代谢特点 2.通过对消化系统疾病老年人的营养、饮食与疾病的关系的分析,学生能实施对老年人的营养健康宣教 3.学生能总结与分析消化系统疾病老年人的营养、饮食与疾病的关系,反思宣教过程中存在的问题

 职业行动情境

吃饭痛苦的爷爷

小王的爷爷,在三年前的某一天,突然感觉上腹部疼痛难忍,吃了点东西后好了一些。只要稍微少吃一点,或者是吃完饭一段时间之后他就会出现这种疼痛,后来,疼痛越来越频繁,当吃凉的、辣的食物的时候,疼痛就更加明显。小王的爷爷平时最爱吃这些食物了,现在因为害怕疼痛都不敢吃了。这样的症状,使小王的爷爷非常痛苦,到医院去看病,医生说是胃溃疡,如果不能合理饮食,症状越来越严重,还会逐渐消瘦。听了医生的话,小王陷入了沉思。

◎ **行动情境任务**

纠正胃溃疡老年人的饮食习惯。

· **行动情境任务的导入**

每个老年人都希望自己有一个好的身体,但是好的身体素质需要具备很多条件。小王的爷爷因为平时喜欢吃一些刺激性的食物,导致了他患有消化系统疾病。面对疾病的营养护理问题,培养有知识、有技能、有爱心的专业人员,是我们教学的职业行动情境导向。学生通过系统理论知识的学习,掌握消化系统疾病护理的饮食指导知识,在企业的学习和实践中对消化系统疾病饮食治疗方案进行反思,总结取得的成果,可以更好地为老年人服务。

· 行动情境任务的分析

饮食与疾病的关系非常密切,合理的膳食搭配和良好的饮食习惯对人体的健康是非常有利的,不但有利于促进健康、延长寿命,也有利于预防疾病、增强体质。但是,很多老年人由于身体退行性病变,消化系统功能的下降,以及一些不利于健康的饮食习惯和营养观念,导致了消化系统疾病的发生。我们如何帮助患有消化系统疾病的老年人减轻痛苦,进行营养护理,对老年人的饮食、营养进行正确的健康宣教,解决老年人的饮食健康问题,带着这些问题我们开始下面的学习。

学校教学领域

老年人营养饮食护理计划

学习领域	根据消化系统疾病老年人的个人情况和情境特点开展护理工作	所需学时:____学时
学习情境	"吃饭痛苦的爷爷"——消化系统疾病老年人营养护理	所需学时:____学时

根据教学大纲应获得的能力
1.学生能列举常见的消化系统疾病
2.学生能描述消化系统疾病的老年人营养代谢的特点
3.学生能列举消化系统疾病的常见症状
4.学生能运用恰当的方法制作小视频"消化系统疾病的诱发因素"
5.学生能在指导老师的指导下对消化系统疾病老年人进行健康宣教
6.学生能总结为老年人进行营养指导过程中的优、缺点

"消化系统疾病营养护理"的教学内容

职业行动情境

小王的爷爷,在三年前的某一天,突然感觉上腹部疼痛难忍,吃了点东西后好了一些。只要稍微少吃一点,或者是吃完饭一段时间之后他就会出现这种疼痛,后来,疼痛越来越频繁,当吃凉的、辣的食物的时候,疼痛就更加明显。小王的爷爷平时最爱吃这些食物了,现在因为害怕疼痛都不敢吃了。这样的症状,使小王的爷爷非常痛苦,到医院去看病,医生说是胃溃疡,如果不能合理饮食,症状越来越严重,还会逐渐消瘦。听了医生的话,小王陷入了沉思。

项目	任务
组织/导向	1.结合病例介绍小王的爷爷的情况;分析小王的爷爷患有胃溃疡的原因(小组讨论,答案写在题板上);学生汇报,分析原因;学生进行食品分享活动 要求: (1)把自己认为属于刺激性食物的类型写在卡片上放在纸盒里 (2)学生选择站立位置 (3)记录并完成练习1(学生选择食物站队结果表) (4)学生谈感受。班级____名学生,是否存在偏食现象? 联想小王的爷爷偏食的后果如何? 阅读相关材料,并列举容易引起胃溃疡的食物和容易导致胃溃疡症状加重的食物

续表

了解相关背景信息	2.学生分析胃溃疡老年人的营养代谢特点,完成练习2 (1)用时间轴绘出小王的爷爷过去的饮食行为及规律;谈谈小王的爷爷的营养需求有哪些?阅读材料并指导学生通过网络查找减少胃酸分泌的食物种类;4个小组抽签(糖类食物、蛋白质类食物、脂肪类食物、富含维生素和矿物质的食物) 总结老年人胃溃疡的营养代谢特点,分析小王的爷爷出现胃溃疡的原因 (2)听老师简述胃溃疡的临床表现和发病原因 回答问题: (1)胃溃疡的概念是什么? (2)不同类别的胃溃疡,表现有哪些不同? (3)营养护理对胃溃疡老年人有哪些作用? (4)营养和饮食与胃溃疡的关系如何? 各小组展示作品
计划	3.采取哪些方法和措施可对小王的爷爷的不良饮食行为进行劝说(小组讨论) (1)小王的爷爷腹部疼痛的原因是什么? (2)如何指导小王的爷爷正确饮食,减轻症状?
决定	4.录制一个小视频:"消化系统疾病的诱发因素"(小组角色扮演) (1)不良饮食习惯会导致哪些消化系统疾病?做出健康指导护理计划 (2)要求:小组讨论,完成剧本的编写(抽签方式选择缺糖类、蛋白质、维生素的表现)
执行/展示	5.小组分别表演
监督	6.以抽签的方式进行监督其他小组的活动(保密,向其他小组学习) 观察监督的小组的情况(分工、用物准备、练习程度)并记录,将记录的内容(优点部分)作为本小组活动内容的参考
评价/反思	7.小组抽签回答问题:完成练习3 小组互评(每个小组必须对其他小组点评),本小组自评、反思,老师评价,进行营养知识小组对抗赛,完成练习4
系统化	8.讨论老年人消化系统疾病不良饮食习惯的结果并做出相应的应对方案(阅读相应材料)

学校练习部分

练习	姓名:	学号:		班级:		组别:	

练习1	学生选择刺激性食物站队结果表						
	种类	蛋白质	糖类	矿物质	维生素	膳食纤维	脂类
	人数						

练习2	绘制胃溃疡诱发因素示意图			
	1组	2组	3组	4组
	高脂肪	高蛋白质	高碳水化合物	生、冷、硬

	医生的饮食建议	
练习3	题板 A 1.胃溃疡患者的能量代谢特点是什么？ 2.导致消化系统疾病不良的饮食习惯有哪些？	题板 B 1.导致胃酸分泌的药物有哪些？ 2.三大产能营养素摄入的比例应该是什么？
	1组得分	2组得分
	题板 C： 1.胃溃疡患者对脂肪类食物摄入的需求是什么？ 2.哪些食物含有不饱和脂肪酸？	题板 D： 1.胃溃疡患者对食物种类的需求是什么？ 2.可能诱发胃溃疡癌变的因素有哪些？
	3组得分	4组得分

	对抗赛任务：营养知识小组对抗赛（综合测试）			
练习4	组别	1组	2组	3组	4组
	得分				

（张玉婷）

问卷　医养结合老年人饮食调查表

1.您的年龄____岁

2.您的性别

□男　□女

3.您的身高：____ cm

4.您的体重：____ kg

5.过去 3 个月内,您有没有因为食欲不振、消化不良、咀嚼或吞咽困难而减少食量

□食量严重减少

□食量中度减少

□食量没有减少

6.过去 3 个月,您的体重是否有下降的情况

□体重下降大于 3 kg

□体重下降 1～3 kg

□体重没有下降

□不知道

7.您是否有挑食、偏食的习惯

□经常

□偶尔有

□基本没有

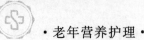

8.您是否吃早餐

□每日吃

□每周 3～5 次

□每周 1～2 次

□每周少于 1 次

9.您喜欢吃泡菜、咸菜、腌制食品等含盐量多的食物吗

□喜欢,每日吃

□较喜欢,每周 3～5 次

□一般,每周 1～2 次

□不喜欢,每周少于 1 次

10.您会经常吃油炸或烧烤类的食物吗

□每日吃

□每周 3～5 次

□每周 1～2 次

□每周少于 1 次

11.您每日吃晚饭吗

□吃,且吃饱为止

□吃,但 7～8 分饱

□吃,半饱

□不吃

12.您认为摄入蔬菜的好处是

□补充能量和膳食纤维

□补充蛋白质和膳食纤维

□补充维生素和膳食纤维

□补充维生素和能量

□不知道

13.深色蔬菜和浅色蔬菜哪个营养价值高

□深色蔬菜

□浅色蔬菜

□一样多

□不知道

14.下列哪项食物中的蛋白质属于优质蛋白

□谷类

□肉、蛋、奶、豆类

□蔬菜类

□水果类

□不知道

15.维生素 C 的主要来源于

□新鲜蔬菜、水果

□动物内脏

□肉类

□谷类

□不知道

16.下列哪种食物钙含量最丰富

□奶和奶制品

□豆类

□蔬菜

□谷类

□不知道

17.您的饮食习惯

□偏清淡

□重油腻

□重盐

□重糖

□整体口味偏重

18.您平常有哪些注意的饮食习惯

□坐着吃饭

□饭后喝汤

□多吃凉食

□素菜荤吃

□少吃多餐

□其他

19.您知道哪些易造成老年人高发病的饮食习惯

□多食盐渍、腌制、烟熏食品

□高盐饮食

□长期大量食用甜食

□其他

20.您食用水果的频率

□每日都吃

□2～3日吃一次

□4～6日吃一次

□1周以上

21.您最常食用的水果种类

□温热性水果,如樱桃、石榴、荔枝、金橘等

□凉性水果,如西瓜、梨、草莓、猕猴桃等

□中性水果,如苹果、葡萄、菠萝、柳橙等

22.您平时抽烟、喝酒吗

□只抽烟不喝酒

□只喝酒不抽烟

□又抽烟又喝酒

□既不抽烟也不喝酒

23.您觉得您的消化能力怎么样

□很好

□一般

□很差

24.对于现今的饮食情况您是否感到满意

□很满意

□比较满意

□比较不满意

□很不满意

25.对于饮食方面您有什么看法或者建议

_____

(迟冰媛)

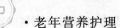 学习园地

材料 14　消化系统疾病患者营养护理

消化系统的构成包括口腔、食管、胃、十二指肠、小肠、大肠、直肠,肝脏和胰腺属于消化器官。消化系统的主要功能包括:保证人体获得维持身体机能和日常活动所需要的能量,维持新陈代谢,还可以分泌多种激素参与全身和消化系统生理功能调节。

一、消化系统疾病的常见症状

1.恶心、呕吐　恶心、呕吐是消化系统疾病的常见症状,引起恶心、呕吐的原因常有肠道疾病、肝胆胰腺疾病、胃和十二指肠疾病;剧烈、频繁和大量的呕吐可使胃液丢失,从而引起脱水、低钠、低钾、代谢性酸中毒等酸碱平衡紊乱,长期呕吐不但影响进食还可导致营养不良等疾病的发生。

2.腹胀　腹胀是腹部的一部分或全部胀满,胃肠道内存在过量气体是引起腹胀的主要原因,如急慢性胃炎、消化性溃疡时产气过多,肠炎时肠壁气体吸收障碍;肠梗阻、肠麻痹、低钾血症时气体通过障碍,此外,当患者出现腹水或腹部肿瘤时也可引起腹胀。

3.腹痛　腹痛由消化系统的器官、组织发生功能性、器质性病变引起。一般腹腔内实质性脏器病变时腹痛呈持续性疼痛,进行性加剧;空腔脏器病变时呈阵发性绞痛。

4.腹泻　正常大便次数为每周 3 次至每日 3 次,每日大便量<150 g。当大便次数超过每日 3 次,且便质稀薄,容量及水分增加时,即为腹泻。常可伴随腹痛、大便紧迫感和肛周不适感,腹泻的常见原因是肠黏膜因炎症、溃疡等病变受到破坏,导致腹泻;引起病原菌有细菌、病毒、寄生虫。腹泻的特点是粪便含水量大,并有脓血或黏液,多伴有腹痛、发热;肠道内水溶性物质吸收障碍,肠蠕动加快而发生腹泻。多见于胃、胰、肝胆系统疾病引起的消化不良或肠道吸收功能不良。腹泻特点是粪便中常含有不消化的食物,有泡沫及恶臭,多不伴腹痛,禁食后可缓解。腹泻的特点是水样便、便量大、无脓血。急性腹泻可使机体在短时间内丢失大量水分及电解质,引起水、电解质紊乱和代谢性酸中毒;慢性腹泻则易导致营养不良。

5.呕血与黑便　消化道大量出血时,胃内或反流入胃的血液经口腔呕出称为呕血,在肠道细菌作用下,血液中的铁变成硫化铁而呈黑色,即黑便。呕血与黑便的颜色取决于上消化道出血的量与速度:①少量缓慢出血,呕血呈咖啡色。②量大而迅速出血,呕血呈鲜红色;也可使粪便呈暗红色甚至鲜红色。③出血量达 5 mL,大便隐血试验呈阳性。④出血量达 60 mL 可产生黑便。常见出血部位:食管、胃、十二指肠及胆道系统是上消化道出血的常见部位,其中消化性溃疡、食道胃底静脉曲张破裂出血、胃黏膜病变及胃癌出血等。

6.黄疸　黄疸是由于胆色素代谢障碍,血液中胆红素浓度增高,巩膜、黏膜和皮肤染成黄色所致。血清总胆红素浓度超过 2.0 mg/dL 时,临床上即可观察到黄疸。

胆红素来源:①衰老 RBC 释放血红蛋白。②骨髓中成熟 RBC 内的血红蛋白。③肝脏中游离的血红素。④含血红素的过氧化氢酶。常见疾病:①肝脏病变:肝炎、肝硬化、肝癌。②胆道系统疾病:结石、

肿瘤、蛔虫等阻塞胆道,引起胆管内压力增高,使胆小管与毛细血管破裂,胆红素反流入血。

二、胃炎

1.疾病的基础知识 胃炎是消化系统的常见疾病之一,主要指的是胃黏膜的炎症性反应性疾病,临床上根据不同的分类方式分类。第一种分类方式是根据胃炎的发病时间,分为慢性胃炎和急性胃炎;根据引起胃炎的原因可以将胃炎分为自身免疫性胃炎、幽门螺杆菌性胃炎;根据急性胃炎时胃黏膜炎症性病理变化,分为糜烂性胃炎、化脓性胃炎、腐蚀性胃炎、单纯性胃炎;根据慢性胃炎时胃黏膜的病理性变化,分为萎缩性胃炎、非萎缩性胃炎、特殊类型胃炎。其中,急性胃炎以急性糜烂性胃炎常见,主要表现为突然发生呕血和黑便。引起急性胃炎的三大因素包括药物、应激、酗酒三个主要因素,治疗主要是针对原发病和病因采取预防措施。慢性非萎缩性胃炎的主要病因是幽门螺杆菌感染,饮食和环境因素与慢性胃炎发病的关系也十分密切。确诊必须依靠胃镜及胃黏膜活组织病理学检查,还有一些少数病例因慢性多灶萎缩性胃炎长期变化有发展为胃癌的可能性。胃炎的治疗要点为治疗原发病和根除幽门螺杆菌及对症治疗。护理方面主要是注意生活有规律,劳逸结合,保持良好心态,规律进餐和饮食有节制,饮食护理强调食物营养均衡,食物的加工原则以易消化为主。

1)胃炎的概念 急性胃炎是指不同原因引起的胃黏膜急性炎症性病变,患者的主要表现为胃黏膜的一过性炎症性病变,包括胃黏膜充血、出血、糜烂、水肿、渗出等表现。慢性胃炎是指各种不同原因引起的胃黏膜萎缩性病变或者是慢性炎症性病变。

2)胃炎的病因 急性胃炎的病因主要包括饮食不当,比如食物过于坚硬;大量饮酒导致胃肠黏膜糜烂出血;各种损伤包括烧伤、创伤、多器官功能损伤等原因导致胃黏膜发生充血、糜烂,引起胃酸分泌增加,导致胃黏膜的屏障保护功能被破坏;有些药物对胃肠道黏膜有刺激,也可能会引起急性胃炎,比如抗肿瘤药、化疗药物、非甾体消炎药等。

慢性胃炎的主要病因包括各种原因导致的自身免疫功能的下降;幽门螺杆菌的感染;胃的消化功能紊乱的时候导致发生胃-十二指肠反流现象,引起胃黏膜的损伤;长期服用某些对胃肠黏膜有刺激性的药物(比如阿司匹林等抗炎药物)也会对胃黏膜造成一定的损伤;老年人幽门螺杆菌的感染率很高,胃肠道黏膜又出现退行性改变,导致胃黏膜出现慢性炎症反应,而老年人自身的黏膜修复功能又在逐渐下降,最终导致胃黏膜退行性改变,慢性炎症发生,胃腺体萎缩;术后胆汁、肠液反流;尿毒症。长期肝硬化导致门静脉高压也可引起高压性胃炎。

3)胃炎的临床表现 急性胃炎和慢性胃炎的临床表现是不相同的。

急性胃炎主要表现为胃肠道的症状,包括恶心、呕吐、厌食、胃部胀痛、打嗝;大便隐血试验阳性或黑便、呕血;患者还会出现局部或全身症状,如乏力、发热和头痛。急性胃炎的体征是比较明显的,表现为胃穿孔时有腹肌紧张和反跳痛,上腹部压痛明显和腹部胀满。

慢性胃炎主要表现为轻者无明显临床症状,主要症状大多表现为食欲差、部分患者维生素 B_{12} 缺乏,有上腹部饱胀不适、嗳气、恶心和消化不良的表现。

4)治理和护理 急性胃炎的治疗主要为首先去除病因,同时给予抗感染、对症及支持治疗,饮食上进行严格控制,急性期进食清淡饮食。

慢性胃炎的治疗主要为去除引起胃炎病因,调整患者的饮食结构和习惯,采用相应的药物治疗。

2.疾病的营养代谢特点

1)能量、三大产能营养素 急性胃炎患者因为不同原因导致的胃黏膜的损伤,出现胃肠道不适的症状和表现,包括出血、充血、厌食和呕吐等。患者因为不能进食会导致能量的缺乏,也影响对三大产能营养素(蛋白质、脂类和碳水化合物)的吸收和代谢。患者会出现体重减轻、体重下降的表现。慢性胃炎的患者因为自身疾病的特点,在饮食方面要着严格的要求,以此来减少和控制胃肠道症状的发生,在患者的饮食结构中要以易于消化和吸收、不增加胃肠道负担为前提,所以要限制三大产能营养素(蛋白质、脂类和碳水化合物)的摄入。

2)矿物质 矿物质属于比较难消化的营养素,急性胃炎的患者因为恶心、呕吐、腹泻症状会丢失一部分水分和矿物质,同时因为饮食的限制又不能及时、恰当地补充矿物质,导致患者出现因为某些矿物质含量低或代谢紊乱的现象,引起电解质和水的失衡,以低钾血症和低钠血症比较常见;患者如果伴有出血的症状,也会导致铁元素的缺乏。慢性胃炎的患者因矿物质的吸收和代谢障碍导致矿物质缺乏,包括铁、钙、锌、碘、钠、钾离子的缺乏等。这种营养失衡的状态如果得不到控制和补充,患者会出现相应的症状和体征。

3)维生素 患者容易出现多种维生素的缺乏,比如水溶性维生素(包括 B 族维生素和维生素 C)的缺乏较为常见,因为患者的吸收能力也受到影响,所以脂溶性维生素(如维生素 A、维生素 E、维生素 D)也容易缺乏。同时,维生素的摄入不足和吸收障碍也会影响到胃黏膜的修复,造成恶性循环。

4)水 因为急性胃炎患者的主要症状包括恶心和呕吐,所以会导致水分的大量丢失,因此要及时补充水分,保持水和电解质的平衡,以免发生水和电解质的代谢紊乱。

3. 疾病的营养治疗措施

1)急性胃炎的营养治疗措施

(1)合理补充能量和三大产能营养素:对于恶心、呕吐者在急性期应暂时停止三大产能营养素的供给,但为了避免发生脱水的现象,不但不应该禁止水的摄入,还应该增加水的摄入量。当病情缓解后,饮食采用少量多餐、逐渐补充、循序渐进的原则。患者可以从流质食物开始,逐渐过渡到半流质、软质食物和固体食物,合理安排膳食,在食物中适当补充能量和三大产能营养素。食物的加工尽量以细、软、烂为前提,以减轻胃肠道的负担,利于能量和营养素的消化和吸收。饮食的量由少到多,食物的质地由稀到稠,可以先给米粥、米汤,然后过渡到面条、米饭、馒头等食物。尽量少食用含膳食纤维比较丰富的食物,如韭菜、芹菜、粗粮等,以免加重胃肠道的负担。食物的烹调方式以清淡为主,切忌使用油炸的方式,因为油炸食物会增加胃酸分泌,加重胃和肠道的负担,加重患者的症状。

(2)合理补充矿物质:合理、适量的补充矿物质,有利于患者病情的控制和恢复,不会额外增加胃肠道的负担,还有利于纠正电解质和酸碱平衡失调的现象。根据患者的实际情况,适当地补充钙、铁、钠、钾等矿物质。

(3)足量维生素的补充:给患者补充足量的维生素,可以通过给予新鲜蔬菜和水果的途径,尤其是注意 B 族维生素的补充,但是因为维生素的特点是不耐高温,在高温环境下容易被破坏,而且容易溶解于水,所以加工的时候要避免损失。食物的种类可以多样化,以增进患者的食欲。除了新鲜蔬菜和水果外,奶类、蛋类等食物也含有丰富的维生素。

(4)补充足量的水分:补水在急性胃炎患者的护理中是比较重要的,建议患者在日常生活中增加饮水量,同时建议在饮用水中加入适当的盐分,补充电解质,以免因为呕吐或腹泻导致电解质紊乱。也可以在电解质溶液中加入一定的糖分,补充能量。

2)慢性胃炎的营养治疗措施

(1)合理补充能量和三大产能营养素:因为长期的胃黏膜炎症性病变,会影响到患者对能量和三大产能营养素(蛋白质、脂类、碳水化合物)的消化和吸收,所以,在营养治疗中要注意合理地供给能量和三大产能营养素。对于体重下降的患者可以适当增加能量的供给比例,三大产能营养素中碳水化合物的供给占每日总能量的 60%～70%,分 3～5 餐供给,以清淡、易消化、不增加胃肠道负担的食物为主,如淀粉类食物。蛋白质以动物肉类、蛋类、大豆蛋白等优质蛋白为主,不但有利于胃黏膜的修复,还不会额外增加胃肠道的负担。脂类的摄入应以含不饱和脂肪酸的脂肪为主。

(2)三餐规律,养成良好的进食习惯:日常饮食避免过饱或过饥,养成定时、定量的好习惯。进食速度不宜过快,细嚼慢咽,每日安排 3 次主餐,还可以适当安排 2～3 次加餐,但以不增加胃肠道负担为前提。

(3)合理补充矿物质和维生素:慢性胃炎导致患者消化吸收功能降低,再加上饮食上对某些营养素的限制,患者可能会出现维生素和矿物质的缺乏,比如 B 族维生素的缺乏和钙、铁、钠、锌、钾等矿物质的缺乏,膳食中要多注意补充。维生素的缺乏,不利于患者胃黏膜的修复,应该在食物中增加 B 族维生素和维生素 C 的摄入量,以提高胃黏膜的修复能力,对胃黏膜和血管起到保护作用。

三、消化性溃疡

1. 疾病的基础知识

1）疾病的概念 消化性溃疡,好发于秋冬之交和冬春之交,指的是发生于胃和十二指肠黏膜的慢性溃疡。它的形成与胃蛋白酶和胃酸的消化作用有关。包括胃溃疡和十二指肠溃疡两种。建立良好和规律的生活方式、规律合理的饮食能够有效地预防和控制消化性溃疡的发生。纤维胃镜和胃黏膜活组织检查是确诊消化性溃疡的首选方法。大便隐血试验阳性提示有溃疡活动,GU 持续阳性提示可能癌变。

2）疾病的病因 消化性溃疡的原因包括:①胃酸分泌过多,导致的胃黏膜的损伤。②幽门螺杆菌的感染,这也是我国引起消化性溃疡最常见的原因。③长期服用对胃肠道黏膜有刺激性的药物,如非甾体消炎药、抗肿瘤的化疗药物等。④本病有一定的遗传倾向,也与患者不良的生活习惯有关,包括长期吸烟、酗酒、长期处于压力的环境中、应激反应等,都有诱发消化性溃疡的可能性。

3）疾病的临床表现 腹痛为本病的主要症状,疼痛特点为慢性的、周期性的、有节律性的疼痛。除了疼痛之外,患者还会伴随胃肠道症状,常有反酸、嗳气、恶心、呕吐等表现,部分患者还可有失眠、多汗、脉搏缓慢等表现。溃疡发作时剑突下可有固定位置的压痛点和局限的压痛点。

4）疾病的治疗和护理要点

（1）治理要点:主要有三种治疗方法,即饮食控制、药物治疗和手术治疗。饮食控制方面,患者要养成定时进食的习惯,进食速度不宜太快,避免过饱过饥;戒酒和戒烟也是治疗的一部分;应禁用能损伤胃黏膜的非甾体消炎药如消炎痛,阿司匹林、保泰松等;平时保持心情舒畅、稳定情绪,避免紧张、焦虑。药物治疗方面,常选择的药物有胃酸分泌抑制剂(颠茄、甲氰米胍、法莫替丁、奥美拉唑等);抗酸剂(氢氧化铝、碳酸氢钠、碳酸钙,胃疡宁、乐得胃、复方钙铋镁、铝镁合剂等);保护胃黏膜的药物(三钾二枸橼络合铋、硫糖铝)和抗幽门螺杆菌的药物。在经过严格内科保守治疗无效或者患者是顽固性胃溃疡的情况下,或怀疑胃溃疡恶变和出现严重并发症内科治疗无效的情况下可以采取手术治疗的方案。

（2）护理要点:详细了解患者溃疡疼痛的时间、位置和特点规律,帮助患者减少或去除加重或诱发疼痛的因素,向患者及家属讲解疼痛原因,消除紧张心理。应用药物治疗的时候,注意抗酸药的主要作用是减低胃内酸度,所以抗酸药的服药时间在睡前、饭后 1 h；H_2 受体拮抗剂,应在餐中或餐后立即服用,不能与抗菌药同时服用,静脉点滴时速度不宜过快,用药期间检测血常规,监测肝功能、肾功能;抗胃酸分泌药物不能和饮料、牛奶以及酸性食物同时服用;奥美拉唑容易产生困倦,所以用药期间尽量不要开车或做其他需要注意力高度集中的事情。注意服药时间、服药禁忌证及药物不良反应。患者合理安排生活作息时间,三餐有规律,保持良好心态,避免吃刺激性食物,避免服用容易导致溃疡的药物,遵医嘱规律用药,康复后患者也要定期复诊,以免复发。

2. 疾病的营养代谢特点 消化性溃疡的特点是患者因为上腹部反复的疼痛而影响进食,导致每日的进食量减少,三大产能营养素(蛋白质、碳水化合物和脂类)及维生素、矿物质等各类营养素的摄入量也减少。长期的能量摄入不足会引起患者体重下降,蛋白质摄入不足会导致身体出现负氮平衡甚至是低蛋白性水肿,长期缺乏维生素会导致患者贫血、胃黏膜的修复能力减弱。脂类摄入不足会导致体内能量储存不足,脂溶性维生素的吸收减少,胃酸分泌增加,胃部疼痛,肠道蠕动减慢。

3. 疾病的营养治疗措施

1）均衡营养,保证输入足量的能量 对于消瘦的患者,因为长时间的营养消化和吸收障碍,应根据患者的不同体质,合理计算患者每日应摄入的热能总量和科学安排三大产能营养素(蛋白质、脂类、碳水化合物)的摄入比例,保证营养素的合理吸收和利用。在食物的选择方面,尽量选择清淡易于消化吸收的食物,如馒头、米饭、粥、面条等,少量多餐,每日安排 3～6 餐,以摄入足量的能量。注意保护胃黏膜,不要食用刺激性的食物。

2）合理补充矿物质 长期胃溃疡患者会导致矿物质的摄入不足。所以在安排日常饮食的时候要保持患者血钾和血钠的正常水平,维持水、电解质和酸碱平衡。摄入过多的钠离子会导致胃酸分泌增加,所以要适当地限制钠盐的摄入。老年人可以适当地增加含钙食物的摄入,包括动物肉、蛋类、乳类及其制品、豆腐、海产品等,但是一次摄入的量不可以过多,以免加重胃肠道的负担。有贫血症状者,也可以适当增加含铁食物的摄入量,如牛奶及其制品、深色蔬菜、海鲜、动物内脏、木耳、黑芝麻等食物。

3)补充足量的维生素 含维生素丰富的食物主要是新鲜的蔬菜和水果,所以老年人在日常的饮食中,尤其是在主餐的饮食搭配上要适当增加蔬菜和水果的摄入量,以补充维生素,增加胃黏膜的保护功能,促进胃黏膜的修复。食物要适当加温,因为摄入过冷或过冰的蔬菜和水果后会使胃黏膜的血管收缩,影响营养素的吸收,但加热时间过长又会导致营养素流失,所以加热时间不要过长。对于难消化的坚果类,可以选择性地少量摄取,并打成粉状调糊,这类食物可以补充维生素 E。

4)纠正不良的饮食习惯,三餐有规律 少食多餐,按时进食,每餐定量。细嚼慢咽,每餐不要吃得过多,可以增加进餐次数,以免造成空腹引起的胃部疼痛,有利于溃疡面的愈合。纠正暴饮暴食的习惯,因为暴饮暴食可以刺激胃酸分泌增加,会加重上腹部不适和疼痛。食物的加工方法可选择蒸、煮、汆、烩、炖等烹调方式,避免生、冷、硬的食物。也不要食用腌制的食物、生鱼片、过咸的食物,减轻胃黏膜的刺激,促进胃黏膜的修复。注意进食方式,食物结构要合理。

知识链接

胃溃疡疼痛怎么办?

胃溃疡是生活中常见的一种消化系统疾病,常见的症状有哪些呢?①胃黏膜脱离:这是胃溃疡初期症状,胃黏膜被破坏造成胃黏膜剥落。表现为易饥饿,感觉到饥饿时如不及时填饱肚子,胃部即会感到疼痛,进而全身无力,两手发抖,双腿变软。若是半夜饿醒,醒后几乎再也无法入睡。②胃痛胃胀:因胃溃疡未能及时治疗导致胃壁糜烂,溃疡面积扩大,此种胃溃疡症状对患者来说是最痛苦也是最为危险的,腹部会有膨满压重感,且会胸闷,精神沉郁倦怠,难以入眠,若继续拖下去不治疗,则会发展为胃出血或胃癌。患上胃溃疡怎么办?一般按消化性溃疡的治疗原则用药。首先给予减少损害因素的药物:如制酸剂、抗胆碱能药物、H_2受体拮抗药、丙谷胺、前列腺素 E_2 的合成剂及奥美拉唑等,同时给予胃黏膜保护的药物,如硫糖铝、铋剂等,以及应用抗生素。要积极配合治疗。平时还要注意补充微量元素硒。硒对胃黏膜有保护作用,胃液中保持正常硒的含量,能有效发挥胃的功能,保护胃部和增强胃的抗病能力。体内胃黏膜的损伤主要靠硒元素来修复,胃病患者体内含硒量往往比健康人要低。当体内硒的水平降低时,会造成免疫功能缺失及抗氧化能力的下降,引起胃黏膜屏障不稳定。麦芽硒维 E 片富含硒麦芽粉、维生素 E、β 胡萝卜素,具有易吸收,高利用率的特点,能达到高效补硒的效果,增强机体抗氧化功能,有效清除人体代谢过程中所产生的自由基,阻止胃黏膜坏死,促进黏膜的修复和溃疡的愈合。

四、原发性肝癌

1.疾病的基础知识

1)疾病的概念 肝内胆管细胞或肝细胞所发生的癌肿,简称肝癌。临床主要特点为肝区持续性疼痛与肝脏进行性肿大。

2)疾病的原因 主要原因包括肝硬化、病毒性肝炎、一些致癌物质如黄曲霉毒素、有机致癌物(六氯苯、多氯联苯、氯仿)等。

3)疾病的临床表现 肝癌的早期症状不典型,患者可能会出现恶心、腹胀、食欲减退、呕吐、腹泻等消化系统症状。典型表现为肝区疼痛,疼痛特点是肝区(上腹部或右侧上腹部)持续性隐痛,劳累后或者夜间会加重;肝区肿大、腹腔积液、黄疸进行性加重、抗生素治疗无效的发热,有的患者还可能表现为高热或超高热。实验室检查会出现颈静脉怒张、高钙血症、低血糖、高脂血症和红细胞增多症的表现。

4)疾病的治疗、护理要点　肝癌的治疗采取早期发现、早期诊断、早期治疗的综合措施。手术治疗是唯一的治愈的方法。患者肝动脉栓塞常采用化疗的方法,治疗时间是 4～6 周,患者的全身反应轻。也可放疗或者放疗与化疗相结合治疗。

2. 疾病的营养代谢特点

1)能量和三大产能营养素代谢特点　肝癌患者因为长时间存在着消化系统症状,如恶心、食欲不振、腹痛、呕吐等,导致能量和营养素长期摄入不足,患者会出现乏力、发热等症状;体内糖类营养素供应不足,导致糖的代谢紊乱,糖原储存不足,容易出现低血糖的现象,体内相关酶的活性受到影响;蛋白质摄入不足,导致体内储存的蛋白质过低,引起低蛋白血症、负氮平衡,严重者出现腹腔积液、胸腔积液;脂肪摄入不足,代谢障碍,容易引起能量储存不足。肝硬化时,肝功能减退,影响了脂肪的消化和代谢,患者也可能会出现高脂血症。

2)矿物质代谢特点　肝癌患者消化系统的症状,影响了矿物质的吸收和利用,引起多种矿物质的缺乏和代谢紊乱,常见的有低钾血症、低钠血症等。因为铁的吸收障碍,有些患者也会出现贫血。患者的临床表现不完全相同,所以矿物质紊乱的类型也不一样。

3)维生素代谢特点　有些患者在治疗的时候需要限制维生素类食物的摄入量,这会引起维生素的缺乏,以 B 族维生素(维生素 B_{12}、叶酸)和维生素 C 的缺乏常见。

3. 疾病的营养治疗措施

1)保证能量和三大产能营养素的供给　根据患者病情需要,合理安排三大产能营养素摄入的比例,保证能量的供给,满足患者需求。合理分配三餐比例,可以早、中、晚各占 1/3。能量的供给尽量选择优质蛋白,供给量每日 60～70 g,包括海产品、肉类、蛋类、乳类食物,以糖类食物为主,供给足量的糖类食物,供给量为每日 300～400 g,满足能量需要的同时,增加体内的糖原储备,避免低血糖的发生。控制脂肪的摄入量,因为肝硬化时肝功能减退,对脂肪的消化代谢能力下降,过多摄入脂肪类的食物,会导致脂肪在肝内沉积,引起脂肪肝或者阻碍肝脏合成糖原,引起肝损害。低脂饮食也可以减轻肝脏负担,推荐的脂肪的摄入量为每日 40～50 g。尽量避免选择粗糙、不容易消化的食物,以免损伤曲张的食管胃底静脉致出血。

2)供给足量维生素　患者容易出现多种维生素的缺乏,尤其是 B 族维生素和维生素 C。所以,饮食中要供给足量的维生素,以促进肝细胞功能的恢复,激活酶的活性,增强肝细胞的抵抗力,保护肝脏。患者可以多吃新鲜的蔬菜、水果、肉类食物、奶类食物及经过发酵的馒头、面包等淀粉类食物。为了补充维生素 D,帮助钙质的吸收,可以多食用深色的绿叶蔬菜,多到户外晒太阳。

3)适当补充矿物质　肝癌患者容易出现电解质紊乱,包括低钾血症、低钠血症、血清铁下降,所以要适当地补充矿物质。尤其是要纠正低钠和低钾的症状。患者可以选择动物肉类、黑豆、大枣等食物。

五、肝硬化

1. 疾病的基础知识

1)疾病的概念　肝硬化是由一种或几种病因长期或反复作用引起的,是一种常见的慢性进行性肝病。以广泛肝细胞变性坏死、结缔组织增生及纤维化、肝细胞结节再生为特点,正常肝小叶结构遭到破坏,形成伪小叶,肝脏逐渐变硬导致肝硬化。肝硬化是我国死亡率较高的疾病之一。临床上以肝功能损害和门静脉高压为主要表现。晚期会出现并发症,如肝性脑病、消化道出血等。

2)疾病的原因　病毒性肝炎中的乙型肝炎是引起肝硬化的主要病因。除了乙型肝炎外,丙型肝炎、日本血吸虫病、长期大量饮酒导致的酒精中毒、原发性或继发性胆汁淤积、慢性充血性心力衰竭、缩窄性心包炎等循环功能障碍、营养不良、代谢产物在肝脏沉积、药物等原因也有引发肝硬化的危险。

在我国,以病毒性肝炎,尤其是乙型肝炎引起者为主要原因。

3)疾病的临床表现　肝硬化代偿期的主要表现是食欲减退,伴腹胀、恶心与轻微腹泻,疲劳无力,肝脾轻度肿大,质地变硬。有些患者症状较轻,无明显症状。肝硬化失代偿期表现为门静脉高压、肝功能减退(男性乳房发育,雄激素减少,雌激素增多;女性月经失调甚至闭经。醛固酮和抗利尿激素增多,皮肤出现色素沉着。肝掌、蜘蛛痣,毛细血管扩张、水钠潴留、尿量减少、水肿);消化道症状(恶心、腹胀、呕吐、消化道出血)、全身症状等。其中,上消化道出血是患者最常见的并发症,患者容易发生各种感染。严重患者发展为肝性脑病、肾功能衰竭,也有恶化为肝癌的可能。

4)疾病的治疗、护理要点　根据病情,采用综合性的治疗方案。早期主要是针对病因进行治疗,晚期治疗重点是针对并发症进行治疗。护理上强调让患者多休息,吃清淡、易消化的饮食,减轻肝脏负担,鼓励摄入优质蛋白,能够促进肝脏功能恢复,修补受损肝细胞。增强肝细胞解毒的能力,促进腹腔积液的减轻或消退。患者尽量取平卧位,大量腹腔积液时改为半卧位,应避免使腹内压突然剧增的因素。保持皮肤清洁,定时更换体位;避免使用对皮肤有刺激性的皂类或沐浴液;当出现腹腔积液的时候,每日测量体重,观察腹腔积液和下肢水肿的消长,准确记录出量和入量的变化,减少水钠的摄入量;避免发生水、电解质和酸碱平衡紊乱;运用利尿剂时速度不宜过快,以每日体重减轻不超过 0.5 kg为宜。

2. 疾病的营养代谢特点

1)能量和三大产能营养素　肝硬化患者因为蛋白质摄入不足,导致体内储存的蛋白质过低,引起低蛋白血症、负氮平衡,严重者出现腹腔积液、胸腔积液;脂肪摄入不足,代谢障碍,容易引起能量储存不足。患者因为长时间存在着消化系统症状,如恶心、食欲不振、腹痛、呕吐等,导致能量和营养素长期摄入不足,患者会出现乏力、发热等症状;体内糖类营养素供应不足,导致糖的代谢紊乱,糖原储存不足,容易出现低血糖的现象,导致体内相关酶的活性受到影响;肝硬化时,肝功能减退,影响了脂肪的消化和代谢,患者也可能会出现高脂血症。

2)矿物质代谢特点　因为肝硬化患者消化系统的症状,影响了矿物质的吸收和利用,引起多种矿物质的缺乏和代谢紊乱,常见的有低钾血症、低钠血症等。因为铁的吸收障碍,有些患者也会出现贫血。患者的临床表现不完全相同,所以矿物质紊乱的类型也不一样。

3)维生素代谢特点　有些患者在治疗的时候需要限制维生素类食物的摄入量,这会引起维生素的缺乏,以 B 族维生素(维生素 B_{12}、叶酸)和维生素 C 的缺乏常见。

3. 疾病的营养治疗措施

1)保证能量和三大产能营养素的供给　饮食原则为高热量、高蛋白、高维生素、易消化饮食。能量的供给尽量选择优质蛋白,供给量每日 60～70 g,包括海产品、肉类、蛋类、乳类食物,以糖类食物为主,供给足量的糖类食物,供给量为每日 300～400 g,满足能量需要的同时,增加体内的糖原储备,避免低血糖的发生。控制脂肪的摄入量,因为肝硬化时肝功能减退,对脂肪的消化代谢能力下降,过多摄入脂肪类的食物,会导致脂肪在肝内沉积,引起脂肪肝或者阻碍肝脏合成糖原,引起肝损害。低脂饮食也可以减轻肝脏负担,推荐的脂肪的摄入量为每日 40～50 g。尽量避免选择粗糙、不容易消化的食物,以免损伤曲张的食管胃底静脉致出血。

2)供给足量维生素　肝硬化患者容易出现多种维生素的缺乏,尤其是 B 族维生素和维生素 C。所以,饮食中要供给足量的维生素,以促进肝细胞功能的恢复,激活酶的活性,增强肝细胞的抵抗力,保护肝脏。患者可以多吃新鲜的蔬菜、水果、肉类食物、奶类食物及经过发酵的馒头、面包等淀粉类食物。为了补充维生素 D,帮助钙质的吸收,可以多食用深色的绿叶蔬菜,多到户外晒太阳。

3)适当补充矿物质　肝癌患者容易出现电解质紊乱,包括低钾血症、低钠血症、血清铁下降,所以要适当地补充矿物质。尤其是要纠正低钠和低钾的症状。

六、肝性脑病

1. 疾病的基础知识

1)疾病的概念　肝性脑病是中枢神经系统功能失调的综合病征,以严重肝病引起的以代谢紊乱为基础,以昏迷、意识障碍、行为失常为主要临床表现,又称肝昏迷。

2)疾病的原因　肝炎后肝硬化引起的肝性脑病最多见。常见诱因包括便秘、上消化道大量出血、低血糖、摄入过多的蛋白质饮食、大量应用排钾利尿剂和腹腔积液、服用药物(如镇静药、感染)。

3)疾病的临床表现

(1)前驱期:行为失常和性格改变常见。患者可有扑翼样震颤,持续数天至数周,脑电图多正常。

(2)昏迷前期:表现为意识错乱、睡眠障碍、行为失常。不能完成简单的计算和智力构图。神经系统体征明显。扑翼样震颤存在,脑电图异常。

(3)昏睡期:主要表现为昏睡和精神错乱。神经系统体征持续或加重。扑翼样震颤仍然存在,脑电图异常,锥体束征阳性。

(4)昏迷期:主要表现为神志完全丧失,不能唤醒。患者处于浅昏迷状态,瞳孔散大,脑电图明显异常,对痛刺激有反应,腱反射和肌张力亢进,没有扑翼样震颤;深昏迷时各种反射全部消失,肌张力降低。

4)疾病的治疗、护理要点　早期诊断、早期治疗是治疗成功的关键。去除病因,减少肠内毒素的吸收,避免诱发因素,促进有毒物质的排出,对症治疗。护理上要密切观察患者的意识变化,尽量安排专人护理患者,对躁动或有意识障碍的患者,做好保护工作,防止坠床。避免一切诱发因素,避免快速利尿和大量放腹腔积液,避免应用安眠药、麻醉药等,避免大量输液,避免发生感染,避免便秘,避免使用肥皂水灌肠,避免上消化道出血,避免发生低血糖。对昏迷患者做好保护工作,留置导尿,避免压疮发生。

2. 疾病的营养代谢特点

1)能量和三大产能营养素代谢特点　肝功能异常导致能量和三大产能营养素储存不足,患者会出现消瘦、低蛋白血症,体内糖类营养素供应不足,导致糖的代谢紊乱,糖原储存不足,容易出现低血糖,脂肪摄入不足、代谢障碍,容易引起能量储存不足。

2)维生素　因为患者饮食受到限制,胃肠道症状较重,影响了维生素的吸收,容易导致各种维生素的缺乏,尤其是水溶性维生素的缺乏。

3)矿物质　疾病影响了机体对矿物质的吸收和利用,引起多种矿物质的缺乏和代谢紊乱,常见的有低钾血症、低钠血症。

3. 疾病的营养治疗措施

1)供给足量的能量和适量的产能营养素　能量的供给以糖类为主,为避免加重症状,应限制蛋白质的摄入量,蛋白质的摄入以优质蛋白为主。给予适量的脂肪。科学安排三大产能营养素(蛋白质、脂类、碳水化合物(又称糖类))的摄入比例,保证营养素的合理吸收和利用。在食物的选择方面,尽量选择清淡易消化的食物,如馒头、米饭、粥、面条等食物。

2)补充足量的维生素和适量的矿物质　富含维生素的食物主要是新鲜的蔬菜和水果,老年人在三餐的饮食搭配上要适当增加蔬菜和水果的摄入量,以补充维生素,增加胃黏膜的保护功能,促进胃黏膜的修复。食物要适当加热,过冷的蔬菜和水果摄入后会使胃黏膜的血管收缩,导致胃黏膜的供血和营养供给出现障碍,但加热时间也不宜过长,因为加热时间过长会导致维生素的流失。矿物质的补充以适量、不增加消化道负担为前提,纠正负氮平衡,多补充钙和铁。

七、胰腺炎

1. 疾病的基础知识

1)疾病的概念　急性胰腺炎的主要特点是急性腹痛,发热伴恶心、呕吐,是胰腺及其周围组织被胰腺分泌的消化酶自身消化引起的化学性炎症反应,临床以尿淀粉酶增高为特点。

2)疾病的原因　胆道疾病是比较常见的原因:胆道结石、炎症或胆道蛔虫;饮食因素也是引起胰腺炎的原因(大量饮酒、暴饮暴食);急性传染病;手术与创伤损伤胰管或胰腺。

3)疾病的临床表现　患者上腹部疼痛剧烈,呈持续性钝痛或绞痛,向腰背部放射;消化道症状,如恶心、呕吐及腹胀等;全身症状,如发热等;水、电解质及酸碱平衡紊乱(低钾、低钙、低镁);急性呼吸窘迫综合征、心力衰竭、低血压和休克。腹肌紧张、全腹显著压痛和反跳痛是本病的体征。

4)疾病的治疗、护理要点　治理要点首先是通过胃肠减压、禁止摄入食物、服用抗胆碱药物(如阿托品)或应用生长抑素(如奥曲肽)等方法减少或抑制胰腺胰液的分泌;其次是缓解患者疼痛,可以肌内注射 654-2 或阿托品,疼痛剧烈者可以使用哌替啶,但是禁止使用吗啡;纠正水、电解质和酸碱平衡紊乱;抗休克治疗;抗感染治疗;必要时采用手术治疗。

护理上注意观察和记录呕吐物的性质及量,保持术后引流管通畅,做好记录;检测患者血液生化指标的变化(血钾、血钠、血钙、血糖);观察皮肤颜色、弹性的变化;补充丢失的液体和电解质;根据病情调节输液速度,及时纠正酸碱平衡;监测生命体征(体温、脉搏、呼吸、血压);如果出现休克征象应让患者平卧,立即建立静脉通路,吸氧,准备好抢救设备,遵医嘱给予强心剂或快速升高血压的药物,避免发生弥散性血管内凝血。

2. 疾病的营养代谢特点

1)能量和三大产能营养素的代谢　急性胰腺炎患者因病情需要暂时禁止摄入食物,减少了三大产能营养素的摄入,但体内重要器官(大脑、心脏等)的代谢需要足量的营养素,所以导致体内糖的代谢发生紊乱,糖异生增强,糖原利用障碍;胰腺功能减低,导致脂肪的吸收、代谢障碍,酮体和游离的脂肪酸增加;血浆中的总蛋白和白蛋白含量下降,身体呈现负氮平衡。患者的饮食应清淡,易消化,少量多餐,避免生、冷、硬、油炸等刺激性食物的摄入。

2)维生素的代谢　在禁止摄入食物的情况下,营养素的摄入减少,消耗增加,会导致维生素缺乏,尤其是脂溶性维生素的减少更加明显。

3)矿物质的代谢特点　急性胰腺炎患者在应激情况下,矿物质的摄入也会减少,消耗增加。

3. 疾病的营养治疗措施

1)能量和三大产能营养素的供给　增加患者的营养支持,可以通过肠道外营养的方式,给予营养支持,供给适当的能量,一般每天主张 2000～2500 kcal,过多的能量摄入会增加胰腺的负担,不利于胰腺功能的恢复。食物的性质可以从流质食物开始,逐渐过渡到半流质食物、软食、普通食物,及时监测患者的血糖变化,根据血糖的变化决定食物的性状。在肠道外营养治疗期间,蛋白质的供应尽量以优质蛋白为主,包括海产品、动物肉类、蛋类、乳类食物,适量的蛋白质供应有利于受损伤组织的修复,但蛋白质的供给要适量,不要增加消化系统的负担。脂肪的供给以低脂肪制剂为主,供给量需要严格控制,每日摄入量在 30 g 以内。不宜过多,以免加重症状。

2)维生素的补充　急性胰腺炎患者可以通过肠道外营养的方式补充足量的维生素,尤其是 B 族维生素和维生素 C,促进机体功能的恢复。慢性胰腺炎患者建议每日维生素的摄入量在 300 mg 以上。

3)供给适量矿物质　根据患者电解质和酸碱平衡紊乱的类型,补充钾、钙、钠等,合理补充矿物质。

知识链接

不良饮食习惯的危害

一些不良的饮食习惯会对健康造成危害。

(1)长期不吃早餐,胆汁发生变化,胆汁浓缩,胆固醇积累在胆囊中形成胆结石,易患心肌梗死,另外,还会引起代谢失调导致肥胖。

(2)长期蹲着吃饭易影响消化功能,引起消化道溃疡。

(3)经常吃烫饭、喝烫水易引起食道和胃的癌变。

(4)经常吃得太快、不细嚼慢咽,易引起胃炎、胃溃疡。

(5)经常吃得过饱易引起消化不良,诱发高血压、冠心病等。

(6)偏食易导致某种营养素缺乏。

(7)经常饮食过咸,易患高血压,对心、肝、肾有害。

(8)喜欢吃甜食,易患心血管疾病、肥胖症及糖尿病。

(9)吃晚餐太迟易患尿路结石、冠心病、肠癌等。

影响健康的因素很多,近年来,世界卫生组织对影响人类健康的众多因素进行评估,结果表明:遗传因素对人体健康的影响居于首位,为 15%;膳食营养对人体健康的影响仅次于遗传因素,为 13%,高于医疗条件因素。由此不难看出,膳食营养对人体健康是多么重要。如今,人们的生活水平显著提高,绝大多数人衣温食饱,营养不良状况有了很大改善,但这不代表人们吃得健康了,由于大多数人的饮食结构不合理,营养供给不平衡,所以维持不了身体的健康。

能力检测

一、选择题

1.胃炎最常见的临床表现是（ ）。

A.无症状 B.反复黑便 C.呕吐咖啡色样物

D.饥饿感、夜间痛 E.上腹部疼痛

2.引起胃炎的最常见细菌是（ ）。

A.沙门菌 B.大肠杆菌 C.支原体

D.空肠弯曲菌 E.幽门螺杆菌

3.急、慢性胃炎患者有少量出血，中和胃酸可给予（ ）。

A.米汤 B.肉汤 C.绿色蔬菜 D.温开水 E.凉开水

4.符合慢性胃炎临床表现的是（ ）。

A.上腹部不适，餐后加重 B.长期上腹部疼痛，餐后缓解

C.反酸、呕吐、腹泻 D.上腹部疼痛，向背部放射

E.贫血、消瘦

5.下列哪种药物抑制胃酸分泌的作用最强？（ ）

A.奥美拉唑 B.法莫替丁 C.氢氧化铝镁 D.枸橼酸铋钾 E.硫糖铝

6.抗菌药物治疗胃炎是针对以下哪种细菌？（ ）

A.大肠杆菌 B.结核分枝杆菌 C.幽门螺杆菌

D.葡萄球菌 E.肺炎双球菌

7.关于慢性胃炎的饮食护理的描述，下列哪项不正确？（ ）

A.禁止暴饮暴食 B.适宜少量多餐 C.建议定时定量进餐

D.餐后从事体育活动，帮助锻炼 E.胃酸少者多喝肉汤

8.关于对慢性胃炎患者健康教育的描述，下列哪项不正确？（ ）

A.养成细嚼慢咽的饮食习惯 B.戒烟戒酒

C.硫糖铝在饭后 1 h 后服用 D.吗丁啉等胃动力药物在饭前半小时服用

E.避免使用利血平和泼尼松

9.慢性胃炎的主要病因与（ ）因素有关。

A.自身免疫反应 B.吸烟 C.饮酒 D.药物 E.细菌

10.胃溃疡急性穿孔，保守治疗期间时最主要的是（ ）。

A.半卧位 B.输液 C.控制感染

D.严密观察病情变化 E.保持有效的胃肠减压

11.消化性溃疡患者服用铝碳酸镁片的正确方法是（ ）。

A.温水吞服 B.咀嚼后服用 C.餐后 2 h 服用 D.餐前服用 E.餐中服用

12.十二指肠溃疡的疼痛特点是（ ）。

A.吃完饭后就疼，2 h 后缓解 B.饭后 1 h 开始疼痛，2 h 后缓解

C.饭后 2 h 开始疼痛，2 h 后缓解 D.饭后 3～4 h 开始疼痛，进食后缓解

E.无规律性

13.消化性溃疡最常见并发症是（ ）。

A.出血 B.穿孔 C.幽门梗阻

D.癌变 E.电解质紊乱

14.以下哪项符合胃溃疡特点？（ ）

A.发病人群多见于老年人 B.好发于胃大弯

Note

C.上腹部压痛点常在上腹部偏右　　　　　D.疼痛多在餐后发生

E.X线检查可确诊

15.消化性溃疡患者服用制酸剂应在（　　　）。

A.饭前1～2 h服用　　　　　B.饭后1～2 h服用　　　　　C.两餐之间服用

D.每日清晨一次　　　　　E.与食物同时服用

16.柏油样大便见于（　　　）。

A.十二指肠溃疡出血　　　　　B.溃疡性结肠炎　　　　　C.痢疾

D.结肠癌　　　　　E.胃穿孔

17.胃十二指肠溃疡的好发部位是（　　　）。

A.胃大弯与十二指肠后壁　　　　　B.胃小弯与十二指肠后壁

C.胃大弯与十二指肠前壁　　　　　D.胃小弯与十二指肠前壁

E.胃体

18.消化性溃疡患者的健康问题不包括（　　　）。

A.焦虑　　　　　B.上消化道出血　　　　　C.营养失调

D.腹痛　　　　　E.预感性悲哀

19.胃溃疡穿孔的腹痛性质是（　　　）。

A.刀割样持续疼痛　　　　　B.阵发性疼痛　　　　　C.持续性疼痛,阵发性加重

D.钻顶样疼痛　　　　　E.持续疼痛

20.十二指肠溃疡好发于（　　　）。

A.幼儿　　　　　B.少年　　　　　C.青壮年　　　　　D.妇女　　　　　E.老年

参考答案:

1.A　2.E　3.D　4.A　5.A　6.C　7.D　8.C　9.A　10.E

11.B　12.D　13.A　14.E　15.B　16.A　17.B　18.E　19.A　20.C

二、填空题

1.消化系统疾病常见症状包括（　　）、（　　）、（　　）、（　　）、（　　）、（　　）。

2.胃炎分为（　　）、（　　）两大类。

3.慢性胃炎的营养护理措施包括（　　）、（　　）、（　　）。

4.胃溃疡的发病原因包括（　　）、（　　）、（　　）。

5.肝性脑病的临床分期（　　）、（　　）、（　　）、（　　）。

参考答案:

1.恶心、呕吐、呕血、黑便、腹痛、黄疸

2.急性胃炎、慢性胃炎

3.合理补充能量和三大产能营养、三餐规律、合理补充矿物质

4.腹痛、胃肠道症状、固定位置的压痛点

5.前驱期、昏迷前期、昏睡期、昏迷期

（张玉婷）

任务4:老年人内分泌系统疾病饮食护理——糖尿病老年人的营养饮食护理

学习导航

　　内分泌系统疾病是内分泌腺或内分泌组织本身的分泌功能和(或)结构异常时发生的症候群,包括激素来源异常、激素受体异常和由于激素或物质代谢失常引起的生理紊乱而发生的症候群。本次任务是以糖尿病老年人的营养饮食护理为例,来讲解内分泌系统疾病老年人的营养饮食护理。

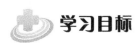 **学习目标**

领 域	学 校 学 习	企 业 学 习
内容	1.内分泌系统疾病的基础知识 2.内分泌系统疾病的营养护理方案	1.在实践中观察内分泌系统疾病老年人的饮食特点 2.运用适当的方法对内分泌系统疾病老年人进行合理营养的健康宣教和指导
需要培养的 职业能力	1.学生能叙述内分泌系统疾病老年人的营养物质代谢特点 2.学生能对内分泌系统疾病老年人的营养、饮食与疾病的关系进行分析,实施对老年人营养与饮食的健康宣教 3.学生能总结内分泌系统疾病老年人的营养、饮食与疾病的关系,反思过程中存在的问题	

 职业行动情境

　　学生小常在医院实习遇到了很为难的问题。他说:"患糖尿病的何奶奶对我很好,我对何奶奶像对亲奶奶一样,每日帮助何奶奶注射胰岛素,还很耐心地指导她的家属给何奶奶注射胰岛素。一天何奶奶趁着家属不在,恳求我让她吃香蕉和点心,吃完一个还要吃,不给她就不高兴,我很为难。"

◎ 行动情境任务

　　糖尿病老年人的营养饮食护理。

　　· 行动情境任务的描述

　　糖尿病是一组以慢性血糖水平升高为特征的代谢性疾病,是由于胰岛素分泌和(或)作用缺陷所引起的,以多尿、多饮、多食、消瘦("三多一少")为典型症状,是临床上的常见病、多发病。据世界卫生组织估计,至 2025 年全球糖尿病患者将超过 3 亿。糖尿病可使人体内三大产能营养物质代谢紊乱,出现多系统损害,导致心、脑、肾、血管、神经等组织器官的慢性进行性病变、功能减退及衰竭,严重时可发生急性代谢紊乱,如糖尿病酮症酸中毒(DKA)、高血糖高渗状态等。

　　· 行动情境任务的分析

　　患糖尿病的何奶奶住院治疗需注射胰岛素。调整胰岛素用量时,其血糖还没有平稳,必须要控制进食含糖量高的食物,比如水果、点心。何奶奶想吃这些食物,但家属对她的饮食有严格的要求,所以她趁家属不在就求小常给她吃这些食物。小常很为难,应如何解决这个问题。

学校教学领域

糖尿病老年人营养饮食护理计划

学习领域	根据老年人的个人情况和情境特点开展护理工作	所需学时:____学时
学习情境	糖尿病老年人的营养饮食护理	所需学时:____学时

根据教学大纲应获得的能力

1.能根据护理观察以及已经掌握的原因、症状和疗法,为患有糖尿病的老年人制订营养饮食护理计划

2.能建议患有糖尿病的老年人改变他们的饮食习惯

 Note

糖尿病老年人的营养饮食护理的教学内容
内分泌系统老年人的营养饮食护理

职业行动情境
　　学生小常在医院实习遇到了很为难的问题。他说:"患糖尿病的何奶奶对我很好,我对何奶奶像对亲奶奶一样,每日帮助何奶奶注射胰岛素,还很耐心地指导她的家属给何奶奶注射胰岛素。一天何奶奶趁着家属不在,恳求我让她吃香蕉和点心,吃完一个还要吃,不给她就不高兴了,我很为难。"

项目	作业
组织/导向	1.详细阅读上述案例,并找出何奶奶的症状 2.全班范围内收集症状,并讨论这些症状可能来自何处 3.想象一下如果你是患者,为了治疗必须改变哪些饮食习惯。用一句话在一张纸上写下你的想法或感受。之后和同桌讨论 4.根据职业行动情境中的描述,了解糖尿病。完成练习1
了解相关背景信息	5.制订饮食方案 要求: (1)两人一组,在网上研究针对慢性糖尿病的营养配方,请记录要点 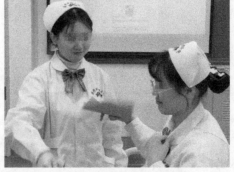 **制订营养配方** (2)全班分为两组,分别为胰岛素使用前阶段和胰岛素使用阶段,制订饮食方案
计划	6.两组中各选一人,结合成 AB 二人组,互相介绍各自的营养饮食护理计划,并在必要时纠正。完成练习2  **讨论营养饮食护理计划**

续表

决定	7.根据何奶奶的病历,为她提出饮食建议,并在全班讨论,比较你的结论。完成练习3
执行/展示	8.情境对话 要求: (1)在小组作业中,写下学生小常和何奶奶之间关于营养饮食护理的对话 (2)练习角色扮演,分配角色 (3)在全班展示,角色扮演
监督	9.观察、评价角色扮演
评价/反思	10.在全班讨论,改变饮食对何奶奶的意义
系统化	11.制作一份70岁糖尿病老年人的营养饮食护理计划

学校练习部分

练习1	1.何奶奶想要吃水果和糕点的感受 2.面对何奶奶的请求,描述小常的心情
练习2	小常和何奶奶之间商讨饮食计划及动员咨询对话
练习3	糖尿病患者的饮食对比 <table><tr><td>用胰岛素前的饮食</td><td>用胰岛素后的饮食</td></tr><tr><td></td><td></td></tr></table>

(白　柳)

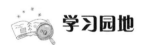 学习园地

材料 15　糖尿病患者营养护理

一、营养代谢特点

1.能量代谢　糖尿病患者体内胰岛素缺乏或胰岛素抵抗,引起能量代谢紊乱。当摄入能量过高会使体重增加,血糖控制不理想;当摄入能量不足,出现脂代谢紊乱,促使体内脂肪大量分解代谢,进而产生大量的酮体,出现酮血症。

2.糖类　糖类是人体必需的三大产能营养物质之一,人体各组织器官的功能维持都离不开它,尤其是中枢神经系统,其中脑细胞在休息状态下,为维持其功能,每日需用 100～150 g 葡萄糖。糖尿病患者体内胰岛素分泌异常,血液中葡萄糖得不到合理有效的调节。当糖类摄入过多时,血糖升高;摄入过低时,血糖控制不仅不理想,体内脂肪和蛋白质也会被动用,产生过多酮体而出现酮血症。

3.脂肪　糖尿病患者体内糖代谢异常时,多伴随脂代谢异常,脂肪合成减少,且脂肪自脂肪组织转至肝脏内沉积,形成脂肪肝;当体内能量供应不足时,体内脂肪被动员,分解增加,生成过多的乙酰辅酶

 Note

A 和酮体,加之胰岛素不足使酮体利用减少,终致酮体积聚形成酮血症;乙酰辅酶 A 增多,可促进肝脏合成胆固醇,形成高胆固醇血症,同时伴三酰甘油、低密度脂蛋白、极低密度脂蛋白等增高,形成高脂血症和高脂蛋白血症,最终出现糖尿病血管并发症。

4.蛋白质 糖尿病患者糖代谢异常,能量供应不足,蛋白质也被动员分解供能,但其合成减慢,机体呈现负氮平衡;胰岛素不足,糖异生作用增加,血糖升高。因蛋白质代谢呈负氮平衡,患者身体消瘦,抵抗力下降,易感染,伤口不易愈合,患儿生长发育受阻。

5.维生素 维生素是调节生理功能和物质代谢的重要酶类的辅酶。糖尿病患者体内葡萄糖和糖基化蛋白质自动氧化,产生大量自由基,若清除不及时,积聚在组织中,发生脂类过氧化,细胞膜的功能受损。维生素 C、维生素 E、β 胡萝卜素可有效清除组织中积聚的自由基,保护生物膜;同时,参与调节清除自由基的超氧化物歧化酶、过氧化氢酶等抗氧化酶的活性。β 胡萝卜素有较强的抗氧化及调节免疫功能的作用。B 族维生素参与糖代谢,维生素 B_6 不足可伴发葡萄糖耐量降低。维生素 E 是强抗氧化剂,能抑制氧化应激,预防和延缓糖尿病的并发症。维生素 C 是谷胱甘肽过氧化物酶的辅酶,能清除过氧化脂质。

6.膳食纤维 膳食纤维可延缓胃排空,改变肠转运时间;改善糖代谢,降血压,降血脂,防止便秘等。可溶性膳食纤维在肠内通过时,可减慢糖的吸收,控制餐后血糖的急剧升高,降低血脂水平;非可溶性膳食纤维可促进肠蠕动,使食物通过肠道的速度加快,进而减少吸收,间接降低餐后血糖,有减肥效果。

二、营养治疗措施

1.控制总能量 合理控制能量摄入是糖尿病患者营养治疗的基础治疗,也是首要治疗原则。总能量应根据患者的病情、标准体重、生理条件、活动量大小、工作性质、有无糖尿病并发症等确定。一般来讲,对于正常体重的糖尿病患者,能量供应应维持或略低于理想体重。糖尿病患者每日能量供给推荐量如下:每日每千克体重成年人休息时 105～125 kJ(25～30 kcal),轻体力劳动者 125～146 kJ(30～35 kcal),中体力劳动者 146～167 kJ(35～40 kcal),重体力劳动者 167 kJ(40 kcal);4 岁以下儿童 209 kJ(50 kcal),4～10 岁 167～188 kJ(40～45 kcal),10～15 岁 146～167 kJ(35～40 kcal)。超重或肥胖症者对胰岛素的敏感性降低,因此应限制在 1200 kcal 以内,以减轻体重。乳母、孕妇、营养不良及消瘦者、伴消耗性疾病而体重低于标准体重者,能量摄入可适当增加 10%～20%,以适应其生理需要和适当增加体重。

2.控制脂肪与胆固醇 膳食中由脂肪提供的能量不超过饮食总能量的 30%,若合并脂代谢异常、超重、肥胖、冠心病,每日饮食中总脂肪量应占总能量的 20% 以下,饱和脂肪酸不应超过总能量的 1/3,不宜摄入反式脂肪酸;适当摄入不饱和脂肪酸,以不超过总能量的 10% 为宜。胆固醇摄入量控制在 300 mg 以下。

3.保证糖类摄入 糖类是能量的主要来源,若供给充足,可减少体内脂肪和蛋白质的分解,预防酮血症。在合理控制总能量的基础上适当增加糖类的摄入,不仅可以提高胰岛素的敏感性,还可减少肝脏葡萄糖的产生、改善葡萄糖耐量。但若摄入过多的糖类,会使血糖升高,进而增加胰岛的负担。所以,膳食中糖类提供的能量应占总能量的 50%～60%。每日糖类摄入量应控制在 250～353 g,折合主食为 300～400 g。肥胖者可酌情减量,控制在 150～200 g,折合主食为 200～250 g,米、面等谷类所含淀粉属多糖类,可按规定量食用。

4.适量摄入蛋白质 肾功能正常的糖尿病患者,推荐蛋白质的摄入量与正常人接近,占总能量的 10%～15%,每日每千克体重为 0.8～1.2 g;有显性蛋白尿的糖尿病患者蛋白质的摄入量宜限制在每日每千克体重 0.8 g,从肾小球滤过率(GFR)下降起,即应实施低蛋白饮食,推荐蛋白质摄入量为每日每千克体重 0.6 g,同时补充复方 α-酮酸制剂。饮食中应有 1/3 以上的蛋白质为优质蛋白,如瘦肉、鱼、乳、蛋、豆制品等。

5.补充足够的维生素,增加膳食纤维 补充维生素 A 可改善糖尿病患者的视网膜病变;补充 B 族维生素,可改善糖尿病患者的神经系统并发症;补充维生素 C 可改善糖尿病患者的微血管病变。糖尿病患者应保证上述维生素的每日摄入量。成年人推荐剂量如下:维生素 B_1,男性 14 mg,女性 1.3 mg;维生素 B_2,男性 1.4 mg,女性 1.2 mg;维生素 C,男性、女性均为 100 mg。富含 B 族维生素的食物有芦笋、牛肝、紫甘蓝、猕猴桃、奶、羔羊腿、烤小牛肉等,富含维生素 C 的食物有辣椒、花椰菜、大白菜、紫甘蓝、猕猴桃、苹果、草莓等。

膳食纤维每日摄取量约为 35 g。蔬菜中膳食纤维含量为 20%～60%,水果和谷物中含量为 10% 左右。必须注意,在补充非水溶性膳食纤维(如麦麸、黄豆皮)时,用量不宜过多,以免影响微量元素和维生素的吸收。建议最好把膳食纤维和糖类一起搭配食用。

6. 保证必需的微量元素 微量元素缺乏常伴胰岛素分泌减少,胰岛素抵抗增强。研究证实,糖尿病患者发生酮症酸中毒时,常常引起镁缺乏,导致 2 型糖尿病患者对胰岛素的敏感度降低,出现胰岛素抵抗,当补充镁后胰岛素分泌能力得到改善;糖尿病视网膜病变与低镁呈相关性;低钙易引发骨质疏松;锰代谢障碍可引起葡萄糖不耐受,补充后可改善患者对葡萄糖的耐受性。因此,适当增加微量元素锌、镁、钙、锰等,保证人体必需量,对糖尿病患者的病情能起到较好控制作用。

7. 少量多餐,定时定量 糖尿病患者每日至少三餐,且要定时定量,三餐饮食营养应均衡搭配,每餐均应包含糖类、蛋白质、脂肪等。根据患者的病情合理分配三餐能量,分配比例可参照早、中、晚各占 1/3,或 1/5、2/5、2/5,或 30%、40%、30%,每餐不能吃得过饱、过多,不吃过于油腻和过咸的食物,每日食盐摄入量应控制在 6 g 以内。药物治疗的糖尿病患者,在治疗过程中,易发生低血糖,所以提倡在三餐之间加餐 2～3 次,加餐不可加量,应从原三餐定量中分出。此种增加餐次、少量多餐的方式,可有效预防低血糖的发生,有利于改善糖耐量。

8. 忌用一切辛辣调味品 忌用一切辛辣调味品,禁止吸烟、酗酒、饮浓茶。

知识链接

使用胰岛素注意事项

1. 吸药顺序 长、短效或中、短效胰岛素混合使用时,应先抽吸短效胰岛素,再抽吸长效胰岛素,然后混匀。切不可反向操作,以免将长效胰岛素混入短效胰岛素内,影响其速效性。

2. 胰岛素的保存 未开封的胰岛素置于冰箱 4～8 ℃冷藏保存,正在使用的胰岛素在常温下(不超过 28 ℃)可使用 28 天,无须放冰箱内,应避免过冷、过热、太阳直晒,否则胰岛素可因蛋白质凝固变性而失效。

3. 注射部位的选择和更换 皮下注射胰岛素,常在皮肤疏松部位,如上臂三角肌、臀大肌、大腿前侧、腹部等。腹部注射是吸收最快的。

三、糖尿病膳食计算与膳食分型

1. 计算全天总能量的供给量 根据患者的年龄、性别、身高、实际体重、工作性质或体力活动强度等,查表或用简易公式计算理想体重(理想体重(kg)=身高(cm)－105),根据糖尿病患者每日能量供给推荐量来计算总能量的供给量。

2. 计算糖类、蛋白质、脂肪的供给量 根据三者占总能量的分配比例,结合患者病情计算各物质需要量。糖类和蛋白质每克产热 4 kcal,脂肪每克产热 9 kcal。在设计膳食时,先计算糖类量,再计算蛋白质量,最后用炒菜油补足脂肪的量。

3. 膳食分型 糖尿病患者的膳食应遵循个体化原则,因人而异。针对这一原则,根据患者病情特点,血糖、尿糖变化情况,血脂水平及合并症等因素,将糖尿病膳食进行分型,确定和调整各种能量物质的比例,具体分型如表 7-1 所示。

表 7-1 膳食分型

分型	糖类/(%)	蛋白质/(%)	脂肪/(%)
轻型糖尿病	60	16	24
血糖、尿糖均高	55	18	27
合并高胆固醇	60	18	22
合并高三酰甘油	50	20	30
合并肾功能不全	66	8	26
合并高血压	56	26	18
合并多种并发症	58	24	18

举例:患者,男性,55 岁,身高 170 cm,体重 68 g,轻体力劳动者,目前血糖、尿糖偏高,血脂及肾功能正常,无高血压和糖尿病并发症,根据其病情特点,参照糖尿病膳食分型进行营养膳食治疗。

该患者理想体重:170-105=65 kg

每日所需总能量:65×30=1950 kcal

每日糖类摄入量:1950×60%=1170 kcal,1170÷4=292.5 g

每日蛋白质摄入量:1950×16%=312 kcal,312÷4=78 g

每日脂肪摄入量:1950×24%=468 kcal,468÷9=52 g 或 1950-1170-312=468 kcal,468÷9=52 g

因此该患者每日能量摄入量为:糖类 292.5 g,蛋白质 18 g,脂肪 52 g。

 能力检测

1.糖尿病患者运动宜在(　　)。

A.餐前 2 h　　　　B.餐前 1 h　　　　C.餐前半小时　　　　D.餐后即刻　　　　E.餐后 1 h

2.患者,男性,68 岁。因多饮、多尿、体重下降入院。入院后诊断为 1 型糖尿病。其饮食中全日能量的分配方法是(　　)。

A.早餐 1/5、中餐 2/5、晚餐 2/5　　　　B.早餐 2/5、中餐 2/5、晚餐 1/5

C.早餐 2/5、中餐 1/5、晚餐 2/5　　　　D.早餐 3/5、中餐 1/5、晚餐 1/5

E.早餐 1/5、中餐 1/5、晚餐 2/5

3.关于糖尿病患者的运动治疗,下列描述错误的是(　　)。

A.循序渐进、定时定量　　　　B.每日坚持运动半小时至 1 h

C.餐后 1 h 进行运动　　　　D.可空腹运动

E.运动量的计算方法:脉率=170-年龄

4.患者,男性,60 岁。患 2 型糖尿病 5 年。近 2 年因饮食控制和运动治疗血糖控制良好。护士指导该患者进行有氧运动时,心率应控制在(　　)。

A.100 次/分　　　　B.110 次/分　　　　C.120 次/分　　　　D.130 次/分　　　　E.140 次/分

参考答案:

1.E　2.A　3.D　4.B

(白 柳 关 凌)

任务 5:老年人泌尿系统疾病饮食护理——肾衰竭老年人的营养饮食护理

 学习导航

老年常见的泌尿系统疾病包括慢性肾炎、肾衰竭、前列腺疾病等,给老年人带来了极大的烦恼。对

于患泌尿系统疾病的老年人来说,肾脏问题严重影响了日常饮食和营养物质的吸收。做好泌尿系统疾病老年人的营养指导,不仅能增强老年人的体质,还能有效地控制老年人的病情发展。

学习目标

领　域	学校学习	企业学习
内容	1.泌尿系统疾病的基础知识 2.泌尿系统疾病的营养治疗方案	1.在实践中观察泌尿系统疾病老年人的饮食特点 2.运用适当的方法对泌尿系统疾病老年人进行合理营养的健康宣教和指导
需要培养的职业能力	1.学生能对泌尿系统疾病老年人的营养、饮食与疾病的关系进行分析,对老年人营养与饮食实施健康宣教 2.学生能总结与反思泌尿系统疾病老年人的营养、饮食与疾病的关系,分析宣教过程中存在的问题	

职业行动情境

　　学生小张讲述她在养老院的实习经历:"我发现王大爷双眼长时间肿胀。他的脚也经常肿得很大,血压也高。最近一段时间,他多次晚上起夜。这困扰了他的妻子,把他送到了医院。医生现在开了药,要求他改变饮食习惯。王大爷早餐时告诉我,他害怕以后不能再吃他最爱吃的食物了。"

◎ 行动情境任务

肾脏疾病老年人的营养饮食护理。

· 行动情境任务的描述

慢性肾衰竭,是以代谢产物潴留,水、电解质及酸碱平衡失调和全身各系统受累为表现的一种临床综合征,主要表现为肾小球滤过率降低。慢性肾衰竭目前尚无法根治,须患者终身面对,因此慢性肾衰竭患者从代偿期便需要开始控制饮食。对慢性肾衰竭患者进行科学有效的饮食指导,可使患者在疾病状态下保持应有的健康水平,积极配合治疗,延缓慢性肾衰竭的发展,延长患者的生命。

· 行动情境任务的分析

慢性肾衰竭(CRF)是指各种慢性肾脏疾病进行性进展,引起肾单位和肾功能进行性不可逆的丧失,导致以代谢产物潴留,水、电解质和酸碱平衡失调,以及内分泌失调为特征的临床综合征。

慢性肾衰竭除药物治疗外,更需要饮食调养,合理的饮食有利于延缓并阻止病情恶化,直接关系到患者的预后。

学校教学领域

慢性肾衰竭老年人营养饮食护理计划

学习领域	根据老年人的个人情况和情境特点开展护理工作	所需学时:＿＿学时
学习情境	肾脏疾病老年人的营养饮食护理	所需学时:＿＿学时

根据教学大纲应获得的能力

1.学生能根据护理观察以及已经掌握的原因、症状和疗法,为患有慢性疾病(如慢性肾衰竭)的老年人制订护理诊断和营养饮食护理计划

2.学生能建议患有慢性疾病的老年人改变他们的饮食习惯

肾衰竭老年人的护理的教学内容
肾衰竭老年人的护理

职业行动情境（案例）

学生小张讲述她在养老院的实习经历："我发现王大爷双眼长时间肿胀。他的脚也经常肿得很大，血压也高。最近一段时间，他多次晚上起夜。这困扰了他的妻子，把他送到了医院。医生现在开了药，要求他改变饮食习惯。王大爷早餐时告诉我，他害怕以后不能再吃他最爱吃的食物了。"

项目	作业
组织/导向	1.详细阅读上述案例，并用下划线画出王大爷的症状 2.全班范围内收集症状，并讨论这些症状可能来自何处 3.为了治疗，必须改变饮食习惯。用一句话在一张纸上写下你对它的想法或感受。之后和同桌讨论感受 4.根据职业行动情境中的描述，了解肾脏疾病。使用练习1和练习2的模型，分组复述肾脏的解剖结构和功能
了解相关背景信息	5.制订饮食方案 要求： (1)两人一组，在网上研究针对慢性肾衰竭的营养配方，请记录要点 **学生汇报** (2)全班分为四组。两组为A组，两组为B组，A组为透析前阶段的患者制作饮食方案，B组为透析阶段的患者制作饮食方案。完成练习3
计划	6.A组和B组中各选一人，组合成AB二人组，互相介绍各自的饮食护理计划，并在必要时提出意见 **观看视频**
决定	7.根据王大爷的病历，对他提出饮食建议，并在全班讨论、比较

续表

执行/展示	8.情境对话 要求： (1)在小组作业中,写下学生小张和王大爷之间关于饮食护理的对话 (2)分配角色,课下进行模拟演练 (3)在全班展示,角色扮演
监督	9.观察、评价角色扮演
评价/反思	10.在全班讨论改变饮食习惯对王大爷的意义
系统化	11.思考急性肾衰竭老年人与慢性肾衰竭老年人的饮食区别

练习1:肾脏的解剖结构

肾脏的解剖学宏观结构见下图。

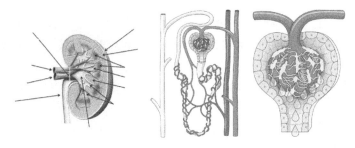

肾脏结构1

练习2:肾脏的功能

尿液形成:过滤、重吸收、分泌见下图。

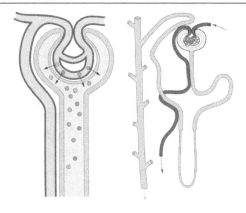

肾脏结构2

练习3:肾衰竭患者的营养方案

不进行透析治疗的肾衰竭患者的营养方案	进行透析治疗的肾衰竭患者的营养方案

(郑敏娜)

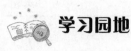学习园地

材料16 肾病患者营养护理

一、慢性肾衰竭

慢性肾衰竭是由于各种原发性或继发性慢性肾病进行性进展引起肾小球滤过率下降和肾功能损害,最终出现以代谢产物潴留,水、电解质紊乱,酸碱平衡失调和全身各系统症状为主要表现的临床综合征。按肾功能不全的程度可分为肾功能不全代偿期、氮质血症期和尿毒症期。

1.营养代谢特点

1)蛋白质营养不良　因患者食欲低下,蛋白质及能量摄入不足而出现负氮平衡及低蛋白血症。尿毒症患者血中必需氨基酸(如缬氨酸、色氨酸、异亮氨酸、组氨酸等)降低,而苯丙氨酸升高,且非必需氨基酸中酪氨酸降低。

2)水、电解质代谢紊乱　少尿会导致水、钠和钾在体内的潴留,过分限制盐的摄入和利尿剂的使用可引起低钠血症和低钾血症。

3)酸碱平衡失调　少尿致使体内酸性代谢产物不能及时排出而滞留体内,肾小管排泄氢离子功能显著减退时,易出现代谢性酸中毒。

4)钙磷代谢紊乱　少尿使血磷排泄障碍,当肾小球滤过率下降至30%以下时,血磷可升高,肾单位损伤后,肾小管产生1-α羟化酶减少,体内合成$1,25-(OH)_2D_3$减少,使肠道吸收钙减少,引起低钙血症。

2.营养治疗措施

1)低蛋白饮食　根据肾功能损伤程度决定膳食蛋白质摄入量,一般以$0.26\sim0.6$ g/(kg·d)为宜。出现严重肾衰竭时,蛋白质应限制在每日0.5 g/kg以下。应选用鸡蛋、牛奶、瘦肉等含优质蛋白丰富的食物,优质蛋白应占总蛋白质的50%～70%;忌食含非必需氨基酸较多的豆类及其制品。常用小麦淀粉(含蛋白质0.4%～0.6%)作为主食或部分代替主食以减少非必需氨基酸的摄入。

2)充足的能量　能量摄入应充足,以防止组织蛋白质分解,提高蛋白质利用率。一般成人每日需能量$30\sim35$ kcal/kg,由糖类和脂肪提供。

3)限制水分的摄入　当每日尿量在1500 mL以上时,可不限制水的摄入,但要注意少量多次饮用的原则。当尿液减少或出现少尿时,应以量出为入的原则进行补液。

4)控制钠盐、钾盐的摄入　根据病情和血钠、血钾水平控制摄入量。多尿时钠盐每日摄入$3\sim5$ g,少尿时限制钠盐和钾盐的摄入量,选用含钾低的食物,或采用将食物用大量水浸泡、冷冻、烹调后弃去汤汁等方法去除食物中的钾盐。

知识链接

尿路感染

尿路感染发生率女性与男性之比约为8∶1,其中60岁以上女性尿路感染发生率可达10%～12%,70岁以上则高达30%以上,除了女性尿道短、年老抵抗力下降等因素外,雌激素水平下降致尿道局部抵抗力减退是老年女性易发生尿路感染的重要原因之一。成年男性极少发生尿路感染,50岁以上男性因前列腺肥大的发生率增加,尿路感染发生率也随之增高,约为7%。

二、泌尿系统结石

肾及尿路结石是泌尿系统常见病。根据结石成分的不同,可分为草酸钙结石、磷酸钙结石、磷酸镁铵结石、尿酸盐结石、胱氨酸结石等。

1.营养代谢特点 泌尿系统结石形成的主要原因就是饮食因素,它是由饮食中可形成结石的有关成分摄入过多而引起的。常见的原因如下。

1)草酸积存过多 体内草酸大量积存,是导致泌尿系统结石的因素之一。如菠菜、豆类、葡萄、茶叶等食物含草酸较高。通过研究发现,如果一人一次将 200 g 菠菜全部吃掉,食后 8 h,检查尿中草酸排泄量为 20～25 mg,相当于正常人 24 h 排出的草酸总量。

2)嘌呤代谢失常 动物内脏、海产品、花生等含有较多嘌呤成分。嘌呤进入体内后进行代谢,其最终代谢产物是尿酸。尿酸可促使尿中草酸盐沉淀。

3)脂肪摄取太多 各种动物的肉类,尤其是肥猪肉,含有较多脂肪,脂肪会减少肠道中可结合的钙,因而对草酸盐的吸收增多。

4)糖分摄入太多 糖是人体的重要养分,要经常适量补充,但一下增加太多,尤其是乳糖,也会为结石的形成创造条件。无论是正常人还是泌尿系统结石患者,在食用 100 g 蔗糖 2 h 后检查尿液,发现尿中钙和草酸浓度均上升。若是服用乳糖,更能促进钙的吸收。

5)蛋白质摄入过量 蛋白质中含有的甘氨酸、羟脯氨酸是机体内产生草酸的原料;另外,蛋白质还能促进肠道对钙的吸收。如果经常过量食用高蛋白食物,会使肾脏和尿中的钙、草酸、尿酸的成分普遍增高。

草酸钙结石最为常见,占肾结石的 80% 以上,在酸性或中性尿中可形成;尿酸结石占结石的 6%,在酸性尿中形成,当尿 pH>6.7 时结石溶解;磷酸钙结石占 6%～9%,在碱性尿中形成;磷酸镁铵结石占 10%,在碱性尿中形成,当尿 pH<7.2 时结石溶解;胱氨酸结石占 1%～2%,在酸性尿中形成,当尿 pH>7.0 时结石溶解。

2.营养治疗措施

1)多饮水,增加尿量 多饮水,增加尿量是防治结石的重要措施,适用于所有类型的结石患者。每日分次在餐间与睡前饮水,饮水量在 2500 mL 左右,使每日尿液维持在 2000 mL 以上。增加液体摄入量可稀释尿液,降低尿液中会形成结石的盐类的浓度,使尿中晶体不易析出;尿量增加可提高冲刷能力,冲去可能形成结石核心的物质或者微小结石。

2)以草酸钙或磷酸钙成分为主的结石

(1)应采用酸性饮食使尿液酸化 可适当多食用畜肉、氯化铵等药物使尿液酸化以促进结石溶解。如鸡、鱼、鸭等各种肉食及蛋类等酸性食物;同时可服用酸性磷酸盐、氯化铵等药物使尿液酸化以促进结石溶解。

(2)限制饮食中草酸的摄入 避免摄入富含草酸的食物,如菠菜、花生、红茶等,低钙饮食会促进肠道对草酸盐的吸收,并增加尿液草酸盐的排泄。

(3)合理补钙 每日饮食钙含量低于 8 mg 就会引起体内负钙平衡。低钙饮食虽然能够降低尿钙的排泄,但是可能会导致骨质疏松和增加尿液草酸的排泄,推荐成人每日钙摄入量为 800～100 mg,推荐多食用乳制品、豆腐等食品,饮食以外的补钙对于结石可能不利。

(4)限制蛋白质的过量摄入 高蛋白饮食引起尿钙和尿草酸排泄增多。

(5)限量摄入糖类 美国一项研究结果表明,高糖食品的摄入,可以使患肾结石的机会增加,因此,要注意少吃甜食。

(6)睡前慎喝牛奶 人在睡眠后,尿量减少,尿液浓缩,尿中各种有形物质增加。饮用牛奶 2～3 h 后,正是钙通过肾脏排泄的高峰时期。短时间内肾脏中的钙骤然增多容易形成结石,因此肾结石患者睡前就不应喝牛奶。

3)以尿酸成分为主的结石

(1)避免摄入高嘌呤食物:如动物的脑、内脏及浓肉汤、蘑菇、豌豆等。

(2)控制总能量摄入:一般较正常人应减少10%,每日供给20～30 kcal/kg。

(3)控制脂肪的摄入:通过减少酮体的产生来促进尿酸的排出。

(4)碱化尿液:多食用水果、蔬菜、牛奶等碱性食物。

(5)禁酒及含酒精饮料、浓茶、咖啡和味道强烈的香料和调味品。

4)以胱氨酸成分为主的结石

(1)选用含胱氨酸、半胱氨酸、蛋氨酸含量低的食物。

(2)限制蛋、肉、鱼、虾等含蛋氨酸高的酸性食物。

(3)多食用碱性食物。

三、透析疗法

透析疗法是根据半透膜的"膜平衡"原理,通过由一定的电解质和葡萄糖组成的透析液与血液中积累的代谢产物、水、电解质进行渗透交换,从而达到治疗的目的。它是目前治疗肾衰竭最有效的措施,适用于急慢性肾衰竭、药物中毒等,透析疗法可分为血液透析和酸膜透析。

1. 营养代谢特点　大量研究证明,透析患者营养不良发生率很高。分析原因如下:一是透析本身会造成营养素如蛋白质、氨基酸、血浆蛋白、多种维生素及其他营养素的丢失,血液透析4 h和腹膜透析1 h丢失2～4 g氨基酸,血液透析丢失的蛋白质不多,腹膜透析患者则每日要从腹膜透析液中丢失5～10 g蛋白质。腹膜炎时,蛋白质丢失增加0.5～1倍。二是大多数患者在透析前长期的低蛋白饮食使蛋白质摄入不足。三是患者可能处于某种高代谢状态,如感染、酸中毒等。

2. 营养治疗措施

1)充足的蛋白质　每周血液透析1次,每次5～6 h,每周血液透析2次,每次4～5 h,每日供给蛋白质1 g/kg。每周血液透析3次,每次4～5 h者,每日按1.2～1.4 g/kg供给蛋白质,其中优质蛋白占60%～70%。

2)充足的能量　血液透析治疗者每日按30～35 kcal/kg的标准供给能量,腹膜透析者每日按35～45 kcal/kg供给能量。

3)限制入液量　按照前日尿量加500 mL的原则来确定当日入液量。透析期间体重增长应控制在总体重的5%以内,以防止每日进水过多而加重水肿。高血压、肺水肿、充血性心力衰竭、少尿者更应严格控制水分摄入,以防加重病情。

4)限制钠盐摄入　每日摄入量为3～5 g。避免食用咸菜、咸蛋和各种腌制品。

5)限制钾摄入　每日摄入量控制在2～3 g。选择含钾低的食物,若食用含钾高的蔬菜和水果,可通过用水浸泡、水煮弃汤等方法去除其中的钾。若患者出现腹泻、呕吐时,可根据血钾水平进行补钾。

6)限磷、补钙　采取低磷饮食,限制磷的摄入量,每日800～1000 mg,可选择含磷低的食物,如冬瓜、胡萝卜、苹果、梨等,通常蛋白质含量高的食物磷含量也高。必要时可辅以药物,如血磷升高,可用适量氢氧化铝降低磷的吸收。应多食含钙高的食品,如牛奶,也可补充维生素D_3促进钙吸收。

7)补充维生素　水溶性维生素易随透析液排出体外,所以尤其注意补充B族维生素和维生素C,可多食用新鲜蔬菜和水果。

　能力检测

1.慢性肾小球肾炎的治疗原则是(　　　)。

A.以消除蛋白尿及血尿为目标

B.以使用激素治疗为主

C. 早期透析治疗

D. 防止和延缓肾功能减退,改善症状

E. 以休息、饮食治疗为主

2. 对慢性肾炎患者的饮食指导,错误的是(   )。

A. 蛋白质摄入量每日每千克体重 0.6～0.8 g,其中 60% 以上为优质蛋白

B. 保证每日摄入充足能量

C. 不必限制水的摄入

D. 补充多种维生素

E. 盐的摄入量为每日 1～3 g

3. 患者,女性,50 岁。7 天前受凉后,出现乏力、恶心,颜面水肿,测血压 160/110 mmHg,可见肉眼血尿,应采取的主要治疗措施是(   )。

A. 免疫抑制疗法 　　　　　　B. 激素治疗 　　　　　　C. 休息和对症治疗

D. 鼓励患者多饮水 　　　　　　E. 饮食治疗

4. 患者,男性,55 岁。慢性肾小球肾炎 10 年,1 周前受凉后出现食欲减退。恶心、呕吐晨起最明显,夜尿增多。

(1)患者饮食中蛋白质的选择,正确的是(   )。

A. 大量动物性蛋白质 　　　　　　B. 大量植物性蛋白质 　　　　C. 少量动物性蛋白质

D. 少量植物性蛋白质 　　　　　　E. 禁食蛋白质

(2)为了维持水、电解质及酸碱平衡,下列护理措施不正确的是(   )。

A. 食用含钾高的食物 　　　　　　B. 限制磷的摄入 　　　　　　C. 补充活性维生素 D_3

D. 限制钠、水摄入 　　　　　　E. 补充钙、磷

5. 上尿路结石患者非手术治疗时,每日饮水量应多于(   )。

A. 1500 mL 　　　B. 2000 mL 　　　C. 2500 mL 　　　D. 3000 mL 　　　E. 500 mL

6. 输尿管结石患者若为含钙结石,宜多食用(   )。

A. 韭菜 　　　　B. 菠菜 　　　　C. 土豆 　　　　D. 坚果 　　　　E. 牛奶

7. 尿酸结石患者不宜食用(   )。

A. 菠菜 　　　　B. 番茄 　　　　C. 土豆 　　　　D. 牛奶 　　　　E. 动物内脏

参考答案:

1. D　2. C　3. C　4.(1)C　(2)A　5. D　6. A　7. E

（白　柳　关　凌）

任务 6:恶性肿瘤老年人饮食护理——肺癌老年人的营养饮食护理

学习导航

　　恶性肿瘤又称癌症,是一类严重威胁人类健康和生命的疾病,其特征为异常细胞生长失控,并由原发部位向其他部位扩散,这种扩散如果无法控制,将侵犯要害器官并引起功能衰竭,最后导致死亡。随着经济与社会的发展,人均寿命的延长,老年人口迅速增加,我国的人口进入老龄化社会,恶性肿瘤病死率因人口老龄化而引起结构性的上升趋势。老年人获取营养饮食的能力降低,肿瘤的局部作用导致的代谢改变和伴随肿瘤治疗的负面作用均增加了肿瘤老年患者营养不良的风险。改善肿瘤老年患者的营养状况成为临床护理的重要内容,与患者的生活质量、活动能力以及治疗的应答性息息相关。

学习目标

领　域	学校学习	企业学习
内容	1.肿瘤患者的营养不良分型 2.肿瘤患者日常需要哪些营养支持 3.肿瘤患者手术的营养支持有哪些 4.化疗肿瘤患者的营养支持 5.放疗肿瘤患者的营养支持 6.如何为肿瘤患者进行鼻饲 7.留置胃管期间应注意哪些事项	1.在实践中观察恶性肿瘤老年人的日常营养支持和手术的营养支持 2.在实践中观察放疗和化疗恶性肿瘤老年人的营养支持 3.运用适当的方法对恶性肿瘤老年人进行合理膳食的健康宣教
需要培养的职业能力	1.学生能运用正确的方法列举恶性肿瘤老年人的日常营养支持和手术的营养支持 2.学生能根据恶性肿瘤老年人的实际情况为其选择合理的饮食,并能够对其进行正确的营养健康宣教 3.学生能总结与反思对恶性肿瘤老年人进行营养饮食护理宣教过程中存在的问题	

职业行动情境

肺癌术后的赵爷爷

赵爷爷,66岁。1个月前感冒,出现咳嗽、咳痰症状,近两个星期出现低热、胸痛、气闷,两次痰中带血。医院检查为肺癌早期,全麻下行右侧肺部分切除术,术后患者留置胃管。赵爷爷平时喜欢吸烟,喜欢吃清淡饮食,身体瘦弱。本次饮食指导由实习护士张静负责,针对赵爷爷的情况,张静拿出了教材进行查阅。

◎ 行动情境任务

对手术后留置胃管的老年人进行营养饮食护理。

· 行动情境任务的导入

俗话说"民以食为天",随着人民生活水平的不断提高,食物供应越来越丰富,可供选择的范围也越来越大,但是怎样吃更合理,却包含着很大的学问。合理营养不但对于维持身体健康是必需的,而且在面临疾病时,也有助于延缓疾病的发生和发展、减少并发症、减少用药、缩短病程、降低医疗费用。案例中赵爷爷为肺癌患者,平时喜欢吸烟,喜欢吃清淡饮食,身体瘦弱,手术后留置胃管。通过膳食营养来辅助肿瘤患者手术、放疗、化疗的临床效果,对提高其生存质量有着重要意义。因此,护理人员需要掌握一些疾病治疗和饮食保健知识,正确评估老年患者的营养状态,制订合理的饮食护理措施,这样才能有效地满足其营养需求、提高免疫力、延长寿命、提高生活质量。

· 行动情境任务的分析

如何为肿瘤患者进行鼻饲;留置胃管期间应注意哪些事项;肿瘤患者日常需要哪些营养支持;肿瘤患者手术的营养支持有哪些;化疗肿瘤患者的营养支持有哪些;放疗肿瘤患者的膳食营养需要注意什么;我们如何为不同的肿瘤患者准备合理的膳食,如何进行正确的营养健康宣教,带着这些问题我们学习以下内容。

学校教学领域

肺癌手术后老年人的营养饮食护理计划

学习领域	根据老年人的个人情况和情境特点开展护理工作	所需学时：____学时
学习情境	"肺癌术后的赵爷爷"——恶性肿瘤老年人的营养护理	所需学时：____学时

根据教学大纲应获得的能力

1.学生能列举肿瘤患者的营养不良分型

2.学生能列举肿瘤患者日常需要的营养支持

3.学生能列举肿瘤患者手术的营养支持

4.学生能列举化疗肿瘤患者的营养支持

5.学生能列举放疗肿瘤患者的营养支持

6.学生能为肿瘤患者进行鼻饲操作,并能描述留置胃管期间的注意事项

7.学生在指导老师的指导下能对恶性肿瘤老年人进行健康宣教

恶性肿瘤老年人的营养护理的教学内容

职业行动情境

　　赵爷爷,66岁。1个月前感冒,出现咳嗽、咳痰症状,近两个星期出现低热、胸痛、气闷,两次痰中带血。医院检查为肺癌早期,全麻下行右侧肺部分切除术,术后患者留置胃管。赵爷爷平时喜欢吸烟,喜欢吃清淡饮食,身体瘦弱。本次饮食指导由实习护士张静负责,针对赵爷爷的情况,张静拿出了教材进行查阅。

项目	作业
组织/导向	1.分析案例中赵爷爷目前的情况,应该给予何种饮食 学生汇报,分析原因 学生进行相关分享活动 要求: (1)曾亲眼见过恶性肿瘤患者的同学谈谈其经历,介绍患者的体型、患者的营养状况、饮食情况等 (2)没有亲眼见过恶性肿瘤患者的同学上网查资料,收集图片,谈谈对恶性肿瘤患者的第一印象。阅读相关的学习材料,完成练习1
了解相关背景信息	2.了解背景知识 要求: (1)分组,看图复习肺的结构及功能(陈旧知识的复习),完成练习2 右肺上叶　肺尖　左肺上叶　肋面　水平裂　斜裂　中叶　心切迹　右肺下叶　肺底　膈面　斜裂　左肺下叶 **肺的结构** (2)赵爷爷手术之前在饮食上应注意什么?阅读相关的学习材料 (3)赵爷爷手术之后在饮食上应注意什么?阅读相关的学习材料 (4)如何为赵爷爷进行鼻饲操作?阅读相关的学习材料,完成练习3

续表

计划	3.综合赵爷爷目前的情况,谈谈其营养需求有哪些(小组讨论),完成练习4 要求: 为赵爷爷量身制订一个营养饮食护理计划
决定	4.小组自行讨论,设计一个为赵爷爷准备膳食的剧本,进行角色扮演,并录制一个小视频 要求: (1)小组讨论,完成剧本的书写 (2)分配角色,课下进行模拟演练,完成练习5
执行/展示	5.小组分别表演以上内容 要求: (1)分工明确,准备用物 (2)练习认真(语言清晰,说普通话,态度端正) (3)表演并录制视频,发给老师存档
监督	6.监督其他小组的活动 要求: (1)抽签,产生互相监督小组 (2)保密,向其他小组学习,不许相互指责 (3)观察监督其他小组的情况(分工、用物准备、练习情况) (4)记录,并借鉴到自己小组的作品设计中
评价/反思	7.小组抽签回答问题:完成练习6 要求: (1)小组互评(每个小组必须对其他小组进行点评) (2)小组自评(真实具体) (3)教师点评(一针见血地提出优缺点) 8.小组对抗赛(学习通题库选题)
系统化	9.探讨肺癌老年患者术前、术后及化疗期间的饮食护理方案

学校练习部分

练习	姓名: 学号: 班级: 组别:
练习1	1.曾亲眼见过恶性肿瘤患者的同学谈谈其经历,介绍患者的体型、患者的营养状况、饮食情况等。 2.没有亲眼见过恶性肿瘤患者的同学上网查资料,收集图片,谈谈对恶性肿瘤患者的第一印象。阅读相关材料。
练习2	1.如何为赵爷爷进行鼻饲操作? 2.操作过程中应注意哪些事项? 3.通过胃管为赵爷爷注入食物的过程中应注意什么?
练习3	1.赵爷爷术前在饮食上应注意什么? 2.赵爷爷术后在饮食上应注意什么? 3.综合赵爷爷目前的情况,谈谈其营养需求有哪些。

练习 4	1.肿瘤患者的营养不良分型有哪些？ 2.肿瘤患者日常需要哪些营养支持？ 3.肿瘤患者手术的营养支持有哪些？ 4.化疗肿瘤患者的营养支持有哪些？ 5.放疗肿瘤患者的营养支持有哪些？ 6.如何为患者进行鼻饲？ 7.留置胃管期间应注意哪些事项？
练习 5	肺癌术后老年患者的营养饮食护理剧本纲要 1组 2组 3组 4组
练习 6	问题： 题板（一） 肿瘤患者的营养不良分型有哪些？ 题板（二） 1.肿瘤患者日常需要哪些营养支持？ 2.肿瘤患者手术的营养支持有哪些？ 题板（三） 1.化疗肿瘤患者的营养支持有哪些？ 2.放疗肿瘤患者的营养支持有哪些？ 题板（四） 1.如何为患者进行鼻饲操作？ 2.留置胃管期间应注意哪些事项？

（金　莉）

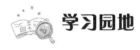 **学习园地**

材料 17　恶性肿瘤与营养

恶性肿瘤又称癌症，是一类严重威胁人类健康和生命的疾病，其特征为异常细胞生长失控，并由原发部位向其他部位扩散，这种扩散如果无法控制，将侵犯要害器官并引起功能衰竭，最后导致死亡。早在 1932 年，外科学家 Warren 就指出，癌症患者死亡的常见原因是营养不良、恶病质，迄今，这一状况并没有发生根本性改变。

一、肿瘤患者的营养不良分型

1. 消瘦型营养不良　主要由于热量摄入不足引起肌肉组织和皮下脂肪消耗，特征为体重及其他人体测量值下降,而血清蛋白维持正常。

2. 蛋白质营养不良　主要由于蛋白质摄入不足或丢失过多、而食量摄入正常或较多引起,以内脏蛋白质储存消耗为特征。主要表现为血清白蛋白、转铁蛋白、前白蛋白等浓度降低,免疫功能受损,而各项人体测量指标仍正常甚至高于正常。

3. 混合型营养不良　因蛋白质和热量均摄入不足造成,表现为低蛋白血症,各项人体测量指标均低于正常。此型是最为严重的一类营养不良,骨骼肌与内脏蛋白质均下降,内源脂肪与蛋白质储备空虚,多种器官功能受损,感染与其他并发症发生率高,预后不良。

二、肿瘤患者的日常营养支持

营养不良是恶性肿瘤患者最常见的并发症,40%～80%的肿瘤患者有营养不良。肿瘤患者可出现以下营养与代谢问题。

1. 食欲缺乏或低下和体重下降　食欲缺乏或低下可在肿瘤早期出现,或在肿瘤生长、扩散时出现。

2. 代谢改变　肿瘤患者代谢增高,基础代谢率约增加 10%。肿瘤患者体内蛋白质的分解增加合成功能下降,体内出现持续的负氮平衡,表现为肌肉蛋白分解,患者体重下降、消瘦。肿瘤组织糖代谢主要是无氧代谢,肿瘤组织葡萄糖消耗量为正常组织的 7 倍。肿瘤患者可见血浆中维生素 C、维生素 E、维生素 A 等抗氧化营养素及血硒、锌含量降低。

营养支持的主要目的不是治愈癌症,而是治疗营养不良,通过改善营养状态来改善器官功能、免疫状态,减少抗肿瘤治疗引起的毒副反应,从而发挥改善患者预后的作用。肿瘤患者的营养需求包括两部分:日常基本营养需要和因肿瘤生长、感染、贫血以及治疗所需增加的营养需要,因此各种营养素的供给量要高于推荐量,特别是动物性蛋白质供给量。

三、肿瘤患者手术的营养支持

1. 外科手术　外科手术是治疗肿瘤的一种常用方法,外科手术在治疗疾病的同时,也给机体带来了创伤。术前改善机体的营养状况,能增强患者对手术的耐受力,减少术后并发症和感染,促进伤口愈合。术后积极供给营养素能促进机体早日康复。

2. 术前　应鼓励患者摄入热量,进食富含蛋白质及维生素食物。不能进食的患者采用管饲,不能肠内营养的患者可采取静脉营养。术后,首先采取静脉营养,待消化功能恢复后,由流质开始逐渐过渡到半流质、软食和普食,如先进食(如藕粉、蒸蛋羹、面汤、粥、嫩豆腐、牛奶、切碎的蔬菜等)易消化的食物,再逐渐过渡到正常饮食。

知识链接

恶性肿瘤以预防为先

最新研究表明:我国 45.2% 癌症患者的死亡归因于行为、饮食、代谢、环境和感染方面的 23 种潜在可改变因素,控制好这些因素,有将近一半癌症患者的死亡是可以避免的。上海市抗癌协会携手复旦大学附属肿瘤医院,推出了 2019 版的《居民常见恶性肿瘤筛查和预防推荐》,该推荐涉及的肿瘤目录包括肺癌、大肠癌、肝癌、胃癌、乳腺癌、宫颈癌、前列腺癌、甲状腺癌、淋巴瘤、食管癌、皮肤癌、胰腺癌、胆囊癌和脑部肿瘤共 14 个。早期预防和早期筛查是世界卫生组织推荐的重要的两大癌症防控策略。市民可以通过知晓相关癌症危险因素,警惕相关疾病、症状和危险信号,结合自身实际情况积极参加癌症筛查,定期进行身体检查,来降低自身的癌症风险,实现对大部分常见恶性肿瘤的预防和控制。

四、化疗肿瘤患者的营养支持

化疗是肿瘤治疗的一个有效手段,化疗的副反应主要表现在全身反应、消化道反应、骨髓抑制等多方面。化疗患者的膳食营养针对化疗的不良反应进行,化疗患者的饮食宜清淡、富营养、易消化,可进食少渣半流质或少渣软食,忌油腻、难消化的食品。化疗反应明显时选择开胃、助消化的食物,如山楂、白萝卜、山药、酸奶等;食欲缺乏的患者可以选择少量多餐、餐间加餐的进食方式,如果仍然饮食摄入不足则应考虑从其他途径补充。为防止或减轻骨髓抑制引起的白细胞、血小板下降,宜多食血和肉类食物等,烹制方法以煮、炖、蒸等方法为佳。可以选择含铁较多的食品以纠正肿瘤患者的缺铁性贫血,如动物内脏、蛋黄、瘦肉等。菌类中的香菇、蘑菇、木耳等可提高人体的细胞免疫功能。多食用含维生素 A、维生素 C、维生素 E、胡萝卜素以及富含微量元素锌和硒的食物可减轻化疗引起的不良反应。

五、放疗患者的营养支持

(1)患者在放疗期间往往出现口干、咽痛、恶心、厌食、鼻咽干燥、尿黄尿少等症状,尤其是颌面部或咽部的肿瘤,反应较重,还可引起口腔、咽喉、食管等处的放射性炎症,因此要根据临床症状进行不同的饮食处理。

(2)放疗期间要注意平衡膳食,适当增加富含蛋白质、维生素的食物,多选择瘦肉、鸡肉、鱼肉、鸡蛋、豆腐等优质蛋白丰富的食物。可以少量多餐,当饮食摄入不足时,应及时补充营养制剂,没有食欲、吞咽疼痛、口腔有溃疡者,宜选用半流质膳食或管饲营养支持。肉类可切碎或炖烂,蔬菜或水果可以榨汁,忌食狗肉、羊肉、葱、姜等热性食物和辛辣刺激性食物。头颈部放疗的患者,以汤水较多、细软、清淡的食物为主,若有吞咽困难,可以多吃一些冷食来缓解,多饮水。腹部放疗患者的饮食宜细软,多选择容易消化的食物,多饮水,少量多餐,少喝牛奶、甜食和蜂蜜,以防肠道不适。

能力检测

1.鼻饲插管过程中,患者发生呛咳、呼吸困难时应(   )。

A.嘱患者深呼吸　　　　　　　B.患者头部抬高　　　　　　　C.拔管重插

D.停止片刻,嘱深呼吸,轻轻插入　　E.禁止插管

2.为提高昏迷患者鼻饲插管的成功率,在插管前应采取哪种措施?(   )

A.使患者头向后仰　　　　　　B.使患者头向前伸　　　　　　C.使患者头偏向一侧

D.使患者下颌向前伸　　　　　E.使患者下颌紧靠胸骨

3.鼻饲法操作错误的做法是(   )。

A.鼻饲量在刚开始灌注时不超过 200 mL　　　B.应检查胃管是否通畅

C.检查胃管是否在胃内可注入少量温开水　　　D.如灌入药物,先将药片研碎溶解

E.一次灌入的液量不得多于 200 mL

4.禁忌使用胃管的患者是(   )。

A.昏迷患者　　　　　　　　　B.口腔手术患者　　　　　　　C.食管狭窄的患者

D.食管下段静脉曲张患者　　　E.新生儿

5.为患者鼻饲灌食后,再注入少量温开水,其目的是(   )。

A.使患者舒适　　　　　　　　B.便于测量,记录准确　　　　C.防止呕吐

D.便于冲净胃管,避免食物存积　　E.稀释胃液

6.对长期鼻饲的患者,在护理过程中,以下哪种做法是错误的?(   )

A.每日所有鼻饲用物应消毒一次　　　B.每次灌食前检查胃管是否在胃内

C.鼻饲间隔时间不少于 2 h　　　　　D.鼻饲胃管应每日更换消毒

E.每次鼻饲量不得多于 200 mL

7.关于要素饮食的描述不妥的是(   )。

A.是天然合成的营养饮食　　　　　　B.不需消化也能吸收

C.适用于胃肠道瘘、急性胰腺炎等患者　　D.可口服、鼻饲或经造瘘管滴入

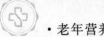

E.含有人体所需的全部营养要素

参考答案:

1.E 2.A 3.A 4.D 5.D 6.D 7.A

（金 莉）

任务7：住院老年人营养膳食护理

子任务1：胆囊造影老年人饮食护理

 学习导航

合理营养可改善患者的代谢，增强机体的抵抗力，减少并发症，达到促进疾病康复的目的。医院膳食是患者获取营养的主要途径，是根据人体的基本营养需要和各种疾病的治疗需要而制订的患者膳食。营养支持也是给患者输送营养物质的一种营养治疗方法，已成为临床治疗措施的一个组成部分。

 学习目标

领 域	学校学习	企业学习
内容	1.试验膳食的概念及种类 2.试验膳食的目的、适应证及饮食要求 3.老年患者的饮食护理	1.在实践中观察试验膳食的种类、目的、适应证及要求 2.根据老年人自身的情况运用适当的方法对其进行正确的饮食指导
需要培养的职业能力	1.学生能运用正确的方法列举试验膳食的种类、目的、适应证及要求 2.学生能够根据老年患者的实际情况为其选择合理的膳食，并能够对老年患者进行正确的营养健康宣教 3.学生能够总结并反思在老年患者医院膳食护理宣教过程中存在的问题	

职业行动情境

李奶奶的胆结石

李奶奶，62岁。突发急性腹痛，入院检查发现胆囊内有结石，结石直径在 1.2～1.3 cm。为进一步检测胆囊功能及胆囊管是否通畅，需做胆囊造影试验。李奶奶平时喜欢吃素食，且有每日早晨不吃饭，只喝一碗油茶面的习惯。针对李奶奶的情况，准备为其指导胆囊造影试验膳食的实习护士小张陷入了沉思。

◎ 行动情境任务

为胆囊造影老年人进行饮食指导。

· 行动情境任务的导入

随着科学发展，人们逐渐掌握了生老病死的规律，更加明确营养在生命过程中的重要作用，如果营养失去平衡、过度或不足都会不同程度影响健康。患者在住院期间，护士有责任用营养学原则指导其合理饮食，重视营养素与疾病的密切联系，不断提高医疗护理工作的质量。

· 行动情境任务的分析

试验膳食也称为诊断膳食,是指在特定时间内,通过调整膳食的内容,协助疾病的诊断和提高实验室检查的正确性的一类膳食。它包括 5 种,分别适应于不同病情的患者,其目的、适用的对象、使用的方法都有所不同。我们如何为不同的患者准备合理的膳食,如何指导他们进行正确的饮食护理,如何为老年患者进行正确的营养健康宣教,带着这些问题我们学习以下内容。

学校教学领域

老年人偏食的护理计划

学习领域	根据老年人的个人情况和情境特点开展护理工作	所需学时:＿＿学时
学习情境	"李奶奶的胆结石"——老年营养护理基础知识	所需学时:＿＿学时

根据教学大纲应获得的能力

1.学生能运用正确的方法列举试验膳食的分类、目的、适应证及要求

2.学生能够根据老年患者的实际情况为其选择合理的膳食

3.学生能够在老师的指导下对老年患者进行正确的营养健康宣教

4.学生能够总结并反思在老年患者医院饮食护理宣教过程中存在的问题

老年营养护理基础知识概览的教学内容

职业行动情境

李奶奶,62 岁。突发急性腹痛,入院检查发现胆囊内有结石,结石直径在 1.2～1.3 cm。为进一步检测胆囊功能及胆囊管是否通畅,需做胆囊造影试验。李奶奶平时喜欢吃素食,且有每日早晨不吃饭,只喝一碗油茶面的习惯。针对李奶奶的情况,准备为其指导胆囊造影试验膳食的实习护士小张陷入了沉思。

项目	作业
组织/导向	1.学生进行相关分享活动 2.阅读相关学习材料,分析案例,说说李奶奶目前的情况,应该给予何种膳食 3.学生汇报 要求: (1)用白纸制作四类卡片:"1.粥、馒头、咸菜""2.米饭、炒菜(肉)""3.牛奶、面包""4.不吃" (2)学生根据自身经历选择站立位置,完成练习 1 (3)学生根据自身经历谈谈感受,说说不同的早餐饮食习惯对自身的影响和体会,完成练习 2 (4)记录 表格见下

早餐种类	粥、馒头、咸菜	米饭、炒菜(肉)	牛奶、面包	不吃
人数				
自身体会				

Note

	4.了解相关背景信息,完成练习3 要求: (1)分组,看图复习胆囊的结构及功能(复习)
了解相关背景信息	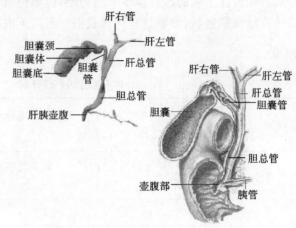 **胆囊结构1** (2)分组讨论胆囊结石在不同位置时的表现 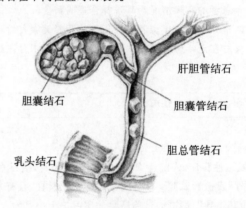 **胆囊结构2** (3)为李奶奶准备胆囊造影试验膳食时应注意什么?阅读相关学习材料 (4)如何为李奶奶进行饮食护理?阅读相关学习材料
计划	5.综合李奶奶目前的情况,谈谈其营养需求有哪些?(小组讨论)并为李奶奶量身制订一个饮食护理计划,完成练习4
决定	6.小组自行讨论设计一个为李奶奶准备膳食的剧本,进行角色扮演,并录制一个小视频 要求: (1)小组讨论,完成剧本的书写 (2)分配角色,课下进行模拟演练,完成练习5
执行/展示	7.小组表演 要求: (1)分工明确、准备用物 (2)练习认真(语言清晰,说普通话,态度端正) (3)表演并录制视频,发给老师存档

续表

监督	8. 监督其他小组的活动 要求： (1)抽签,产生互相监督小组 (2)保密,向其他小组学习,不能相互指责 (3)观察监督其他小组的情况(分工、用物准备、练习情况) (4)记录,并借鉴到自己小组的作品设计中
评价/反思	9. 小组抽签回答问题 要求： (1)小组互评(每个小组必须对其他小组进行点评) (2)小组自评(真实具体) (3)教师点评(一针见血地提出优缺点)
	10. 营养知识小组对抗赛(学习通题库选题) **小组对抗赛**
系统化	11. 试验膳食包括哪些,其目的、适应证和试验要求分别是什么,以表格的方式整理出来并上传至学习通,完成练习 6

学校练习部分

练习	姓名：　　　学号：　　　班级：　　　组别：				

练习1	学生早餐情况表				
	早餐种类	粥、馒头、咸菜	米饭、炒菜(肉)	牛奶、面包	不吃
	人数				
	自身体会				

练习2	1.学生根据自身经历谈谈感受,说说不同的早餐饮食习惯对自身的影响和体会。 2.分析案例,说说李奶奶目前的情况,应该给予何种饮食。

练习3	1.复习胆囊的结构及功能。 2.分组讨论胆囊结石在不同位置时的表现。 3.思考为李奶奶准备胆囊造影试验膳食时应注意什么？ 4.如何为李奶奶进行饮食护理？
练习4	1.试验饮食包括哪几类？ 2.每一种试验饮食的目的、适应证和要求分别是什么？ 3.如何为老年患者进行饮食护理？
练习5	胆囊造影老年人饮食护理剧本纲要 1组 2组 3组 4组
练习6	问题： 题板（一） 1.纤维结肠镜检查用膳食的目的和适应证是什么？ 2.纤维结肠镜检查用膳食的试验要求是什么？ 题板（二） 1.肌酐试验膳食的目的和适应证是什么？ 2.肌酐试验膳食的试验要求是什么？ 题板（三） 1.潜血试验膳食的目的和适应证是什么？ 2.潜血试验膳食的试验要求是什么？ 题板（四） 1.口服糖耐量试验（OGTT）的目的和适应证是什么？ 2.口服糖耐量试验（OGTT）的试验要求是什么？

（金　莉）

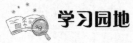

学习园地

材料18　试验膳食

试验膳食也称为诊断膳食，是指在特定时间内，通过调整膳食的内容，协助疾病的诊断和提高实验室检查的正确性的一类膳食。

一、试验膳食

1.纤维结肠镜检查用膳食

1）目的　减少肠道存留的食物残渣，用于检查肠道疾病。

2）适应证　不明原因的便血或疑有肠道恶性病变者，采用普通乙状结肠镜或X线钡灌肠检查后不能确诊时，需进行纤维结肠镜检查的患者。

3)试验要求

(1)检查前三天进食少渣软食或低脂半流食,检查前一天进食低脂肪、低蛋白的流质食物,如鸡蛋羹、藕粉、米汤、去油鱼汤等,检查当日进流食或禁食。

(2)检查前6～8 h禁食,检查后2 h,待麻醉作用消失后,方可进食,当天宜进少渣半流质食物。

(3)取活组织检查者,最好在检查后2 h进食温牛奶,以后改为流食或少渣半流质食物1～2天,未取活组织者,可进半流食。

2.胆囊造影试验膳食 口服胆囊造影是诊断胆囊疾病的常用检查方法。进行这项检查要口服一种叫胆囊造影剂的药物,常用的胆囊造影剂是碘番酸和碘阿芬酸,这种药物被吸收后,主要由肝脏经胆汁排出,于是含有胆囊造影剂的胆汁从胆管进入胆囊,浓缩后,胆囊内就充满了含有高浓度胆囊造影剂的胆汁。此法可观察胆囊的形态和功能,适用于诊断胆道疾病,如慢性炎症、结石、肿瘤和畸形等。碘过敏,严重肝、肾功能损害,重度黄疸,幽门梗阻和腹泻等均为口服胆囊造影的禁忌证。

1)目的 用于胆囊造影术检查胆囊、胆管疾病。

2)适应证 用于老年人胆石症,胆道运动功能障碍,胆囊切除术后综合征,小儿急性胆囊炎,老年人胆囊炎,继发性胆总管结石,Mirizzi综合征,胆囊结石,胆囊良性肿瘤。

3)试验要求

(1)检查前一天午餐:进食高脂肪膳食,膳食中脂肪含量不少于50 g(油煎鸡蛋2个),使胆囊排空陈旧、浓缩的胆汁。

(2)检查前一天晚餐:进食纯糖类无渣清淡膳食,晚上8时左右口服胆囊造影剂,服药后禁食、禁水、禁烟。

(3)检查当天禁食早餐:拍片观察胆囊显影情况,若显影满意,嘱患者进食高脂肪膳食,如油煎鸡蛋2个,刺激胆囊排空,餐后15～20 min拍片观察胆管,1 h后再拍片观察胆囊收缩情况。

3.肌酐试验膳食

1)目的 测定内生肌酐清除率,评价患者的肾小球滤过功能。

2)适应证 肾盂肾炎、肾小球肾炎、尿毒症及其他各种疾病伴肾功能损害患者。

3)试验要求

(1)试验期为3天,前2天为准备期,最后1天为试验期。每日膳食中蛋白质总量限制在40 g以内。

(2)禁食用各种肉类、豆类、咖啡和茶等。

(3)可食用牛奶、鸡蛋、谷类及其制品。蔬菜、水果不限。

(4)谷类含蛋白质7%～10%,所以主食每日不超过300 g,如患者有饥饿感,可增加藕粉、蔬菜、水果、果汁及植物油的用量。

(5)烹调用水及饮水均用蒸馏水,忌饮茶和咖啡。

4.潜血试验膳食

1)目的 诊断胃肠道有无出血。

2)适应证 各种消化道出血、消化道溃疡、肿瘤等。

3)试验要求 试验期3天,膳食中主食不受限制,3天内禁食用肉类、肝、动物血、蛋黄、绿叶蔬菜及其他含铁丰富的食物。可吃鸡蛋清、牛奶、豆制品、去皮的土豆、粉丝和白色或黄色的菜。

5.口服糖耐量试验(OGTT)

1)目的 用高糖类膳食来测验人体对葡萄糖的耐量,协助诊断糖尿病。

2)适应证 用于疑似糖尿病患者,如有阳性家族史,或反复流产、早产、死胎、巨婴、难产者,或屡发疮疖痈肿及40岁以上的肥胖患者。

3)方法

(1)试验前1天晚餐后禁食8 h以上至试验结束。

(2)将75 g葡萄糖(儿童按每千克标准体重1.75 g葡萄糖计算,总量≤75 g),溶于250 mL温开水中,于5～15 min内饮入。

（3）分别于0 min、30 min、60 min、120 min取静脉血,测血糖并同时留尿做尿糖定性。

6.尿浓缩功能试验膳食

1）目的　用于检查肾小管的浓缩功能。

2）方法　试验期为1天,控制全天饮食中水分摄入总量在500～600 mL,可选择进食含水量少的食物,如米饭、面包、馒头、炒鸡蛋、土豆、豆腐干等,烹调时尽量不加水或少加水;避免食用过甜、过咸的食物;每日蛋白质供给量为1 g/kg。

知识链接

试验膳食的运作程序

　　廖二元、莫朝晖主编的《内分泌学》一书中介绍,试验膳食的运作程序一般是由患者的主管医生根据临床诊断的需要决定试验检查,同时做好试验前的准备工作,如停用对该试验有影响的药物,完成其他检查等,然后开出试验膳食处方。营养师接到试验膳食处方后,要深入病房与主管医生及患者共同商议试验开始的时间,向患者说明该试验膳食对诊断疾病的重要意义,同时了解病情、患者的食量、饮食习惯等,以便取得患者的配合和信任。然后根据所收集到的信息按照试验要求安排食谱,对使用时间较长的试验膳食,应根据要求更换食谱,否则会因食物单调而导致患者无法坚持。

二、饮食的护理

　　对患者进行合理的饮食护理,是整体化护理的重要组成部分,护理人员通过对患者饮食与营养的评估,确认患者在营养方面存在的健康问题,采取相应的护理措施,满足患者营养的需求,促进康复。

（一）营养评估

　　营养评估是健康评估的重要组成部分。通过营养评估,护理人员可判断患者的营养状况,给予有针对性的饮食治疗与护理措施,这对改善患者的营养状况、促进患者的康复具有重要的指导意义。

　　1.影响饮食与营养的因素的评估　影响饮食与营养的因素包括生理因素、病理因素、心理因素及社会文化因素,护理人员了解这些影响因素,有助于为患者制订合理、切实可行的饮食护理计划。

　　1）生理因素

　　（1）年龄:年龄不仅影响个人对食物的喜好,而且处于不同年龄时期的人对营养的需求不同。如幼儿期、青春期、怀孕期、哺乳期对营养的需求增加,老年人由于新陈代谢减慢,对营养的需求相对减少。此外,年龄也可影响人们对食物的偏好,如婴幼儿咀嚼、消化功能尚未完善,而老年人咀嚼、消化功能减退,味觉改变,均应给予其质软、易消化的食物。婴幼儿、老年人在饮食自理能力方面也稍差。

　　（2）活动量:不同活动量的人对营养的需求也不同,活动量大的人对营养的需求高于活动量小的人。

　　（3）身高与体重:一般情况下,体型高大、身体强壮的人对营养的需求较高。

　　2）病理因素

　　（1）疾病:危重患者常因饮食不能自理导致营养摄入不足;有口腔疾病的患者因咀嚼困难,可影响进食;胃肠道疾病患者因疾病影响食物的消化、吸收;恶性肿瘤等慢性消耗性疾病、发热、创伤的患者需要较多的营养素。

　　（2）药物治疗:患者在服用药物时,有的药物可促进食欲,有的药物可抑制食欲,出现恶心、呕吐反应,影响食物的摄入和营养的吸收,如服用非肠溶性红霉素可降低食欲。

　　（3）食物过敏:有的患者对某些食物（如牛奶、虾、蟹等）过敏,出现腹泻、哮喘、荨麻疹等过敏反应,影响食物的摄入和营养的吸收。

　　3）心理因素　轻松、愉快的心理状态,能促进食欲,有利于消化吸收;反之,紧张、焦虑、恐惧、抑郁等不良情绪,会引起交感神经兴奋,抑制胃肠道蠕动及消化液的分泌,使患者食欲降低,导致进食减少。

4)社会文化因素

(1)经济状况:经济状况直接影响人们的购买力,从而影响人们对食物的选择与营养状况。如经济状况差的人易出现营养不良。

(2)饮食习惯:不同种族、宗教信仰、文化习俗、地理位置的人群有不同的饮食习惯,如佛教徒很少食动物性食物,易引起营养素的缺乏;我国有"东酸西辣,南甜北咸"的饮食特色,东北人喜食腌制酸菜,因其含有较多的亚硝酸胺类物质,易发生消化系统肿瘤。此外,高效率、快节奏的生活方式使人们经常食用快餐、速冻食品,易导致营养不良。

(3)营养知识:营养知识可影响人的饮食习惯和对食物的选择。若人们营养知识缺乏,不注意食物的有效搭配,易出现营养缺乏。

(4)进餐环境:进餐环境整洁、空气新鲜、无不良刺激、餐具洁净等均可促进食欲。

2. 饮食评估

(1)一般饮食形态:如用餐时间的长短,进食的方式,摄入食物的种类、量、规律性,药物、补品的服用情况,食物有无过敏,有无特殊喜好或厌恶等。

(2)食欲:有无增加或降低,以及其出现的时间与原因。

(3)其他影响因素:如有无咀嚼不便、吞咽困难、口腔疾病等。

3. 身体评估

身体评估包括身高、体重、皮褶厚度的评估。测量患者身高、体重、皮褶厚度等数值,并与标准值进行比较,评估患者的营养状况。

(1)体重:体重可以反映机体的营养状况。常用的方法:计算实测体重与标准体重的差值占标准体重的百分数,即(实测体重－标准体重)/标准体重×100%。

百分数在±10%之内为正常,10%～20%为过重,超过20%为肥胖,－20%～－10%为消瘦,低于－20%为明显消瘦。

我国常用标准体重的计算公式如下。

男性:标准体重(kg)=身高(cm)－105

女性:标准体重(kg)=身高(cm)－105－2.5

(2)皮褶厚度:又称为皮下脂肪厚度,可通过测量皮褶厚度来了解人体皮下脂肪的含量,常用的测量部位是上臂肱三头肌,其正常参考值如下:男性12.5 mm,女性16.5 mm。

(3)身体征象的评估:通过皮肤、毛发、指甲、肌肉、骨骼及面部等方面的评估(表7-1),了解患者的营养状况。

表 7-1 营养状况的身体征象

评估项目	营养良好	营养不良
皮肤	肤色健康、有光泽、弹性好	无光泽、干燥、弹性差、肤色过淡或过深
毛发	浓密、有光泽、不易掉落	缺乏光泽、干燥、稀疏、易掉落
指甲	粉色、坚实	粗糙、无光泽、易断裂
肌肉和骨骼	肌肉结实,皮下脂肪丰满、有弹性,骨骼无畸形	肌肉松弛无力、皮下脂肪菲薄、肋间隙和锁骨上窝凹陷、肩胛骨和髂骨嶙峋突出
面部	肤色一致、平滑、无肿胀	肤色无光泽、面色暗淡、弹性差、肿胀

4. 辅助检查的评估 生化检查可反映人体内各种营养素水平,其结果是评价人体营养状况的客观指标。常用的生化检查包括血常规、尿常规、粪常规检验,血清蛋白、血清转铁蛋白、血脂、血清钙的测定,电解质测定等。

(二)患者的一般饮食护理

护理人员应根据患者的营养状态、病情制订有针对性的饮食护理计划,实施饮食护理措施,满足患者营养需求,促进康复。

1.病区的饮食管理 患者入院后,由病区医生根据患者病情列出饮食要求,护士对患者进行饮食指导。需要护士协助准备饮食的患者,根据医嘱填写入院饮食通知单,送交营养室,并填写在病区的饮食单上,同时在患者的床尾或床头卡上做上相应标记,作为分发食物的依据。

因病情需要更换饮食种类时,如流质膳食改为半流质膳食,手术前需要禁食或出院需要停止饮食等,由医生开出医嘱,护理人员按医嘱进行饮食指导或者填写饮食更改通知单或饮食停止通知单,送交营养室做相应处理。

2.患者进食前的护理

(1)提供舒适的进食环境:为患者提供整齐清洁、安静舒适、空气新鲜、轻松愉快的进食环境。如:进食前整理床单位,去除一切不良气味及视觉刺激;饭前 30 min 开窗通风、移去便器等,以免影响食欲;暂停非紧急的检查、治疗及护理;病室内如有病危、痛苦呻吟的患者,应用屏风遮挡,以免影响他人。

(2)食具、食物的准备:根据患者的病情、饮食习惯和喜好,制订饮食计划。食具清洁、色泽温馨明亮;在烹调制备食物时要考虑食物的色、香、味、形和多样化,在不违反治疗原则的基础上,尽量照顾患者的口味,促进其食欲。

(3)确保患者感觉舒适:进食前患者感觉舒适有利于患者进食。如:进食前 30 min 按需要给予便器,用后及时撤去,打开门窗通风;患者衣物、床单位整洁干燥;协助患者洗手、漱口或做口腔护理,以促进食欲;去除不舒适的因素,如护士应注意查看敷料松紧情况,鼻腔是否通畅等;疼痛患者餐前 30 min 给予止痛药;高热患者及时予以降温;焦虑、抑郁者给予心理护理等;若患者同意可将治疗巾或餐巾围于胸前,以保持衣服和被单的清洁。

(4)良好的心理状态:护士应关心患者,消除患者的忧虑,减轻其心理压力,使患者以愉快的心情进食。护士还可建议患者到病区餐厅集体进餐,分享进餐时的乐趣,在轻松愉快的氛围中进餐,暂缓疾病带来的烦恼。

3.患者进食中的护理

(1)及时分发食物:护理人员着装整洁,洗手,戴口罩,根据饮食单协助配餐员及时将饭菜准确无误地分发给每位患者。对需要禁食或限量饮食者,应告知原因,以取得合作,在床头(尾)挂标记,并做好交接班。

(2)鼓励并协助患者自行进食:协助患者取舒适的进食体位,病情允许时可协助患者下床进食;不能下床者可协助患者坐起或摆放跨床小桌进食;卧床患者取侧卧位或仰卧位(头偏向一侧),并给予适当支托,以防食物呛入气管;将食物、餐具等放在患者方便取用处,必要时给予帮助。对不能自行进食者,应耐心喂食,每次匙量不可过多,以 1/3 满即可;温度适宜,进食速度适中,便于患者咀嚼和吞咽;固体食物和液体食物应交替喂食,液体食物可用吸管吸吮。

(3)对双目失明或双眼被遮盖的患者的饮食护理:应告知患者食物名称;若患者要求自行进食,可设计时钟平面图放置食物,并告知患者食物的方位、食物名称,方便患者按顺序取食。

(4)加强巡视病室:观察患者进餐情况,鼓励患者进食,检查、督促治疗膳食和试验膳食的实施情况,征求患者意见并及时向营养室反映,以提高饭菜质量。护理人员还要检查家属或访客送来的食物,符合治疗护理原则时方可食用。

(5)进食过程中特殊问题的处理:如患者在进食过程中出现恶心,应鼓励患者做深呼吸,并暂停进食;如发生呕吐,协助患者头偏向一侧,防止呕吐物进入气管,并尽快清除呕吐物,及时更换被污染的被服等,认真观察呕吐物的性质、颜色、量和气味并记录;开窗通风去除室内不良气味;帮助患者漱口或给予口腔护理,去除口腔异味;征求患者意见,对不愿意继续进食者,帮助保存好剩余的食物,待其愿意进食时给予。

(6)健康教育:进食期间护理人员应有目的、有针对性地解答患者在饮食方面的问题,帮助患者纠正不良的饮食习惯及行为。对处于特定生理时期的护理对象(孕产妇等)、老年人或不同疾病状态的护理对象,准备食物时应考虑其特殊的影响和需要。对经口进食不足或无法经口进食者,可以采用管饲或完全胃肠外营养来补充必需的营养物质。

4.患者进食后的护理

(1)及时撤去餐具,清理食物残渣,协助患者洗手、漱口或进行口腔护理,整理床单位。

(2)根据需要做好记录,如进食的种类、量、时间及进食反应,以评价患者的饮食是否达到营养需求。

(3)对暂时禁食或限食等特殊患者应做好交接班。

能力检测

1.做潜血试验的患者应选择的菜谱是( )。

A.蔬菜、炒猪肝　　　B.大白菜、五香牛肉　　C.花菜、炒鸡蛋　　D.红烧鱼、菠菜汤

E.豆腐、馒头

2.下列哪项不符合胆囊造影试验的饮食要求?( )

A.造影前一天晚餐给予低脂肪膳食　　　　B.当天早晨禁食

C.摄片后立即给予高脂肪膳食　　　　　　D.脂肪总量低于 50 g

E.造影前一天午餐给予高脂肪膳食

参考答案:

1.E　2.A

（金　莉）

子任务 2:住院老年人高蛋白质的流质膳食护理

学习导航

　　合理营养可改善患者的代谢功能,增强机体的抵抗力,减少并发症,达到促进康复的目的。医院膳食是患者获取营养的主要途径,是根据人体的基本营养需要和各种疾病的治疗需要而制订的。营养支持也是给患者输送营养物质的一种营养治疗方法,已成为临床治疗措施的一个组成部分。

学习目标

领　域	学校学习	企业学习
内容	1.医院膳食的种类 2.基本膳食的种类,其适用的范围、配膳的原则和食物的选择 3.治疗膳食的种类,其适用的范围和配膳的原则 4.试验膳食的种类,其适用的范围和配膳的原则	1.在实践中观察医院膳食的种类及适用的对象和配膳原则 2.运用适当的方法对老年人进行合理膳食的健康宣教
需要培养的职业能力	1.学生能运用正确的方法列举医院膳食的分类并能描述其适用的范围、配膳的原则 2.学生能够根据老年患者的实际情况为其选择合理的膳食,并能够对老年患者进行正确的营养健康宣教 3.学生能总结与反思在老年患者医院膳食护理宣教过程中存在的问题	

职业行动情境

拔牙后的张奶奶

张奶奶,68 岁。牙龈疼痛 10 余天,咀嚼食物时疼痛加重,进食量减少。经医生检查后发现第一磨牙折断处出现龋洞,牙龈肿胀、化脓,已无保留价值,需要拔除。经进一步采血检测,张奶奶患有贫血,血红蛋白浓度为 108 g/L。张奶奶平时喜欢吃花生、核桃等坚果,不喜欢喝牛奶、豆浆。针对张奶奶的情况,准备为其指导饮食的实习护士小李陷入了沉思。

◎ 行动情境任务

为生病的老年人进行高蛋白质的流质膳食护理。

· 行动情境任务的导入

饮食是营养的来源,营养是人类赖以生存的基础。饮食与营养和健康与疾病的关系密切。均衡合理的饮食与营养可保证机体的生理功能,促进生长发育、组织修复,提高免疫力,预防、治疗疾病和维持健康。而不合理的饮食与营养可导致机体营养物质失衡,影响康复,甚至诱发疾病,如缺铁性贫血、佝偻病等。张奶奶本身患有贫血,现在又需要拔牙,无法进行正常的饮食活动。而且张奶奶在饮食上有着自己的小偏好。因此,护理人员应掌握饮食与营养方面的知识,正确评估张奶奶的营养状态,制订合理的饮食护理措施,满足其营养需求,促进其早日康复。

· 行动情境任务的分析

患者在住院期间提供的饮食即为医院膳食,其种类基本上分为三大类,即基本膳食、治疗膳食和试验膳食。三者分别适应不同病情的患者,其适用的范围、配膳的原则和食物的选择都有所不同。我们如何为不同的患者配膳,如何为老年患者进行正确的营养健康宣教,带着这些问题一起学习以下内容。

学校教学领域

老年人高蛋白质的流质膳食的护理计划

学习领域	根据老年人的个人情况和情境特点开展护理工作	所需学时:____学时
学习情境	"拔牙后的张奶奶"——老年营养护理基础知识	所需学时:____学时

根据教学大纲应获得的能力

1.学生能列举医院膳食的种类

2.学生能列举基本膳食包括的种类

3.学生能描述基本膳食种类对应的适用范围及配膳原则

4.学生能描述治疗膳食种类对应的适用范围及配膳原则

5.学生在指导老师的指导下能对老年人进行健康宣教

住院老年人的营养膳食的教学内容

职业行动情境

张奶奶,68 岁。牙龈疼痛 10 余天,咀嚼食物时疼痛加重,进食量减少。经医生检查后发现第一磨牙折断处出现龋洞,牙龈肿胀、化脓,已无保留价值,需要拔除。经进一步采血检测,张奶奶患有贫血,血红蛋白浓度为 108 g/L。张奶奶平时喜欢吃花生、核桃等坚果,不喜欢喝牛奶、豆浆。针对张奶奶的情况,准备为其指导饮食的实习护士小李陷入了沉思。

续表

项目	作业
组织/导向	分析案例,说说张奶奶目前的情况,应该给予何种膳食 学生汇报,分析原因 学生进行相关分享活动 要求: (1)用白纸制作"牙齿健康""有龋齿""有补牙经历""有拔牙经历"四类卡片 (2)学生根据自身经历选择站立位置 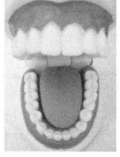 **小组站队** (3)学生根据自身经历谈谈不同的处境对饮食的要求和进食的感觉 (4)记录 种类 / 牙齿健康 / 有龋齿 / 有补牙经历 / 有拔牙经历 / 人数 / 饮食 表 阅读相关的学习材料,完成练习1、练习2

下表（嵌入于上一单元格）:

种类	牙齿健康	有龋齿	有补牙经历	有拔牙经历
人数				
饮食				

项目	作业
了解相关背景信息	2.了解相关背景信息 要求: (1)分组,利用牙齿模型复习牙齿的结构及功能,将答案写在题板上 牙齿模型 (2)牙齿拔除后饮食上应注意什么?阅读相关的学习材料 (3)张奶奶血红蛋白浓度为108 g/L,属于何种贫血的程度,在饮食上应注意什么?阅读相关的学习材料,完成练习3

183

计划	3.综合张奶奶目前的情况,谈谈其营养需求有哪些。(小组讨论)要求:为张奶奶量身制订一个饮食护理计划
决定	4.小组自行讨论设计一个为张奶奶配膳的剧本,进行角色扮演,并录制一个小视频,完成练习4 要求: (1)小组讨论,完成剧本的书写 (2)分配角色,课下进行模拟演练 (3)食物的选取,可到超市选择新鲜蔬菜,也可网上搜索食材图片
执行/展示	5.小组分别表演以上内容 要求: (1)分工明确、准备用物 (2)练习认真(语言清晰,说普通话,态度端正) (3)表演并录制视频,发给老师存档
监督	6.监督其他小组的活动 要求: (1)抽签,产生互相监督小组 (2)保密,向其他小组学习,不能相互指责 (3)观察监督其他小组的情况(分工、用物准备、练习情况) (4)记录,并借鉴到自己小组的作品设计中
评价/反思	7.小组抽签回答问题 要求: (1)小组互评(每个小组必须对其他小组进行点评) (2)小组自评(真实具体) (3)教师点评(一针见血地提出优缺点) 8.营养知识小组对抗赛(学习通题库选题),完成练习5 小组对抗赛
系统化	9.医院膳食的分类有哪些,包括什么?其适用的范围和配膳的原则有哪些?以表格的方式整理出来并上传至学习通,完成练习6

学校练习部分

练习	姓名： 学号： 班级： 组别：

练习1	学生选择牙齿情况表 | 种类	牙齿健康	有龋齿	有补牙经历	有拔牙经历
人数				
饮食					
---	---
练习2	1.根据张奶奶目前的情况,想想应该给予何种膳食 2.学生根据自身经历谈谈不同的处境对饮食的要求和进食的感觉
练习3	1.利用牙齿模型复习牙齿的结构及功能 2.牙齿拔除后饮食上应注意什么 3.张奶奶血红蛋白浓度为 108 g/L,属于何种贫血的程度,在饮食上应注意什么
练习4	老年人拔牙后的饮食护理剧本纲要 1组 2组 3组 4组
练习5	1.简述医院膳食的分类 2.简述基本膳食的分类,其适用的范围、配膳的原则和食物的选择 3.简述治疗膳食的分类,其适用的范围和配膳的原则 4.简述试验膳食的分类,其适用的范围和配膳的原则
练习6	问题: 题板(一) 1.什么是低饱和脂肪低胆固醇膳食,其适用的人群、配膳的原则是什么? 2.什么是低蛋白质膳食,其适用的人群、配膳的原则是什么? 题板(二) 1.什么是限糖类膳食,其适用的人群、配膳的原则是什么? 2.什么是少渣膳食,其适用的人群、配膳的原则是什么? 题板(三) 1.什么是低嘌呤膳食,其适用的人群、配膳的原则是什么 2.什么是限钠膳食,其适用的人群、配膳的原则是什么? 题板(四) 1.什么是限脂肪膳食,其适用的人群、配膳的原则是什么? 2.什么是低能量膳食,其适用的人群、配膳的原则是什么?

(金 莉)

Note

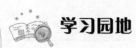学习园地

材料 19　基本膳食

一、普通膳食

普通膳食(general diet)简称普食,与正常健康人平时所用的膳食相同。膳食结构符合平衡膳食的原则与要求。能量及各种营养素必须供应充足,符合膳食营养素参考摄入量(DRI)要求。在医院里,一般食用普食的人数最多,是应用范围最广的医院膳食,占住院患者膳食的 50%～65%。

1. 适用范围　主要适用于在治疗上无特殊膳食要求又不需要任何膳食限制、消化功能正常、体温正常或接近正常、无咀嚼功能障碍、无特殊膳食要求、不需要限制任何营养素摄入的患者及恢复期的患者。

2. 配膳原则

(1)营养均衡:普食能量要充足,各种营养素种类要齐全、数量要充足、相互间比例要恰当,以保证膳食的平衡和机体需要。在设计食谱时要注意食物品种多样化、烹调方法合理,做到色、香、味、形俱全,以增进食欲。

(2)体积要求:每餐膳食应保持适当体积,以满足饱腹感。

(3)能量分配要求:应将能量适当地分配于三餐中,一般能量分配比例为早餐 25%～30%,午餐40%,晚餐 30%～35%,每餐时间间隔在 4～4.5 h。

3. 食物选择

(1)宜用食物:食物应多样化,各种食物均可食用,与正常人的膳食基本相同。

(2)忌(少)用食物:①刺激性食物及辛辣、有强烈刺激性的调味品:辣椒、大蒜、芥末、胡椒、咖喱等。②难消化的食物,过分坚硬的食物以及易产气的食物,如油炸食物、动物油脂、干豆类等。

二、软食

软食(soft diet)是由半流质膳食向普食过渡的中间膳食,是营养平衡但比普食更容易消化的膳食。软食制作要求比普食高,特点是质地软、少渣、易咀嚼。

1. 适用范围　适用于消化功能稍差、体温正常或咀嚼不便而不能进食大块食物的患者,如老年人及幼儿;酌情用于消化性溃疡恢复期患者;也可用于肛门、结肠及直肠术后等患者。

2. 配膳原则

(1)膳食结构:应符合平衡膳食的原则,各类营养素应该满足患者的需求。通常软食每日提供的总能量为 9.21～10.04 MJ(2200～2400 kcal),蛋白质为 70～90 g,主食不限量。其他营养素按正常需要量供给。

(2)食物要求:应易咀嚼、易消化,保证食物细软、清淡,忌用油炸食品。限制含膳食纤维、动物肌纤维多的食物,如选用这类食物应切碎、煮烂后食用。

(3)维生素和矿物质要求:蔬菜及肉类均需切碎、煮烂,易导致维生素和矿物质丧失,应多补充菜汁、果汁等,以保证足够的维生素和矿物质摄入。

3. 食物宜忌

(1)宜用食物:①主食类:米饭、面条的制作应比普食更加软而烂。馒头、包子、饺子、馄饨等均可食用,但做馅用的蔬菜应选择含膳食纤维少的。②肉类:应选择细、嫩的瘦肉,多选用鸡肉、鱼肉、虾肉等,可以切成小块后焖烂,如果做肉丝应选用鸡脯肉、里脊肉等,也可以制成肉丸。③蛋类:不宜用油煎、炸、

其他烹调方法均可选用,如炒鸡蛋、蒸蛋羹、煮蛋等。④蔬菜类:应选用嫩菜叶,切成小段后进行烹调,应选择含膳食纤维少的蔬菜,如南瓜、冬瓜、菜花、土豆和胡萝卜。⑤水果类:应去皮,选择食用香蕉、橘子、苹果、梨、桃等,可切碎做成泥或榨成果汁。⑥豆制品:如豆腐、豆浆、豆腐脑等都可以食用。

(2)忌(少)用食物:①煎炸、油腻食品:煎鸡蛋、油条等。②生冷及含膳食纤维多的蔬菜:芹菜、韭菜、豆芽菜、竹笋、生萝卜、葱头、青豆、荸荠等。③坚果类食物:花生仁、核桃、杏仁、榛子等,但制成花生酱、杏仁酪、核桃酪后可食用。④整粒的豆类、糙米、硬米饭等。⑤刺激性的调味品:辣椒粉、芥末、胡椒粉、咖喱等。

三、半流质膳食

半流质膳食(semi-liquid diet)是介于软食与流质膳食之间的过渡膳食,外观呈半流体状态,比软食更易于咀嚼和消化。通常采用限量、多餐次的供给的形式。

1.适用范围 适用于体温较高、身体虚弱、腹泻、消化不良等消化道疾病的患者;口腔疾病患者;耳鼻喉术后患者;刚分娩的产妇;身体虚弱者等。

2.配膳原则

(1)能量要求:能量供给应适宜,术后早期或虚弱、高热的患者不宜给予过高的能量,应用半流质膳食时,全天供给的总能量一般为 6.28~7.53 MJ(1500~1800 kcal)。

(2)食物性状:呈半流体状态,易咀嚼吞咽,含膳食纤维很少,易消化吸收。

(3)餐次要求:半流质膳食含水量较多,因此应增加餐次,以保证在减轻消化道负担的同时,满足患者能量及营养素的需求。通常每隔 2~3 h 一餐,每日 5~6 餐。主食定量,注意品种多样化,以增进患者食欲。

3.食物宜忌

(1)宜用食物:①主食:可食大米粥、小米粥、面条、面片、馄饨、面包、蛋糕、饼干、小笼包、小花卷、藕粉等。②肉类:可将嫩的瘦猪肉、鸡肉、鱼肉等制成的肉泥、肉丸等,还可选用虾仁、碎肝片等。③蛋类:除油煎炸之外,各种烹调方法均可以选用,如蒸鸡蛋、煮鸡蛋、炒鸡蛋等。④乳类及其制品:如牛奶等都可选用。⑤豆类:宜制成豆浆、豆腐脑、豆腐、豆腐干、腐乳等食用。⑥水果及蔬菜:宜制成果冻、果汁、菜汁等再食用,也可选用少量的碎嫩菜叶加于汤面或粥中。

(2)忌(少)用食物:①硬而不易消化的食物:蒸米饭、蒸饺、煎饼等。②干豆类、大块肉类以及油炸食品:熏鱼、炸丸子等。③浓烈、有刺激性的调味品。④对伤寒、痢疾患者应严格限制含膳食纤维多的蔬菜、水果和粗粮等。⑤腹部手术后的患者禁用胀气食物,如牛奶和豆类食物等。

四、流质膳食

流质膳食(liquid diet)简称流质,是极易消化、含渣很少、呈流体状态或在口腔内能溶化为液体的膳食。医院常用流质膳食一般分为 5 种形式,即流质、浓流质、清流质、冷流质和不胀气流质,与其他几类膳食不同,流质膳食是一种不平衡膳食,只能短期使用,长期使用会导致营养不良。

1.适用范围 适用于高热患者;急性传染病患者;肠道手术术前准备以及术后患者;极度衰弱无力咀嚼者;口腔手术、面颈部大手术后极度咀嚼困难者;消化道急性炎症以及食管狭窄和食管癌患者等。

2.流质膳食的五种形式

(1)流质:一般的流质食物,如豆浆、牛奶、蛋汤、各类米面糊、嫩豆腐脑、果汁、麦乳精、菜汁、各种肉汤、藕粉等。

(2)清流质:不含渣、不产气的液体食物,比其他流质膳食更清淡,可供给机体液体以及少量能量,以防机体脱水。如米汤、稀藕粉、杏仁露、过滤的肉汤、果汁等,为防止腹部胀气,不宜用牛奶、豆浆、过甜的食物及一切易胀气的食物。

(3)浓流质:如米面糊、奶粉冲麦乳精、较稠的藕粉、牛奶等,是一种无渣较稠的食物,常用吸管吮吸。

(4)冷流质:如冷牛奶、冷豆浆、冷米汤、冷蛋羹、冷藕粉、冰淇淋等。

(5)不胀气流质:忌用甜流质食物以及牛奶、豆浆等产气食物,其余同流质。

3. 配膳原则

(1)膳食结构:流质膳食所含有的营养素不均衡,能量供给不足,平均每日仅 3.35 MJ(800 kcal)左右,最多能达到 6.69 MJ(1600 kcal),其中浓流质能量最高,清流质最低,常作为过渡期膳食短期应用。

(2)膳食性状:食物均为流体状态,或进入口腔后即溶化成液体,易吞咽,易消化,咸、甜应适宜,以增进食欲。

(3)餐次要求:每餐液体量以 200~250 mL 为宜,少食多餐,每日 6~7 餐。

4. 食物宜忌

(1)宜用食物:①谷类:米汤、藕粉等。②菜类:新鲜菜汁、菜汤等。③奶类:牛奶、酸奶等。④汤类:肉汤、肝泥汤、鸡汤等。⑤水果:苹果、梨、橙、葡萄等。

(2)忌(少)用食物:一切非流质的固体食物、含膳食纤维多的食物以及过于油腻、厚味的食物均不宜选用。

五、治疗膳食

治疗膳食(therapeutic diet)也称调整营养素治疗膳食,是通过限制或增加某些营养素,以满足不同生理病理状况下的患者对营养素的需要,达到治疗疾病和促进健康的目的。治疗膳食是以平衡膳食为基本原则,调整某种营养素摄入量时,要考虑各种营养素间的关系,切忌顾此失彼。膳食的制备应适应患者的消化、吸收和耐受能力,并考虑患者的饮食习惯,注意食物要多样化,兼顾色、香、味、形。

1. 高能量膳食

1)适用对象　分解代谢亢进者,如甲状腺功能亢进症、癌症、严重烧伤和创伤、高热患者等;合成代谢不足者,如严重消瘦或体重不足、营养不良、吸收障碍综合征者;体力消耗增加者,如运动员、重体力劳动者等。

2)配膳原则

(1)增加主食量:高能量膳食主要通过增加主食量、调整膳食内容来增加能量供给,增加摄入量应循序渐进,少量多餐,避免造成胃肠功能紊乱。

(2)根据病情调整供给量:病情不同对能量的需要量也不同。如成年烧伤患者每日约需 16.80 MJ(4000 kcal)能量,远高于正常人的 RNI。一般患者以每日增加 1.25 MJ(300 kcal)左右为宜。

(3)平衡膳食:为保证能量充足,膳食应有足量的糖类、蛋白质,适量的脂肪,同时也需要相应增加矿物质和维生素的供给。

2. 低能量膳食

1)适用对象　需要减轻体重的患者,如单纯性肥胖者;需要减少机体代谢负担而控制病情的患者,如糖尿病、高血压、高脂血症、冠心病等。

2)配膳原则　低能量膳食的配膳原则中最主要的是限制能量供给,而其他营养素应满足机体的需要。能量供给要适当地逐步减少,以利于机体动用脂肪、消耗储存的体脂,并减少不良反应。

(1)减少膳食总能量:根据医嘱规定计算总能量后设计膳食,成年患者每日能量摄入量比平日减少2.09~4.18 MJ(500~1000 kcal),减少量根据患者情况而定,但每日总能量摄入量不应低于 4.18 MJ(1000 kcal),以防体脂动员过快,引起酮症酸中毒。

(2)蛋白质应充足:由于限制总能量,膳食中蛋白质供能的比例则相应提高,占总能量的 15%~20%,保证蛋白质供给每日不少于 1 g/kg,而且优质蛋白应占 50%以上。

(3)糖类和脂肪供给量应减少:减少总能量的同时又要保证蛋白质的摄入量,就必须相应减少糖类和脂肪的供给量。糖类占总能量的 50%~60%,应尽量减少精制糖的供给。膳食脂肪一般应占总能量的 20%~30%,胆固醇的摄入量每日应控制在 300 mg 以下。

(4)食盐适当减少:患者体重减轻后可能会出现水钠潴留,所以应适当减少食盐的摄入量,一般每日不超过 5 g。

(5)矿物质和维生素充足:进食量减少,易出现矿物质(如铁、钙)、维生素(如维生素 B_1)供给的不足,必要时可使用制剂进行补充。

(6)膳食纤维适当增加:膳食可多采用富含膳食纤维的蔬菜和低糖的水果,必要时可选用琼脂类食品,以满足患者的饱腹感。

3. 高蛋白质膳食 蛋白质含量高于正常人的膳食。

1)适用对象 明显消瘦、营养不良、烧伤、创伤患者;手术前后、肾病综合征患者;慢性消耗性疾病患者,如结核病、恶性肿瘤、贫血、溃疡性结肠炎等;其他消化系统炎症患者的恢复期;孕妇、乳母和生长发育期儿童也需要高蛋白质膳食。

2)配膳原则 高蛋白质膳食一般不需单独制作,在原来膳食的基础上添加富含蛋白质的食物即可。如在午餐和晚餐中增加一个全荤菜(如炒猪肝、炒牛肉),或者在正餐外加餐,以增加高蛋白质食物的摄入量。

(1)能量:每日供给能量 12.54 MJ(3000 kcal)左右。

(2)蛋白质:每日供给量可达 1.5～2.0 g/kg。

(3)糖类和脂肪:糖类宜适当增加,以保证蛋白质的充分利用,每日以 400～500 g 为宜。脂肪适量,以防血脂升高,一般每日 60～80 g。

(4)矿物质:高蛋白质膳食会增加尿钙排出,长期摄入,易出现负钙平衡。故膳食中应增加富含钙的乳类和豆类食物。

(5)维生素:长期进食高蛋白质膳食,维生素 A 的需要量也随之增多,且营养不良者一般肝脏中维生素 A 储存量也下降,所以应及时补充。与能量代谢关系密切的 B 族维生素供给量应充足,贫血患者还应注意补充富含维生素 C、维生素 K、维生素 B_{12}、叶酸、铁、铜等的食物。

(6)增加摄入量应循序渐进,并根据病情及时调整。视病情需要,也可与其他治疗膳食使用,如高能量高蛋白质膳食。

4. 低蛋白质膳食 蛋白质和氨基酸在肝脏分解产生的含氮代谢产物需要经肾脏排出体外。肝、肾等代谢器官功能下降时,出现排泄障碍,代谢废物在体内堆积会损害机体,应限制膳食中蛋白质的含量,采用低蛋白质膳食。

1)适用对象 急性肾炎、急/慢性肾功能不全、慢性肾功能衰竭、尿毒症、肝性脑病或肝性脑病前期等患者。

2)配膳原则 蛋白质的摄入量根据维持机体接近正常生理功能的需要为原则供给,减少含氮化合物在体内积聚,其他营养素的供给应尽量满足机体需要。

(1)蛋白质:每日蛋白质摄入量一般不超过 0.8 g/kg,应尽量选择富含优质蛋白的食物,如蛋、乳、瘦肉类等。限制蛋白质供给量应根据病情随时调整。病情好转后需逐渐增加摄入量,否则不利于康复,这对生长发育期的患儿尤为重要。

(2)能量:能量供给充足才能节省蛋白质的消耗,减少机体组织的分解。可采用含蛋白质较低的食物作为主食,如马铃薯、甜薯、芋头等代替部分主食以减少非优质蛋白的摄入。能量供给量根据病情决定。经口摄食不足时可通过静脉补充。

(3)矿物质和维生素:供给充足的蔬菜和水果,以满足机体对矿物质和维生素的需要。矿物质的供给应根据病种和病情进行调整,有水肿的患者,除膳食要限制蛋白质外,还应限制钠的供给。

(4)合适的烹调方法:使用低蛋白质膳食的患者往往食欲较差,另外,由于患者病情和患病心理的影响,患者食欲普遍较差,故更应注意烹调的色、香、味、形和食物的多样化,以促进食欲。

5. 限单胺类膳食 通常将限制膳食中酪胺、多巴胺摄入量的膳食称为限单胺类膳食。单胺类物质(如酪胺、多巴胺、5-羟色胺)能使血管收缩,血压升高。在正常情况下,该物质被肝脏内的单胺氧化酶(monoamine oxidase,MAO)分解后排出体外,不会引起血压的急剧升高。但因治疗需要服用呋喃唑酮、苯乙肼、苯丙胺、哌苯甲醇等单胺氧化酶抑制剂时,单胺氧化酶活性明显下降,此时,若摄入富含酪胺、多巴胺的食物,单胺类物质较易进入血液循环,使血管收缩,血压升高,可发生剧烈头痛、恶心、呕吐、

189

心率过速,甚至抽搐等高血压危象。严重者可出现致命的内出血(如脑出血)。因此,必须限制膳食中酪胺、多巴胺的摄入量。

1)适用对象　因治疗需要使用单胺氧化酶抑制剂的患者。

2)配膳原则　体内的单胺氧化酶在停服抑制剂2周后才逐渐恢复活性。故患者在服药期及停药的2周内均应避免进食富含单胺类物质的食物,以免产生不良反应。食物经发酵或存放时间过长,都易受微生物的作用,使其中的蛋白质分解,氨基酸脱羧产生单胺类物质,如酪氨酸变成酪胺。因此,应尽量避免选择这些食物。

3)食物选择

(1)宜用食物:各种新鲜食物、非发酵食物。

(2)忌(少用)食物:富含酪胺的食物。例如:酸奶、干奶酪及其制品;啤酒,葡萄酒;发酵法酿制的酱油、黄酱、面酱、豆豉;各种腐乳、臭豆腐;加入碱或酵母制成的馒头或其他面制品;不新鲜的食物及腌制的各种肉类及海产品。柑橘类果汁饮料等也宜少用。

6.限糖类膳食　限制膳食糖类的含量、类型、种类和调整进食方法,以预防或减缓倾倒综合征症状的膳食称为限糖类膳食。

1)适用对象　胃全切或部分切除的患者;血清三酰甘油升高的患者;有低血糖趋势者,可使血糖稳定;因膳食中糖过多致胰岛素分泌过量引起的肥胖症患者;糖尿病患儿及成年期发作性糖尿病患者等。

2)配膳原则

(1)调整膳食构成:应低糖类、高蛋白质、适量脂肪。糖类以多糖为主,忌用富含精制糖的甜食,如甜点心、甜饮料、糖果、巧克力等。

(2)膳食应由稀到稠,少食多餐:术后应有一个逐渐适应的过程,术后初期只能进食无精制糖、低糖类的流质膳食,进餐时及进餐后20~30 min应平卧,以减慢食物进入肠道的速度,适应数日后,若无症状发生,膳食可过渡到以固态食物为主,少食多餐,循序渐进,细嚼慢咽,三次主餐避免液体类食物,餐后30~60 min后再摄入液体类食物。每次进餐时及进餐后仍需平躺20~30 min,以减轻症状。

(3)根据病情及时调整膳食:根据患者康复情况逐渐增加膳食中糖类含量;患者因手术创伤,机体分解代谢增加,应补充优质蛋白和足够能量以促进机体组织的修复。

7.限脂肪膳食　减少膳食中脂肪的供给量,又称为低脂膳食或少油膳食。

1)适用对象　急/慢性胰腺炎、胆囊炎、胆结石、急/慢性肝炎、高血压、冠心病、高脂血症、肥胖症及腹泻等患者。

2)配膳原则

(1)减少膳食中脂肪的含量:根据我国实际情况,建议将脂肪限量程度分为以下三种:①严格限制脂肪膳食:膳食脂肪供能不超过总能量的10%,脂肪总量(包括食物所含脂肪和烹调油)每日不超过20 g,必要时采用完全不含脂肪的纯糖类膳食。②中度限制脂肪膳食:膳食脂肪供能不超过总能量的20%,饮食中各种类型的脂肪总量每日不超过40 g。③轻度限制脂肪膳食:膳食脂肪供能不超过总能量的25%,脂肪总量每日50 g以下。

(2)其他营养素应做到均衡:可适当增加豆类、豆制品、新鲜蔬菜和水果的摄入量。由于限制脂肪易导致多种营养素的缺乏,包括必需脂肪酸、脂溶性维生素,以及易与脂肪酸共价结合随粪便排出的矿物质(钙、铁、锌、镁等),应注意在膳食中及时补充这些营养素,待病情逐渐好转后,脂肪摄入量应逐渐递增。

3)选择合适的烹调方法　根据限制脂肪的膳食要求,除选择含脂肪少的食物外,还应减少烹调用油。禁用油煎、炸或爆炒食物,可选择蒸、煮、炖、煲、熬、烩等。

8.低饱和脂肪低胆固醇膳食　将膳食中的脂肪(饱和脂肪酸)和胆固醇均限制在较低水平的膳食称为低饱和脂肪低胆固醇膳食,目的是降低血清胆固醇、三酰甘油和低密度脂蛋白的水平,以减少动脉硬化发病的风险。

1)适用对象　高胆固醇血症、高三酰甘油血症、高脂蛋白血症、高血压、动脉粥样硬化、冠心病、肥胖症、胆结石等患者。

2)配膳原则

(1)控制总能量：膳食应控制总能量摄入，使之达到或维持理想体重。但成年人每日能量供给量最低不应少于 4.185 MJ(1000 kcal)，这是较长时间能坚持的最低水平，否则有害健康。糖类占总能量的 60%~70%，并以复合糖类为主(如淀粉、非淀粉多糖、低聚糖等)，少用精制糖。

(2)限制脂肪摄入量并调整脂肪酸的构成：限制脂肪总量，脂肪供能应占总能量的 20%~25%，成人每日脂肪摄入量约 40 g，一般不超过 50 g。减少膳食中饱和脂肪酸的含量，使其不超过膳食总能量的 10%。少选用富含饱和脂肪酸的动物性食物，尤其忌用猪油、牛油、肥肉、奶油等。单不饱和脂肪酸，如橄榄油和菜油，能降低血清总胆固醇(TC)和低密度脂蛋白(LDL)，但不影响高密度脂蛋白(HDL)，且含不饱和双键少，对氧化作用的敏感性远低于多不饱和脂肪酸，应占总能量的 10%。多不饱和脂肪酸占总能量的 10%左右。

(3)限制膳食中胆固醇含量：胆固醇摄入量控制在每日 300 mg 以下。食物中的胆固醇全部来源于动物性食物，因此，在限制胆固醇时应注意保证优质蛋白的供给，可选择一些生物价值高的植物性蛋白质(如大豆及其制品)代替部分动物性蛋白质。

(4)充足的维生素、矿物质和膳食纤维：适当选用一些粗粮、杂粮、新鲜蔬菜和水果，以满足维生素、矿物质和膳食纤维的供给量。同时可给予适量的脱脂乳和豆制品以供给足量的钙。因膳食中多不饱和脂肪酸增加，因此应相应增加维生素 E、维生素 C、胡萝卜素和硒等抗氧化营养素的供给。伴高血压的患者，食盐的用量应减少。

9.限钠膳食　限制膳食中钠的含量，以减轻由于水、电解质代谢紊乱而出现的水钠潴留。

1)限钠膳食分类　按照膳食限钠含量不同，临床上一般将限钠膳食分为三种。

(1)低盐膳食：全天供钠 2000 mg 左右，每日烹调用盐限制在 2~4 g 或酱油 10~20 mL，忌用一切腌制食物，如咸蛋、咸肉、咸鱼、酱菜、腊肠等。

(2)无盐膳食：全天供钠 1000 mg 左右。烹调时不加食盐或酱油，可用糖、醋等调味。忌用一切咸食(同低盐膳食)。

(3)低钠膳食：全天供钠 700 mg，病情严重时不超过 500 mg。除无盐膳食的要求外，忌用含钠高的食物，如油菜、蕹菜、芹菜等含钠 10 mg/10 g 以上的蔬菜及松花蛋、豆腐干、猪肾等。

2)适用对象　各种原因引起的水钠潴留、心功能不全、急/慢性肾炎、肝硬化、腹腔积液、高血压、水肿、先兆子痫等患者。

3)配膳原则

(1)根据病情变化及时调整钠盐限量：如肝硬化腹腔积液患者，开始时可用无盐或低钠膳食，然后逐渐改为低盐膳食，待腹腔积液消失后，可恢复正常膳食。

(2)根据食量合理选择食物：有时为了增加患者食欲或改善营养状况，对食量少者可适当放宽食物选择范围。

(3)改变烹调方法：可以减少膳食含钠量并增进食欲。食盐是最重要的调味剂，限钠膳食过于清淡，因此，应合理烹调以提高患者食欲。可采用番茄汁、芝麻酱、糖、醋等调味。烹调时注意色、香、味、形，尽量引起食欲。必要时可适当选用市售的低钠盐或无盐酱油，这类调味品是以氯化钾代替氯化钠，因此高钾血症患者不宜使用。

10.少渣膳食　又称低纤维膳食，是一种膳食纤维(植物性食物)和结缔组织(动物性食物)含量极少，易于消化的膳食，目的是尽量减少膳食纤维对胃肠道的刺激和梗阻，减慢肠道运动，减少粪便量。

1)适用对象　食管或肠管狭窄、食管静脉曲张、各种急/慢性肠炎、痢疾、伤寒、肠道肿瘤等患者及胃肠道手术前后等。

2)配膳原则

(1)限制膳食中膳食纤维的含量：尽量少用富含膳食纤维的食物，如蔬菜、水果、粗粮、整粒豆、坚果，以及含结缔组织多的动物跟腱。选用的食物应细软、渣少、便于咀嚼和吞咽，如肉类应选用嫩的瘦肉部分，蔬菜选用嫩叶、花果部分，瓜类应去皮，果类用果汁。

(2)脂肪含量不宜过多：腹泻患者对脂肪的消化吸收能力减弱，易致脂肪泻，因此需要控制膳食脂肪量。

(3)烹调方法：将食物切碎煮烂，做成泥，忌用油炸、油煎的烹调方法，禁用烈性刺激性调味品。

(4)少量多餐：注意营养素的平衡。食物选择限制，膳食营养难以平衡，而且限制进食蔬菜和水果，易引起维生素 C 和部分矿物质的缺乏，有些果汁含较多的有机酸，易刺激肠道蠕动。必要时可补充维生素和矿物质制剂。

11.低嘌呤膳食 限制膳食中嘌呤含量的一种膳食。嘌呤在体内代谢的最终产物是尿酸，如果嘌呤代谢紊乱，血清中尿酸水平升高，或尿酸经肾脏排出量减少，可引起高尿酸血症，严重时出现痛风症状，此类患者必须限制膳食中嘌呤的含量。

1)适用对象 痛风及无症状高尿酸血症患者。

2)配膳原则

(1)限制嘌呤摄入量：选用嘌呤含量低于 150 mg/100 g 的食物。

(2)限制总能量摄入量：每日摄入总能量应较正常人减少 10%～20%，肥胖症患者应逐渐递减，以免出现酮血症，促进尿酸的生成，减少尿酸的排泄。

(3)适当限制蛋白质摄入量：每日蛋白质的摄入量为 50～70 g，并以含嘌呤少的谷类、蔬菜类为主要来源，或选用含核蛋白很少的乳类、干酪、鸡蛋、动物血、海参等动物性蛋白质。

(4)适量限制脂肪摄入量：痛风患者多伴有高脂血症和肥胖症，且体内脂肪堆积可减少尿酸排泄，故应适量限制。脂肪应占总能量的 20%～25%。

(5)合理供给糖类：糖类具有抗生酮作用，并可增加尿酸的排出量，每日摄入量可占总能量的 60%～65%。但果糖可促进核酸的分解，增加尿酸生成，应减少果糖类食物的摄入，如蜂蜜等。

(6)保证蔬菜和水果的摄入量：尿酸及尿酸盐在碱性环境中易被中和、溶解，因此应多食用蔬菜、水果等碱性食物。

知识链接

中国的"吃文化"

中国的"吃文化"历史悠久，很早我们就有"礼乐文化始于食""民以食为天"的观念，进而囊括了技艺、营养、礼仪等多方面文化，仅仅在菜肴上便形成了"观色、品香、尝味、赏形"的艺术，可谓博大精深。"吃文化"有风味多样、四季有别、讲究美感、注重情趣、食医结合五大特点。

能力检测

1.禁用高蛋白质膳食的患者是(   )。

A.严重贫血的患者　　　　　　　B.肾病综合征患者　　　　　C.肝昏迷患者

D.大手术后患者　　　　　　　　E.糖尿病患者

2.伤寒患者膳食宜选择(   )。

A.软质膳食　　　　　　　　　　B.高热量膳食　　　　　　　C.高蛋白质膳食

D.低渣膳食　　　　　　　　　　E.低盐膳食

3.以下属于治疗膳食的是(   )。

A. 流质膳食　　　　　　　　　B. 面条　　　　　　　　　C. 高蛋白质膳食

D. 试验脂肪餐　　　　　　　　E. 高热量膳食

4. 以下哪项不符合半流质膳食原则?(　　　)

A. 易于咀嚼及吞咽　　　　　　B. 以软烂易消化为主　　　C. 少食多餐

D. 膳食纤维含量少　　　　　　E. 每日 5~6 餐

5. 肝硬化伴食管静脉曲张的患者宜进(　　　)。

A. 低脂肪,低盐膳食　　　　　　B. 低脂肪,少渣膳食　　　　C. 低盐,少渣膳食

D. 高蛋白质,低胆固醇膳食　　　E. 低脂肪,富含膳食纤维的膳食

6. 低蛋白质膳食适用于(　　　)。

A. 贫血患者　　　　B. 尿毒症患者　　　C. 肾病综合征患者　　D. 糖尿病患者　　　E. 肝癌患者

参考答案:

1. C　2. D　3. C　4. B　5. C　6. B

(金　莉)

材料20　老年人牙齿松动和拔牙后的饮食护理

一、老年人牙齿松动的饮食护理

老年人牙齿慢慢松动,较早开始的多半是门齿,松动的牙齿不能用力咬合。也有的老年人门齿松动的同时也有槽牙松动,咀嚼受到影响,吃进去的食物由于不能很好地咀嚼而出现消化不良。因此牙齿松动的老年人在饮食上应注意食物要嫩、软、烂,可食用肉末、嫩肉丝或肉末制的肉丸及鱼丸等。青菜最好切碎、制软,多食用瓜类,有的可以制成泥。主食最好是发面食物,如面包、细面条、馄饨及各种粥类。不能生吃水果者可煮后再食或用果汁机打碎吃。这样既保持食物的品种多样,又得到营养。牙齿松动的老年人在饮食上应注意少吃多餐。每次吃的量少一些,一天可多吃几次,以维持营养的需要。安装有义齿的老年人,开始时并不习惯,影响咀嚼,因此,要专门安排和制作好各餐的饭菜,使其慢慢适应和习惯。

二、老年人拔牙后的饮食护理

拔牙后 2~4 h可以进食无渣冷流质食物。冷食可以使血管收缩,利于止血,而且还能减轻水肿和疼痛,流质类软食能减少食物对伤口的撞击,避免加重疼痛。适合的食物有凉牛奶、果汁、冰淇淋、酸奶等。避免食用太烫、太硬及辛辣的食物。

拔牙后 4 h至次日可以进食流质食物或半流质膳食。食物应尽量清淡,蔬菜也要选择细嫩的,烹煮至烂、软、细碎,或是做成酱、汁等。适合的食物有蛋羹、米粥、软馒头、煮烂的面条、蔬菜汤、蔬菜泥等。应避免食用荤腥食物、粗糙食物。

拔牙 3 天后应给予高营养高蛋白质食物。拔牙后 1~2 天可以不用考虑膳食的营养供给,可以吃些软食,如蛋羹、软馒头、米粥、煮烂的面条、蔬菜汤等。但是从第 3 天开始要多进食一些高营养、高蛋白质的食物,来给身体补充营养,如牛奶、菜肉粥、豆腐脑等。此时食物仍然要注意温热,不要过热,过热的食物会使伤口的血液循环加速,不利于伤口的愈合和骨组织的形成。而温凉食物则能使伤口区域血流减速,利于伤口愈合。

拔牙 7 天拆线后,如果平时注意保健,一般在半个月后就基本可以恢复,完全恢复(骨组织全部形成)的时间需要 2~3 个月。患者一定要遵从医嘱。口腔属于不洁环境,所以一定要注意口腔卫生,避免伤口感染。

牙齿脱落不容忽视

老年人牙齿脱落是非常普遍的现象,大部分人觉得这是人体细胞老化、功能衰退的表现,掉几颗牙没关系,等到牙齿掉得差不多了再去安装义齿。殊不知,牙齿缺失已成为中老年人健康的致命杀手,曾经有口腔专家对全球1万名中老年人进行跟踪研究,结果发现缺牙者平均寿命比牙齿健全者少10岁左右,缺牙后如不及时修复,会导致咀嚼效率降低,影响进食,还会影响面部形象、口齿发音,极大降低生活质量。世界卫生组织对牙齿健康的标准是"8020",即80岁仍保有20颗牙齿。我们应鼓励老年人爱护牙齿,保持牙齿健康。

(金 莉)

子任务3:特殊老年人饮食护理(鼻饲)

 学习导航

对消化道昏迷老年人进行鼻饲喂食,是维持机体能量代谢,保障老年人的营养供给而采取的特殊的喂食方法,这是一项利于消化道疾病老年人身体康复的饮食护理措施。

 学习目标

领 域	学 校 学 习	企 业 学 习
内容	1.鼻饲技术适用的膳食种类 2.昏迷老年人的营养饮食要求 3.鼻饲技术的实施	1.在实践中观察鼻饲技术 2.协助指导老师给老年人实施鼻饲技术
需要培养的职业能力	1.学生能列举适用鼻饲技术的患者种类 2.学生能够根据老年人的病情选择合理的膳食 3.学生能运用鼻饲技术为昏迷老年人提供护理 4.学生能总结与反思在鼻饲老年人饮食护理过程中存在的问题	

 职业行动情境

脑出血的刘奶奶

实习生小红在医院的脑外科实习,刘奶奶75岁,脑出血昏迷2天,不能进食,医嘱采取鼻饲,家人很苦恼,担心鼻饲会让刘奶奶痛苦。

◎ **行动情境任务**

为脑出血昏迷的老年人实施鼻饲饮食护理。

· **行动情境任务的导入**

鼻饲可保证患者摄入足够的热量和蛋白质等多种营养素,以满足营养和治疗的需求,促进早日康复。鼻饲技术常用于:不能够经口进食者,如昏迷、口腔疾病、口腔手术后的患者;不能张口的患者,如破伤风患者;拒绝进食者;早产儿及病情危重的患者。

· 行动情境任务的分析

刘奶奶脑出血病情很严重,导致昏迷,无法自己进食。医护人员考虑到刘奶奶的治疗需要营养的支持,只能实施鼻饲,但刘奶奶的家属担心对刘奶奶造成痛苦,不愿意采取鼻饲,护士必须向刘奶奶的家属解释采取这种方法的目的与技巧,以取得刘奶奶家属的同意并支持。

学校教学领域

脑出血昏迷老年人的饮食护理计划

学习领域	根据老年人的个人情况和情境特点开展护理工作	所需学时:____学时
学习情境	"脑出血的刘奶奶"——昏迷老年人的营养护理	所需学时:____学时

根据教学大纲应获得的能力
1.学生能列举鼻饲技术的目的
2.学生能列举鼻饲技术的检验方法
3.学生能列举鼻饲技术使用的用品
4.学生能运用正确的方法和护理技术为昏迷老年人进行护理
5.学生能观察鼻饲老年人进食的情况并会判断
6.学生能观察指导老师在鼻饲护理操作中解决问题的办法并反思

昏迷老年人的营养护理的教学内容

职业行动情境
实习生小红在医院的脑外科实习,刘奶奶75岁,脑出血昏迷2天,不能进食,医嘱采取鼻饲,家人很苦恼,担心鼻饲会让刘奶奶痛苦。

项目	任　　务
组织/导向	1.学生感受鼻子里放东西的感觉 要求: (1)鼻子里放入蘸生理盐水的棉签,停留1 min(注意安全) (2)谈谈感受,完成练习1
了解相关背景信息	2.学生阅读相关材料,并与同桌讨论 要求: 回答问题,完成练习2
计划	3.设计向刘奶奶家人解释鼻饲的目的的对话(小组讨论) 要求: 向刘奶奶家人解释鼻饲的目的,完成练习3
决定	4.小组自行讨论,设计一个为刘奶奶配膳的剧本 要求: (1)进行角色扮演,并录制一个小视频 (2)小组讨论,完成剧本的书写 (3)分配角色 (4)准备用物
执行/展示	5.小组分别表演 要求: (1)制备刘奶奶的鼻饲液 (2)实施,完成练习4 (3)练习认真(语言清晰,说普通话,态度端正) (4)表演并录制视频,发给指导老师存档

Note

监督	6.进行监督其他小组的活动 要求： (1)抽签,产生互相监督小组 (2)保密,向其他小组学习,不能相互指责 (3)观察监督其他小组的情况(分工、用物准备、练习情况) (4)记录,并借鉴到自己小组的作品设计中
评价/反思	7.小组抽签回答问题,完成练习5 要求： (1)小组互评(每个小组必须对其他小组进行点评) (2)小组自评(真实具体) (3)教师点评(一针见血地提出优缺点) 8.反思实施过程中的问题
系统化	9.对神志清醒但无法进食的老年人实施鼻饲护理计划 10.知识的检测,抢答(学习通)

学校练习部分

练习	姓名：　　　学号：　　　　班级：　　　组别：
练习1	1.鼻子里放棉签的感受。 2.老年人插鼻管的感受。
练习2	1.鼻饲技术适用于哪些老年人？ 2.鼻饲技术给老年人喂食的注意事项。 3.鼻饲技术的操作流程。 4.鼻饲技术的检验方法。 5.鼻饲技术的注意事项。
练习3	设计一个向刘奶奶家人解释鼻饲的目的的对话。
练习4	1.如何对刘奶奶进行鼻饲操作？ 2.操作过程中有哪些注意事项？ 3.鼻饲法为刘奶奶注入膳食的过程中应注意什么？ 4.观察刘奶奶的反应情况。
练习5	问题： 1.脑出血老年人需要哪些营养支持？ 2.脑出血老年人的饮食应考虑哪些问题？

企业工作领域

住院中卧床老年人的护理

	医院		实习时间		
指导老师 /职业	吴××				

学生/ 培训生	刘××		
小组			
学习领域	根据老年人的个人情况和情境特点开展护理工作	所需学时：____学时	
学习情境	老年人常见疾病的营养饮食护理	所需时间：____学时	

根据教学大纲应获得的能力

1.学生能认真阅读老年人常见疾病的营养饮食护理计划(老年人的住院病例)

2.学生能观察指导老师对老年人进行的各种疾病营养饮食评估及饮食护理技术

3.学生能观察指导老师实施的医院膳食护理

4.学生能在指导老师的指导下为老年人提供进食协助或喂饭

5.学生能为老年人提供特殊的饮食护理(鼻饲)

6.学生能对住院老年人进行膳食调查问卷(考虑隐私、老年人的权利)

7.学生能反思并完成生病老年人营养护理的日志

流程	作业	
	独立完成	指导老师帮助
观察	绘制生病老年人营养饮食记录表	在指导老师的指导下阅读医院生病老年人营养饮食护理计划(生病老年人营养评估档案) 记录考虑老年人的隐私 遵守规章制度
	观察医院老年人进餐情况并记录,完成练习1	观察医院指导老师对老年人饮食的评估
交流/操作	通过与老年人有效的沟通建立起老年人坚持治疗膳食的信心,完成练习2	1.与指导老师一起讨论生病老年人营养护理方案,听取指导老师的指导意见(记录,完成练习3) 2.观察指导老师对老年人实施的治疗膳食护理的技术操作
实施	为生病老年人提供餐具,协助老年人打饭(考虑老年人饮食习惯)	在指导老师的帮助下完成对老年人的进食护理 注意:动作轻稳(考虑老年人的听力)
	1.给老年人吃他不喜欢的食物,谈谈老年人的感受,完成练习4 2.观察老年人因治疗造成的饮食困难或因进食产生的身体不适症状,谈谈感受,完成练习4 3.记录老年人鼻饲喂食的护理记录	1.观察指导老师如何劝说老年人吃自己不喜欢的食物,完成练习4 2.观察指导老师如何处理老年人因治疗发生的进食不适 3.观察指导老师给特殊鼻饲患者进行的饮食护理技术 4.协助指导老师给鼻饲老年人喂食并简述注意事项,完成练习5

评价	自己	观察医院人员和指导老师对老年人的鼻饲饮食护理,思考自己的操作是否正确	反思实践过程中遇到的问题,以及在解决问题时运用了哪些方法？完成练习6。写一份关于自身感受的实习日志,完成练习7
	小组	组间互评,小组自评 合理的建议,优点、缺点	
	指导老师	根据企业的考核标准给学生评分,写评语	
系统化	1.为烧伤老年人制订营养饮食护理计划(参考烧伤相关材料) 2.对心脑血管疾病老年患者急性治疗期后出院回家康复制订营养饮食计划 3.对糖尿病老年人出院后的饮食指导提出建议 4.对慢性肾衰竭老年人制订出院的饮食护理计划		

企业练习部分

企业名称：

练习	姓名：　　　　　学号：　　　　　班级：　　　　　组别： 老年人姓名：　　　年龄：　　　子女情况：	

| 练习1 | 生病老年人营养饮食情况如下。 | |

	老年人姓名：	
疾病	症状描述	
营养状况		
饮食方式		
营养护理方案		

练习2	与老年人(增强老年人坚持治疗膳食的信心)对话。

练习3	记录医院指导老师的指导意见(生病老年人营养护理方案)。

练习4	1.给老年人吃他不喜欢吃的食物,谈谈老年人的感受。 2.谈谈因治疗造成老年人进食不适的感受。 3.描述指导老师如何劝说老年人吃自己不喜欢的食物。 4.记录指导老师如何处理老年人因治疗发生的进食不适。

练习5	老年人鼻饲饮食的注意事项。

练习6	鼻饲技术操作。

练习7	感受		
	实习日志: 学生姓名:		
		学校	企业
	相同点		
	不同点		
	总结		
	指导老师评价		

（苏　晗）

问卷　住院老年人的膳食调查问卷

基本信息

姓名		身高		体重	
年龄		籍贯			
性别		民族		出生日期	
联系方式		身份证号		宗教信仰	
饮食禁忌		饮食爱好		血型	

膳食习惯

每日餐次	
拒绝食物	
偏好食物	
口味特点	
进食规律	
活动能力状况	
是否经常吃夜宵	
是否经常点外卖	

膳食摄入量调查

第一天（食物量、种类及烹调方法）	
早餐	
午餐	
晚餐	
夜宵	

第二天（食物量、种类及烹调方法）	
早餐	
午餐	
晚餐	
夜宵	

Note

续表

第三天（食物量、种类及烹调方法）	
早餐	
午餐	
晚餐	
夜宵	

患病前后食物摄入种类的变化

零食		
是否有加餐的习惯		
是否添加补充剂	是	否
备注		
种类		
剂量		
持续时间		
停用时间		

异常症状

症状	是	否
食欲不振		
恶心		
呕吐		
腹泻		
咀嚼障碍		
吞咽障碍		
胃容量改变		
其他（详细补充）		

注意：以上症状若持续两周则应考虑膳食是否合理，低于两周则不考虑。应了解患者的治疗手段以及用药史，是否使用代谢药物、类固醇、免疫抑制剂、利尿剂、泻药等药或放疗与化疗等治疗手段。

(范　华)

学习园地

材料 21　鼻饲技术

对于昏迷、消化道疾病（如食管癌、食管狭窄等）、颅脑外伤等不能经口进食者，为确保患者营养和治疗的需要，通过导管将营养丰富的流质食物、营养液、水和药物注入胃内，此种方法称为管饲法。根据导管插入途径的不同，管饲技术可分为：口胃管技术、鼻胃管技术、鼻肠管技术、胃造瘘管技术、空肠造瘘管技术等。临床上以鼻胃管技术最为常用，下面以经鼻腔插入胃管为例，讲解鼻饲技术。

Note

鼻饲技术是将导管经鼻腔插入胃内，从导管内灌注流质食物、水和药物等的一种治疗方法。

一、目的

保证患者摄入足够的热量和蛋白质等多种营养素，以满足营养和治疗的需求，促进早日康复。鼻饲技术常用于：不能够经口进食者，如昏迷、口腔疾病、口腔手术后的患者；不能张口的患者，如破伤风患者；拒绝进食者；早产儿及病情危重的患者。

二、评估

(1)患者的年龄、病情、意识状态和治疗情况。
(2)患者鼻腔状况，有无鼻中隔偏曲、鼻腔炎症和鼻黏膜肿胀。
(3)患者心理状态，对鼻饲操作的认知、耐受力及合作程度。
(4)告知患者鼻饲操作的目的、配合方法、可能出现的不适及缓解方法，征求患者同意。

三、计划

1. 操作者准备　着装整洁，洗手，戴口罩，仪表大方，举止端庄，语言柔和，态度和蔼。

2. 用物准备

(1)无菌鼻饲包：治疗碗、镊子、压舌板、止血钳、纱布、胃管或硅胶管、50 mL 注射器、治疗巾。

(2)治疗盘：治疗碗 2 个，分别盛流质食物(200 mL)，38～40 ℃的温开水，以及水温计、听诊器、液体石蜡、棉签、胶布、别针、手电筒、弯盘、夹子或橡皮圈、纸巾、松节油、酒精、一次性手套等。

(3)生活垃圾桶、医用垃圾桶。

3. 患者准备　了解操作目的，愿意合作，体位舒适，情绪稳定。

4. 环境准备　保持环境安静、整洁、安全、空气清新、光线明亮。

四、实施

鼻饲技术的操作步骤见表 7-2。

表 7-2　鼻饲技术的操作步骤

操 作 步 骤	要 点 说 明
1.插管 (1)核对解释：洗手，戴口罩，备齐用物，携至患者床旁，核对床号、姓名，向患者及其家属解释操作的目的、过程及配合方法，有义齿者，取下活动义齿，妥善放置	· 确认患者，解除其紧张、恐惧的情绪，取得合作 · 防止义齿脱落、误咽
(2)恰当体位：根据病情协助患者采取半坐卧位或坐位，无法坐起者采取右侧卧位，昏迷患者取去枕仰卧位，头向后仰，治疗巾铺于患者颌下，弯盘置于口角旁 去枕仰卧位	· 半坐卧位或坐位可减少胃管通过咽喉部引起的呕吐，有利于胃管插入 · 右侧卧位可借助解剖位置，使胃管容易插入
(3)清洁鼻腔：检查鼻腔，选择通畅一侧，用棉签清洁鼻腔	· 鼻腔通畅，便于插管

续表

(4)测量长度:打开无菌鼻饲包,检查胃管,测量胃管插入长度,并做标记,用液体石蜡润滑胃管前端	• 成人胃管插入长度为 45~55 cm,为前额发际至胸骨剑突处,或由鼻尖经耳垂至胸骨剑突处 • 润滑胃管可减少插入时的摩擦阻力
(5)插胃管 ①清醒患者:操作者左手持纱布托住胃管,右手持镊子夹住胃管前端,沿选定侧鼻孔轻轻插入,插入至 10~15 cm(咽喉部)时,嘱患者做吞咽动作,顺势将胃管向前推进,插至预定长度 ②昏迷患者:当胃管插入 15 cm(会厌部)时,左手将患者头部托起使下颌靠近胸骨柄,缓缓插至预定的长度 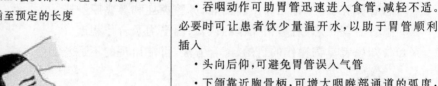 **托起患者头部**	• 吞咽动作可助胃管迅速进入食管,减轻不适。必要时可让患者饮少量温开水,以助于胃管顺利插入 • 头向后仰,可避免胃管误入气管 • 下颌靠近胸骨柄,可增大咽喉部通道的弧度,便于胃管顺利通过会厌部,提高插管成功率
(6)验证胃管在胃内	• 确认胃管在胃内的方法如下:①在胃管末端连接注射器抽吸,能抽出胃液。②置听诊器于患者胃部,快速经胃管向胃内注入 10 mL 空气,听到气过水声。③将胃管末端置于盛水的治疗碗中,无气泡逸出
(7)固定胃管:用胶布固定胃管于鼻翼及颊部	• 防止胃管移动或滑出
(8)灌注食物、药物:先注入少量温开水,再注入鼻饲液或溶解稀释后的药物。注入结束再注入少量温开水	• 温开水可润滑管腔,防止鼻饲液黏附于管壁 • 每次灌注食物前应抽吸胃液以确定胃管在胃内及检查胃管是否通畅;每次抽吸鼻饲液后应反折胃管末端,避免灌入空气,引起腹胀 • 冲净胃管,防止鼻饲液积存于管腔中变质造成胃肠炎或堵塞管腔
(9)固定:将胃管末端反折,用纱布包好,用夹子或橡皮圈封闭,固定在大单或枕旁	• 需要时记录鼻饲食物的种类、量和患者的反应
(10)整理记录:核对,交代注意事项,整理床单位,清理用物,洗手,记录	• 鼻饲用物应每日更换、消毒 • 嘱患者维持原位 20~30 min
2.拔管 (1)核对解释:携用物至患者床旁,核对、解释 (2)揭胶布:置弯盘于患者颌下,夹紧或反折胃管末端,揭去固定胶布 (3)拔管:用纱布包裹近鼻孔处胃管,嘱患者深呼吸,在患者呼气时快速拔管,边拔边擦胃管,至咽喉处快速拔出 (4)整理记录:置胃管于弯盘内,撤去弯盘,清洁口、鼻孔、面部,擦去胶布痕迹,必要时协助漱口,安置舒适体位,整理床单位,清理用物	• 夹紧胃管,以防拔管时管内液体反流,防止胃管内残留液体滴入气管,减少患者视觉刺激 • 可用松节油擦净胶布痕迹,再用乙醇擦除松节油

五、评价

(1)护患沟通有效,关爱患者,患者能理解操作的目的,并主动配合操作。

(2)患者未发生不良反应,操作安全。

(3)胃管插入顺利、动作轻柔、操作规范,可保证营养的需要。

六、注意事项

(1)插胃管前,护患之间进行有效的沟通,让患者及家属理解操作的目的和配合方法。

(2)插管时动作应轻柔,防止损伤鼻腔及食管黏膜,特别是通过食管 3 个狭窄部位(环状软骨水平处、平气管分叉处、食管通过膈肌处)时。

(3)插入胃管过程中如患者出现剧烈恶心、呕吐,可暂停插入,嘱患者深呼吸,如患者出现呛咳、呼吸困难、发绀等现象,表明胃管误入气管,应立即拔出,休息后再重新插入。

(4)每次鼻饲量不超过 200 mL,间隔时间不少于 2 h,鼻饲液温度以 38～40 ℃为宜;药片应研碎溶解后灌入。

(5)果汁与奶液应分别注入,防止产生凝块。

(6)鼻饲用物每日更换消毒,长期鼻饲者每日进行口腔护理,并定期更换胃管,普通胃管每周更换 1 次,硅胶胃管每月更换 1 次。更换胃管时应于当晚最后一次灌食后拔出,次晨从另一侧鼻孔插入。

(7)上消化道出血、食管静脉曲张、食管梗阻以及鼻腔、食管手术后患者禁忌使用鼻饲技术。

(8)健康指导。

①向患者讲解鼻饲的目的、配合方法,减轻患者焦虑。

②向患者讲解鼻饲液的温度、量,喂食时间,胃管清洁方法,患者应采取的体位,更换胃管的知识等。

③告知患者鼻饲后若出现不适,应及时告知护理人员。

知识链接

自制鼻饲液

鼻饲患者需要摄入足够的蛋白质、热量、维生素等多种营养素以满足机体需要,促进康复。传统的鼻饲液多为稀粥、牛奶、豆浆等,品种单一,不能满足患者营养需要,厂家配好的营养膳食虽营养丰富,但价格较贵。现介绍一种自制营养丰富的鼻饲液的方法:将大米、小米或黄豆炒熟后磨成粉,放置阴凉处储存,将瘦肉、鸡蛋、蔬菜、香菇等蒸熟后捣成泥状置于冰箱冷藏,可保存 2 天。鼻饲前根据患者营养需要,将米粉或豆粉加菜泥放入微波炉碗中,加温开水 350 mL 搅匀,加适量盐,放入微波炉中调至中火加热 2 min 后取出,待食物温度降至 38～42 ℃即可注入胃管内。两次鼻饲之间可注入适量的果汁、温开水或牛奶。此鼻饲液的优点为营养丰富,可保证患者营养需要,且制作简单、经济实惠,易被患者及其家属接受。

能力检测

1.鼻饲插管过程中,患者发生呛咳,呼吸困难时应( )。

A.嘱患者深呼吸 　　　　　　　　B.患者头部抬高

C.拔管重插 　　　　　　　　　　D.停止片刻,嘱患者深呼吸,轻轻插入

E.禁止插管

2.为提高昏迷患者鼻饲插管的成功率,在插管前应采取的措施( )。

A.使患者头向后仰 　　　B.使患者头向前伸 　　　C.使患者头偏向一侧

D. 使患者下颌向前伸　　　　　　　　E. 使患者下颌紧靠胸骨

3. 关于鼻饲技术,错误的做法是(　　)。

A. 鼻饲量在刚开始灌注时不超过 200 mL　　B. 应检查胃管是否通畅

C. 检查胃管是否在胃内可注少量温开水　　　D. 如灌入药物,先将药片研碎溶解

E. 一次灌入的液量不得多于 200 mL

4. 禁忌使用管饲的患者是(　　)。

A. 昏迷患者　　　　　　　　　B. 口腔手术患者　　　　　　　C. 食管狭窄的患者

D. 食管下段静脉曲张患者　　　E. 新生儿

5. 鼻饲患者管饲后,再灌入少量温开水,其目的是(　　)。

A. 使患者舒适　　　　　　　　B. 便于测量记录准确　　　　　C. 防止呕吐

D. 便于冲净胃管,避免食物存积　　E. 稀释胃液

6. 对长期鼻饲的患者,在护理过程中,以下哪种做法是错误的?(　　)

A. 每日所有鼻饲用物应消毒一次　　　B. 每次灌食前检查胃管是否在胃内

C. 鼻饲间隔时间不少于 2 h　　　　　D. 鼻饲胃管应每日更换消毒

E. 每次鼻饲量不得多于 200 mL

7. 禁用高蛋白质膳食的患者是(　　)。

A. 严重贫血的患者　　　　　　B. 肾病综合征患者　　　　　　C. 肝昏迷患者

D. 大手术后患者　　　　　　　E. 糖尿病患者

8. 关于要素饮食的描述不妥的是(　　)。

A. 是天然合成的营养饮食　　　　　B. 不需消化也能吸收

C. 适用于胃肠道瘘、急性胰腺炎等患者　　D. 可口服,鼻饲或造瘘管滴入

E. 含有人体所需的全部营养要素

9. 伤寒患者膳食宜选择(　　)。

A. 软质膳食　　　　　　　　　B. 高热量膳食　　　　　　　　C. 高蛋白质膳食

D. 低渣膳食　　　　　　　　　E. 低盐膳食

10. 做潜血试验的患者应选择的菜谱是(　　)。

A. 蔬菜、炒猪肝　　　　　　　B. 大白菜、五香牛肉　　　　　C. 花菜、炒鸡蛋

D. 红烧鱼、菠菜汤　　　　　　E. 豆腐、馒头

11. 下列哪项不符合胆囊造影的饮食要求?(　　)

A. 造影前一天晚餐给予低脂肪膳食　　B. 当天早晨禁食

C. 摄片后立即给予高脂肪膳食　　　　D. 脂肪总量低于 50 g

E. 造影前一天午餐给予高脂肪膳食

参考答案:

1.C　2.E　3.C　4.D　5.D　6.D　7.B　8.C　9.D　10.E　11.A

（金　莉）

项目八　养老机构的老年人的饮食护理

学习导航

　　"老人笑了,我就孝了"这是北京某敬老院的院训。如何让老年人笑?过去是以家庭养老为主的养老体系,儿女可以在家里照顾老年人。随着社会老龄化问题的日趋严重,小型化家庭逐渐增多,儿女少,又忙于工作,养老问题成了社会关注的民生难点问题。为应对社会老龄化,各地兴起了机构养老的养老模式。如何能让老人笑?老年人的营养服务最重要,特别是老年人的饮食护理问题。养老院是集体供餐,但老年人的衰老特点、慢性疾病的特点、老年人的各自营养需要不同,所以做好老年人的营养饮食评估是前提。如何让老年人吃好、满意,如何能让老年人发自内心、自然开心地笑,饮食护理问题是关键。

学习目标

领　　域	学校学习	企业学习
内容	1. 老年人营养饮食评估 2. 老年人饮食的护理	1. 老年人营养饮食调查问卷 2. 协助老年人进行饮食护理
需要培养的职业能力	1. 学生能列举老年人营养饮食的评估方法 2. 学生能正确使用工具和沟通技巧,对老年人的营养饮食进行评估 3. 学生能设计老年人营养饮食护理计划(注意老年人饮食原则) 4. 学生能观察指导老师为不能经口进食的老年人进行鼻饲操作的护理过程 5. 学生能协助老年人进食并反思	

任务1:老年人的营养饮食评估

职业行动情境

混乱的午餐

　　养老院实习生小安,讲述她在协助老年人进食午餐时发生的一幕:"指导老师让我协助老年人进食,我推开201房间的门一看,1床的李奶奶正用手抓饭,不仅把嘴里塞得满满的,而且满脸饭粒;2床的张奶奶躺在床上大叫,用手指着我说:'不喂我饭,还偷我的钱,滚开!'3床的孙奶奶坐在床头边看着饭发呆,我走过去问孙奶奶,她不说话,原来菜汤碗掉在地上,孙奶奶的裤腿湿了,我以为菜汤撒在裤子上了,仔细一看是孙奶奶尿裤子了。202房间的宋奶奶坐着轮椅来凑热闹,嘲笑她们三个人。一时间,我不知所措。"

◎ 行动情境任务

协助老年人进食。

· 行动情境任务的导入

实习生小安被指导老师分配协助老年人进食,发现了 201 房间里午餐时混乱的一幕。一些认知障碍的老年人和身体残障的老年人,他们的行为不受意识控制,思维混乱。这些老年人由于机体结构退化、生理功能衰退、疾病残障、固执任性,进食受到严重影响,导致营养缺乏,健康受到威胁。小安看到的老年人进食混乱,是养老院最为重要的照护问题。为此如何协助老年人进食,为老年人提供营养支持是我们学习的重要课题。

· 行动情境任务的分析

对生病致残的老年人、认知障碍的老年人采取合理有效的方法进行耐心细致的照料,首先是评估,其次是护理。广博的专业知识、慎独的精神、高度的责任感、稳定的心理素质、良好的沟通技巧,团队的协作精神、丰富的照护经验、精湛的护理专业技术、敏锐的洞察力等都是老年人营养护理的重要内容。先要做好老年人的评估,然后再协助好老年人进食。

学校教学领域一

老年人的营养饮食评估

学习领域	根据老年人的个人情况和情境特点开展护理工作	所需学时:＿＿学时
学习情境	"混乱的午餐"——养老院老年人的饮食护理	所需学时:＿＿学时

根据教学大纲应获得的能力

1.学生能列举老年人营养饮食的评估方法

2.学生能描述评估注意事项

3.学生能对老年人进行营养饮食评估

养老院老年人的饮食护理的教学内容

职业行动情境

养老院实习生小安,讲述她在协助老年人进食午餐时发生的一幕:"指导老师让我协助老年人进食,我推开 201 房间的门一看,1 床的李奶奶正用手抓饭,不仅把嘴里塞得满满的,而且满脸饭粒;2 床的张奶奶躺在床上大叫,用手指着我说:'不喂我饭,还偷我的钱,滚开!'3 床的孙奶奶坐在床头边看着饭发呆,我走过去问孙奶奶,她不说话,原来菜汤碗掉在地上,孙奶奶的裤腿湿了,我以为菜汤撒在裤子上了,仔细一看是孙奶奶尿裤子了。202 房间的宋奶奶坐着轮椅来凑热闹,嘲笑她们三个人。一时间,我不知所措。"

续表

项目	作业
组织/导向	1.雕塑一次午餐(角色扮演) 要求: (1)按练习1的要求完成作品的雕塑分组,完成练习1 (2)照片(雕塑投放大屏幕) (3)学生看图展开讨论,给小组作品命名 (4)描述四位老年人的情况 (5)分析每位老年人出现这种情况的原因并写在题板上汇报 (6)评估四位老年人行动能力 (7)评估四位老年人的认知(在互联网上查找材料,由老师指导)
了解相关背景信息	2.阅读相关材料(老年人评估表),特殊小组讨论 要求: (1)老年人营养饮食评估的注意事项,完成练习2 (2)评估201房间的三位老年人的饮水能力 **小组讨论**　　　　　　　**老年人营养饮食评估**
计划	3.录制视频。给201房间的三位老年人进行营养饮食评估(分组讨论) 要求: (1)抽签选择老年人 (2)分工 (3)准备实验室里的评估用物
决定	4.编写评估内容的剧本 (1)老年人营养评估 要求: ①语言清晰、语速不要快(考虑听力) ②认真尊重老年人(考虑隐私) **尊重老年人** ③安全风险防护 ④绘制记录表格(给老年人建档)

项目	作业
决定	(2)老年人饮食评估 要求： ①参考洼田饮水试验表 ②参考洼田吞咽能力评定法 ③参考吞咽障碍程度分级表 ④参考吞咽困难功能分级表 (3)绘制表格(给老年人建档)
执行/展示	5.表演并录制视频 要求： (1)小组按顺序表演 (2)团队协作、互相尊重 **角色扮演** (3)记录 201 房间三位老年人的营养饮食评估结果,完成练习 3
监督	6.以抽签的方式监督其他小组的活动(保密,向其他小组学习) 要求： (1)观察监督其他小组的情况(分工、用物准备、练习情况) (2)考虑是否与老年人饮食需要特点相关
评价/反思	7.评价 要求： (1)小组互评,考虑相互之间的关系,不能以此相互指责 (2)小组自评,反思角色扮演的学生是否会运用评估方法找出存在的问题 (3)教师点评,提出问题并指导 (4)小组互评,教师点评 (5)学生反思,教师反思 (6)回答问题,完成练习 4 8.评估老年人营养饮食评估对护理的作用(学习通回答)
系统化	9.80 岁的洪爷爷因咳嗽、咯血、发烧,住进入某医院,请你对洪爷爷进行营养饮食评估,写出营养饮食评估计划草案并以电子邮件的形式发给医院的指导老师。完成练习 5

学校练习部分一

练习	姓名： 学号： 班级： 组别：

<table>
<tr><td rowspan="1">练习1</td><td>

雕像法

雕像法是一种表现方法,在"雕塑家"的指导下,静态地表示人的状况。"雕塑家"将参与者分组,确定他们的姿势和面部表情,以此来说明社会关系、感受、思想和态度。在雕塑阶段,不能交谈,在"解冻雕像"后进行分析和反思。

请按以下步骤操作:

1.在你的小组中,确定"雕塑家"以及其他角色的扮演者。

2.站在房间的一个安静的角落里。"雕塑家"一个接一个地"处理"这些人,将他们置于一个地方,"塑造"他们的姿势并"调整"他们的面部表情。参与者不允许说话,但可以通过某种面部表情来表达情绪。

3.当框架准备好时,人们在相应的框架中停留约 1 min("冻结")。然后"雕塑家"用手机拍下"雕像"的照片。

4."解冻雕像"并进行分析。首先,给"雕像"命名,如"绝望中的女学生"或"老年病学中的混乱"(请学生列举其他例子)。

5.绘制"雕像"的草图。

6.每个学生在解冻阶段将自己的想法和感受写入圆圈中,再次将自己置身于自己的角色中。

7.在全体会议上讨论你所扮演的"雕像"。分析和反思存在的差异和相似之处。

雕像法的分析和反思:

(1)按照相关材料中的描述构建雕像。

(2)在横幅中绘制雕像的草图,并在下面写下名称。

(3)填写气泡。

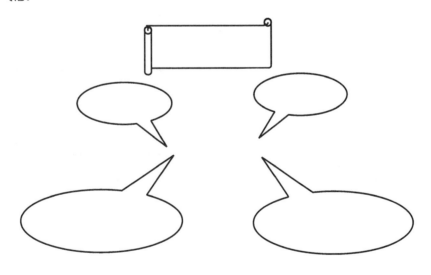

(4)描述四位老年人的情况。

(5)分析三位老年人出现进食问题的原因写在题板上汇报。

(6)评估四位老年人行动能力。

(7)评估四位老年人的认知。
</td></tr>
<tr><td>练习2</td><td>

1.1床的李奶奶的认知障碍如何?

2.2床的张奶奶的认知障碍如何?

3.3床的孙奶奶的认知障碍如何?

4.三位奶奶是否患老年痴呆症?说明理由。
</td></tr>
</table>

内容	李奶奶	张奶奶	孙奶奶
营养程度			
饮食能力			

练习3

练习4　1.如果三位奶奶的表现都是认知障碍(老年痴呆症),你该如何安排喂饭顺序?说明理由。
2.你将如何对待202房间的宋奶奶?

练习5　住院的洪爷爷的营养饮食评估计划草案。

洼田吞咽能力评定法

分级	评估内容
1级	任何条件下均有吞咽困难或不能吞咽
2级	3个条件均具备,误吸减少
3级	具备2个条件,误吸减少
4级	选择适当食物,基本上无误吸
5级	注意进食方法和时间,基本上无误吸
6级	吞咽正常

评价:
(1)无效:护理前后无变化
(2)有效:吞咽障碍明显改善,吞咽分级提高1级
(3)显效:吞咽障碍缓解2级,或接近正常

学校教学领域二

痴呆老年人的饮食护理

学习领域	根据老年人的个人情况和情境特点开展护理工作	所需学时:____学时
学习情境	"混乱的午餐"——养老院老年人的饮食护理	所需学时:____学时

根据教学大纲应获得的能力
1.学生能编写老年人的饮水护理计划
2.学生能编写老年人的饮食护理计划
3.学生能协助指导老师为老年人提供进食照护(关爱老年人、团结互助)
4.学生能反思在策划和实施活动内容时存在的问题

养老院老年人的饮食护理的教学内容

职业行动情境
　　养老院实习生小安,讲述她在协助老年人进食午餐时发生的一幕:"指导老师让我协助老年人进食,我推开201房间的门一看,1床的李奶奶正用手抓饭,不仅把嘴里塞得满满的,而且满脸饭粒;2床的张奶奶躺在床上大叫,用手指着我说:'不喂我饭,还偷我的钱,滚开!'3床的孙奶奶坐在床头边看着饭发呆,我走过去问孙奶奶,她不说话,原来菜汤碗掉在地上,孙奶奶的裤腿湿了,我以为菜汤撒在裤子上了,仔细一看是孙奶奶尿裤子了。202房间的宋奶奶坐着轮椅来凑热闹,嘲笑她们三个人。一时间,我不知所措。"

项目	作业
组织/导向	1.选择护理对象（老年人）进行饮食护理 要求： (1)复习 (2)问题导向（雕塑播放回顾） (3)联想，完成练习1 **联想** (4)为张奶奶进行饮食护理
了解相关背景信息	2.为张奶奶进行饮食护理，阅读相关材料 要求： (1)小组讨论 (2)回答问题，完成练习2 **阅读材料**　　检索 文章筛选 研读文章 **检索文献**
计划	3.为张奶奶进行饮食护理（角色扮演） 要求： (1)分工明确 (2)选择合适的场地

Note

决定	4.编写一个为张奶奶进行饮食护理的剧本 (1)给张奶奶喂水,完成练习3 要求: ①用物准备 ②尊重老年人(考虑隐私) ③安全防护 ④记录 (2)协助老年人进食,完成练习4 要求: ①用物准备(根据老年人的营养需要准备食品) ②尊重老年人(考虑隐私) ③安全防护 ④沟通(考虑心理问题) ⑤记录
执行/展示	5.练习 要求: (1)小组认真练习(操作技术) 协助老年人进食　　　　　观察老年人进食后情况 (2)团队合作、尊重 6.表演 要求: (1)每个小组抽一名同学表演并录视频 (2)其他人观看并记录
监督	7.以抽签的方式监督其他小组的活动(保密,向其他小组学习) 注意: (1)观察监督其他小组的情况(分工、用物准备、练习情况) (2)记录并借鉴到自己小组的作品设计中 (3)考虑是否与老年人饮食需求特点相关 (4)考虑食品的选择是否符合老年人的要求

续表

评价/反思	8.评价 要求： (1)小组互评,考虑相互之间的关系,不能相互指责 (2)小组自评,反思角色扮演的学生是否会运用评估方法找出存在的问题 (3)教师点评,提出问题并指导 (4)小组互评,教师点评 (5)学生反思,教师反思 (6)知识竞赛(抢答题,手机学习通) 9.反思:吞咽功能较好的老年人是否还需减慢进食速度(学习通回答) 10.其他同学课后自己练习,录视频,发给教师
系统化	11.案例 　　78岁的孟奶奶,1个月前因脑梗死住院治疗,急性期过后回家,由老伴张爷爷护理照顾。孟奶奶现在右侧肢体行动不便,喝水有时还有呛咳现象。请你设计老年人家庭饮食护理计划。参考相关材料,完成练习5

学校练习部分二

练习	姓名：　　　　学号：　　　　班级：　　　　组别
练习1	讨论结果 对201房间的三位老年人的评估结果进行分析发现: 1床的李奶奶不需他人协助其进食,但需限制她进食的量 2床的张奶奶的认知障碍严重,但吞咽能力可以,需要别人喂饭 3床的孙奶奶反应慢,吞咽功能良好,手脚不灵便 最后经小组讨论决定先给2床的张奶奶进行饮食护理
练习2	1.老年人进食体位是什么? 2.老年人进食体位的种类是什么? 3.老年人进食体位摆放的目的是什么? 4.协助老年人进食的步骤流程图是什么? 5.协助老年人进食的注意事项是什么? 6.协助老年人进食的风险因素有哪些? 7.如何防范协助老个人进食的风险因素? 8.协助老年人进食的观察要点有哪些? 9.如何解决老年人的心理问题?
练习3	给张奶奶喂水的护理计划的主要内容。
练习4	为张奶奶提供饮食护理的主要内容。
练习5	为孟奶奶设计家庭饮食护理计划。

企业工作领域

实施老年人饮食安全的护理

企业名称 /类别	×××社区			负责人	
	养老院		实习时间		
指导老师 /职业	于××				
学生/ 培训生	安××				
小组					
学习领域	根据老年人的个人情况和情境特点开展护理工作		所需学时：____学时		
学习情境	"混乱的午餐"——社区老年人营养调查与评价		所需时间：____学时		

根据教学大纲应获得的能力

1.学生能观察指导老师对老年人的营养评估

2.学生能熟悉评估工具

3.学生能浏览老年人的饮食评估档案

4.学生能协助指导老师给一位老年人进行评估

5.学生能协助指导老师给老年人进水

6.学生能协助指导老师给老年人进食

流程	作业	
	独立完成	指导老师帮助
	绘制老年人评估记录表	学生在指导老师的指导下阅读养老院特殊老年人1个月营养饮食评估记录,完成练习1 (1)记录考虑老年人的隐私,老年人的权益 (2)遵守规章制度
观察	观察指导老师给老年人评估 **观察指导老师对老年人的饮食护理**	学生在指导老师的指导下摆放老年人的进食体位 **安置卧位**

续表

交流/操作		观察指导老师给老年人进食护理	1.在指导老师的指导下对特殊老年人进行进食护理并记录,完成练习2 2.学生观察指导老师为特殊老年人实施的护理操作技术(鼻饲)并比较与医院护士操作的异同点,完成练习3
实施		为老年人评估准备用物并通知指导老年人,帮助老年人完成	在指导老师的帮助下完成对老年人的问卷,完成练习4 注意:语音,态度,语速(考虑老年人的听力),内容健康(考虑隐私)
评价	自己	给老年人进水、进食提供帮助,如准备用物,洗手,摆放体位等,记录,完成练习5(没有固定的模式,同学自己发挥)	反思实践过程中遇到的问题及在解决问题时运用了哪些方法?写一份实习日志,完成练习6
	小组	组间互评,小组自评 合理的建议,优点、缺点	
	指导老师	根据企业的考核标准给学生评分,写评语	
系统化		1.与患者进行交谈,并阅读其病历,如果有必要也可以向医生了解相应的病情,与指导老师一起挑选一位患者,对其饮食情况进行调查。指导老师将会观察你的行为,并给予反馈 2.为临终老年人制订进水、进食护理计划 3.谈谈饮食的意义	

企业练习部分

企业名称:

练习	姓名: 学号: 班级: 组别: 老年人姓名: 年龄: 子女情况:
练习1	养老院特殊老年人1个月营养饮食评估情况表
练习2	养老院特殊老年人1个月进食护理记录
练习3	比较指导老师为特殊老年人实施的护理操作技术(鼻饲)与医院护士操作的异同点
练习4	1.给老年人评估的时间。 2.评估室准备。 3.老年人评估应准备哪些物品? 4.应为老年人提供哪些心理支持?

练习3表格:

老年人姓名:				
机构	相同	不同	建议	注意
医院				
养老院				

Note

练习5	1.记录老年人进食的情况,要点如下。 (1)食物; (2)工具; (3)老年人的摆放体位; (4)安全措施; (5)进食时间; (6)速度。 2.如何缓解老年人狂躁的情绪? 3.观察老年人进食后的反应。

"混乱的午餐"小安的感受

实习日志: 学生姓名:

	感受	
项目	学校	企业
相同点		
不同点		
总结		
指导老师评价		

练习6位于上表左侧。

（苏　晗）

任务2:痛风、骨折老年人的营养饮食护理

职业行动情境

养老院的蔡爷爷酷爱吃海鲜,听蔡爷爷讲他从小就住在海边,离开海鲜就吃不下饭。近期蔡爷爷走路一瘸一拐,脚肿得很严重,蔡爷爷的痛风病发作了。医生给他开了药,让他卧床休息,绝对限制海产品的摄入,蔡爷爷的心情很糟糕。一天蔡爷爷下床时摔倒了,造成了左臂肘关节擦伤,左上臂骨折。目前进行了小夹板固定,实习生小艾给蔡爷爷送的饭菜都被他拒绝了,看着蔡爷爷的样子小艾很纠结。

◎ 行动情境任务

痛风老年人的营养饮食护理。

· 行动情境任务的导入

痛风(gout)是长期嘌呤代谢紊乱和(或)尿酸排泄障碍所致一组异质性疾病,与高尿酸血症直接相关,由单钠尿酸盐(MSU)沉积所致的晶体相关性关节病,是现代人常见的一种慢性疾病。其临床表现为高尿酸血症、急性关节炎、痛风石、慢性关节炎、关节畸形、慢性间质性肾炎和尿酸性尿路结石。痛风在临床上分为原发性痛风和继发性痛风:前者多由先天性嘌呤代谢异常所致,肥胖、糖尿病、原发性高血压、冠心病、动脉硬化常多伴发痛风;后者是由某些系统性疾病(如慢性肾脏病、血液病、内分泌系统疾病等)或者药物引起。痛风的急性关节炎发作与高嘌呤膳食有直接关系。

· 行动情境任务的分析

蔡爷爷的痛风可能与长期食用海产品有关,临床上痛风多见于中老年人,男性占95%以上,女性多

见于绝经期后。蔡爷爷在痛风的急性发作期,需要绝对的卧床休息,限制高嘌呤食物(如海产品等)的摄入。蔡爷爷年岁已高,从小吃海鲜长大的,养成了不良的饮食习惯,但对于蔡爷爷这样的老年人,改变他的饮食习惯,是一件非常困难的事,采取何种方法和手段是老年护理工作的难点。

学校教学领域

学习领域	根据老年人的个人情况和情境特点开展护理工作	所需学时:＿＿学时
学习情境	痛风老年人的营养护理	所需学时:＿＿学时

根据教学大纲应获得的能力
1.学生能根据观察以及已经掌握的老年人痛风原因、症状和疗法,为患有痛风的老年人制订营养饮食护理计划
2.学生能建议痛风老年人改变他们的饮食习惯

"痛风老年人的护理"的教学内容
痛风老年人的护理

职业行动情境
养老院的蔡爷爷酷爱吃海鲜,听蔡爷爷讲他从小就住在海边,离开海鲜就吃不下饭。近期蔡爷爷走路一瘸一拐,脚肿得很严重,蔡爷爷的痛风病发作了。医生给他开了药,让他卧床休息,绝对限制海产品的摄入,蔡爷爷的心情很糟糕。一天蔡爷爷下床时摔倒了,造成了左臂肘关节擦伤,左上臂骨折。目前进行了小夹板固定,实习生小艾给蔡爷爷送的饭菜都被他拒绝了,看着蔡爷爷的样子小艾很纠结。

项目	作业
组织/导向	1.引导学生体验练习 要求: (1)穿老年体验服 (2)脚踝关节受限的体验 (3)肘关节受限的体验 (4)完成练习1 2.阅读关于职业行动情境的内容,之后为全班同学解释不懂的概念。以"耳语二人小组"的方式思考以下问题 要求: (1)谈谈情境里蔡爷爷有什么想法和感受 (2)谈谈情境里实习生小艾有什么想法和感受 (3)完成练习2 3.进行手臂打夹板的体验 要求: 与同学相互把对方的一条胳膊绑住来模仿蔡爷爷的骨折,然后以这种方式去食堂吃饭。之后思考以下问题 (1)谈谈自己在行动不便时吃饭有什么感受 (2)试想蔡爷爷在行动不便时吃饭有什么感受 4.请同学们品尝食物 要求: (1)联想蔡爷爷吃不喜欢吃的食物的感受 (2)完成练习3

Note

了解相关背景信息	5.痛风老年人的饮食护理 要求： (1)独自阅读教科书中关于老年人痛风疾病的相关内容材料,请以小组形式绘制老年饮食营养特点的思维导图 (2)以小组形式在网上搜索痛风的饮食特点,绘制学习海报,写下定义、症状、原因、治疗、饮食的营养重点以及骨质疏松的预防 (3)完成练习4 6.分析老年人痛风的原因 要求： (1)通过案例,找到老年人不喜欢其他食物的原因和导致痛风的饮食方面的因素 (2)阅读文章、通过网络查阅资料明确老年人饮食护理的重要性
计划	7.写出对上肢骨折老年人的饮食建议(考虑痛风) 要求： (1)以小组形式在网上找到对老年人进行饮食建议的过程,并记录 (2)与另外几组进行讨论,并找到更多的饮食建议方法,然后共同选出三种方法 (3)把这些方法都写到卡片上,将卡片贴到黑板上,然后选出重要的五种方法。完成练习4 (4)分组活动,进行讨论,做思维导图,确定蔡爷爷的饮食护理问题和方案,进行展示
决定	8.为蔡爷爷设计饮食方案 要求： (1)为蔡爷爷设计饮食方案,并考虑他的身体及经济状况 (2)设计蔡爷爷的具体膳食搭配、膳食软硬、膳食烹调的方法;对蔡爷爷进行饮食护理的方法,随机抽取两个小组进行汇报 9.角色扮演 讨论剧本并编写(运用上述的治疗膳食方案)
执行/展示	10.表演 要求： (1)请小组就为蔡爷爷提供饮食建议这一场景进行角色扮演,并用抽签的方式选出两组在全班面前展示 (2)蔡爷爷进食前后需要哪些评估、确认哪些问题 (3)其他同学按老师给的评估点进行观察 (4)完成练习5
监督	11.通过完成观察任务来评价饮食建议,然后对角色扮演进行评估
评价/反思	12.许多人都不愿意遵循饮食建议,尽管他们知道,这样做的后果会加重他们的病情。请就"每个人都有不健康生活的权利"进行正反方辩论
系统化	13.请以小组为单位,对便秘疾病提出主要的饮食建议 请将这些建议绘制成海报,并向全班展示,同时就海报内容设计问答题,将其作为学习成果考核的方式。完成练习6

学校练习部分

练习	姓名： 学号： 班级： 组别：
练习1	1.脚踝关节受限的体验。 2.肘关节受限的体验。
练习2	1.谈谈情境里蔡爷爷的想法和感受。 2.谈谈情境里实习生小艾的想法和感受。
练习3	1.谈谈自己在行动不便时吃饭有什么感受。 2.试想蔡爷爷在行动不便时吃饭有什么感受。 3.痛风饮食方面的因素。 4.明确老年人饮食对痛风护理的重要性。
练习4	将在网上查找的资料、全班讨论结果写在卡片上并贴到黑板上,然后选出重要的五种方法。
练习5	对蔡爷爷提出饮食方案。
练习6	对便秘老年人的食疗方案提出建议。

问卷　老年人(中医)饮食方式问卷调查表

1.您的性别

□男　　　　　　　　□女

2.您的年龄段

□60～65 岁　　□66～70 岁　　□71～75 岁　　□76～80 岁

3.您目前的身体状况

□非常健康　　　　□健康　　　　□亚健康　　　　□疾病状态

4.您患过哪些较为严重的疾病

□高血压、高血脂　□冠心病　　　　□脑血管疾病　　□其他

5.您是否会定期去医院进行健康体检

□是　　　　　　　　□否

6.您的胃口怎么样

□非常好　　　　　□不好　　　　□一般　　　　□差不多

7.您的饮食口味倾向于

□清淡　　　　　　□偏甜　　　　□偏咸　　　　□偏油腻

8.您平常有什么注意的饮食习惯

□坐着吃饭　　　　□饭后喝汤　　□爱吃凉的食物　□少食多餐

9.您知道哪些易造成老年人高发病的饮食习惯

□多食盐渍、腌晒、烟熏食品　　　　□高脂肪、高胆固醇饮食

□长期大量食用甜食　　　　　　　　□其他

10.您食用水果的频率

□每日都吃　　　□2～3 天吃一次　□4～6 天吃一次　□1 周以上吃一次

11.您每日食用水果的时间

□两餐之间　　　□餐后即食　　　□餐前吃　　　　□很少吃或不吃

12.您最常食用的水果种类

□温热性水果,如樱桃、石榴、荔枝、金橘
□凉性水果,如西瓜、梨、草莓、猕猴桃等
□中性水果,如苹果、葡萄、菠萝、柳橙等
□其他

13.您吃粗粮食品的次数

□天天吃　　　　　□每周三次以上　　□每周两次以下　　□基本不吃

14.您每日新鲜蔬菜的食用量是多少

□300 g 以上　　　□200～300 g　　　□100～200 g　　　□100 g 以下

15.您日常做菜常用的烹调方法是什么

□凉拌、清蒸　　　□快炒　　　　　　□煮、炖　　　　　□油炸

16.您平常喝茶吗

□经常喝茶　　　　□偶尔　　　　　　□从不喝茶

17.您平时抽烟、喝酒吗

□只抽烟不喝酒　　□只喝酒不抽烟　　□既抽烟也喝酒　　□既不抽烟也不喝酒

18.对于如今的饮食情况您是否感到满意

□满意　　　　　　□比较满意　　　　□一般　　　　　　□不满意

19.您在日常生活中是否关注饮食养生

□非常关注　　　　□比较关注　　　　□很少关注　　　　□不关注

20.您对经常食用的食物的性味了解吗

□非常了解　　　　□比较了解　　　　□了解较少　　　　□不了解

21.您对中医四季饮食养生要点了解吗

□非常了解　　　　□比较了解　　　　□了解较少　　　　□不了解

22.您了解一些饮食配伍禁忌吗

□非常了解　　　　□比较了解　　　　□了解较少　　　　□不了解

23.您希望得到哪方面的饮食指导

□营养配餐　　　　□膳食搭配　　　　□疾病营养　　　　□烹调方法与营养健康

（崔　丽）

附

盘锦市××康养中心食谱

日期	种类					
	早餐		午餐		晚餐	
	主食	副食	主食	副食	主食	副食
3号	小米粥 馒头 豆浆	煮鸡蛋 香油杏鲍菇 肉炒芥菜丝 什锦黄瓜	米饭 馒头 小碴粥	红烧鸭肉 冬瓜炖粉 西葫芦炒鸡蛋 拌菜笋 梨	米饭 馒头 小碴粥	小白菜鸡蛋 热汤手擀面
4号	黑米粥 馒头 牛奶	茶香鸡蛋 五仁酱丁 盒豆腐 拌黄瓜块	米饭 馒头 小碴粥	鸡腿炖土豆 油菜扒香菇 家炖豆腐 花生米脆芹菜 大枣	米饭 馒头 小碴粥	素炒西蓝花 土豆片炒青椒

日期	种类					
	早餐		午餐		晚餐	
	主食	副食	主食	副食	主食	副食
5 号	小碴粥 馒头 豆浆	煮鸡蛋 海带丝 蒜香茄子 红油酱八宝	花卷 米饭 小碴粥	鱼香肉丝 白菜炖冻豆腐 西红柿鸡蛋 香菜拌腐竹 香蕉	米饭 馒头 小碴粥	洋葱炒鸡蛋 南瓜炖土豆
6 号	红豆粥 馒头 牛奶	咸鸭蛋 红方 辣花萝卜 香辣银耳	米饭 馒头 小碴粥	家炖鲤鱼 肉炒茄子丝 鲜蘑炒肉 凉拌黄瓜块 皇冠梨	米饭 馒头 小碴粥	菠菜炖粉条 干豆腐尖椒
7 号	燕麦粥 馒头 豆浆	煮鸡蛋 熏豆卷 满口香菜 蒜香茄子	米饭 馒头 小碴粥	鲅鱼炖豆 娃娃菜炖山药 土豆炖豆角 香辣榨菜丝 南国梨	米饭 馒头 米粥	白菜丝木耳 鸡心榨菜丝
8 号	八宝粥 米粥 牛奶	五香鸡蛋 香油绿豆芽 拌腐竹 香辣榨菜	米饭 大米粥 小碴粥	素馅大饺子 黄瓜紫菜鸡蛋汤 橘子	米饭 馒头 小碴粥	酸菜炖冻豆腐 蒜薹炒肉
9 号	绿豆粥 馒头 豆浆	煮鸡蛋 红油八宝 香辣豆丝 腌脆芹菜	米饭 馒头 小碴粥	炸鸡排 蒜蓉茼蒿 虾皮萝卜汤 拌土豆丝 葡萄	米饭 馒头 小碴粥	尖椒土豆丝 木须肉

（苏　晗　杨　丽）

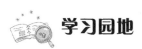

学习园地

材料 22　老年人的饮水护理

一、老年人饮水的意义

水是生命之源,是维持生命的最重要的物质基础,为人体生长发育、组织修复和维持生理功能提供必需的物质基础。老年人因消化器官功能的减退,活动量减少,对喝水的需求不太明显。另外老年人腿脚不太灵活,行动不便,认为喝水多麻烦,经常有尿频、尿急的现象,还有的老年人有尿失禁的现象,因此老年人对喝水的愿望不强烈,导致了机体老化严重。

二、老年人饮水的目的

老年人饮水是为了维持机体组织细胞的新陈代谢,促进血液循环,补充电解质,可提高机体的免疫力,补充水分,保持皮肤弹性,维持机体的平衡。人不吃食物仅喝水仍可存活数周,但如果不喝水,5～10天便可危及生命。老年人多饮水才能促进身心健康。

三、老年人饮水的种类

日常饮用水分为三种,分别为纯净水、矿泉水、自来水,除了日常饮用水以外还有其他类型的水可供人们饮用,同时也能补充人体需要的水分,但老年人还是以饮饮用水为宜。

1. 白开水　白开水对中老年人来说是首选,不仅能稀释血液、降低血液黏稠度、促进血液循环、降低血栓危险、预防心脑血管疾病,还能使老年人保持健康,充满活力。

2. 豆浆　豆浆长期饮用可强身健体,可以补充植物性蛋白质,能促进胃的消化和吸收。豆浆有健脑功效,是老年人比较喜欢的饮品之一。

3. 酸奶　酸奶易被人体消化和吸收,能促进胃液分泌,增强消化功能,具有补钙作用。因此老年人宜喝酸奶。

4. 红葡萄酒　红葡萄酒含有糖、氨基酸、醇类、酚类、有机酸、无机盐、维生素、矿物质等营养物质,对人体发育有益。红葡萄酒有降低血脂、促进消化、养气活血、抗氧化、抗老化、防病、利尿、助消化等作用。

5. 鲜榨果汁　老年人喝适量果汁可以助消化、润肠道,补充膳食中营养成分的不足,补充维生素,预防维生素 C 缺乏病,预防尿路感染等。

6. 绿茶　绿茶中含有茶多酚、儿茶素、叶绿素、氨基酸、维生素等营养成分,具有延缓衰老,预防心血管疾病和醒脑提神的作用。

知识链接

老年人饮水不当是引起心脑血管疾病的原因之一

吴先生 62 岁,某公司部门经理。每天早上八点起床,不喝水更不吃早餐,开车去公司上班,上午批阅文件,在电脑前度过,中午吃工作餐或宴请客户,下午又在办公室忙于工作,整天来不及喝水。有时晚上加班或去酒吧、烧烤店喝酒,渴急了就一口气喝一大杯酒或一大瓶水。吴先生最近的体检显示:血压高、胆固醇高、血液黏稠度高、动脉粥样硬化等。老年人日间多饮水,有利于身体健康,特别是对心脑血管具有保护作用。像吴先生只有口渴了才大量喝水,这也会对心脏造成负担,因此,老年人饮水不当是影响心脑血管疾病的原因之一。

四、协助老年人进水的流程

工作准备→交流沟通→摆放体位→协助进水→观察整理。

(1)工作准备:护理人员服装整洁,携带记录单、笔。

(2)沟通:询问了解老年人以往进食、进水的习惯、饮用的种类及量,本次进食、进水情况。对于听力有障碍的老年人,护理人员可采用提示性语言或文字进行交流。

(3)协助老年人进水。

(4)摆放老年人进水体位,(参考老年人进食)根据需要提供辅助。

(5)观察老年人的进水速度。

(6)进水情况:老年人进水的种类、近期有无明显进水量改变、进水习惯改变等。

(7)进水过程中有无吞咽困难、误吸、呛咳、呕吐等现象。

(8)记录:记录所观察内容,并标明日期、时间,签全名。每月小结,从中发现问题及时告知医护人员或家属。

(9)注意事项。

①进水前了解老年人进食习惯,便于对比,发现异常情况。

②保护措施到位,动作轻柔,以防跌倒、坠床。

③提供心理支持。

④注意水温,确保安全,防止烫伤。

⑤控制速度,以防呛咳。

⑥记录应详细、准确,有利于准确判断老年人身体状况。

五、协助老年人进水

案例:胡爷爷,1个月前因摔倒导致腰部骨折,手术后医生要求其严格卧床休息。胡爷爷意识清醒,但语言尚未恢复,有多年的高血压病史。手术后,胡爷爷便回养老院康复。胡爷爷由于卧床,不能自理,情绪不好,有时会发脾气,不爱喝水。照护员小张发现胡爷爷嘴唇干裂,有进水需求,但胡爷爷因为怕麻烦,不习惯在床上大小便,坚持不喝水。

任务:照护员小张协助胡爷爷进水。

1.目标

(1)解决胡爷爷口渴问题。

(2)解决胡爷爷心理问题。

(3)胡爷爷进水过程顺利,未出现呛咳等现象。

2.评估

(1)环境评估:环境整洁,进水前 30 min 不能打扫房间,温湿度适宜,房间光线充足、无异味,适合操作。

(2)老年人评估:病情、吞咽反射情况。

3.准备

(1)照护员准备:衣帽整洁、洗净双手(七步洗手法)。第一步:洗手掌,水洗,涂抹洗手液,掌心相对,手指并拢相互揉搓。第二步:洗背侧指缝,手心对手背沿指缝相互揉搓,双手交换进行。第三步:洗掌侧指缝,掌心相对,双手交叉沿指缝相互揉搓。第四步:洗指背,弯曲各手指关节,半握拳把一手指背放在另一个手掌心旋转揉搓,双手交换进行。第五步:洗拇指,一只手握另一只手大拇指旋转揉搓,双手交换进行。第六步:洗指尖,弯曲各手指关节,把指尖合拢在另一个手掌心旋转揉搓,双手交换进行。第七步:洗手腕,一只手握住另一只手的手腕转动搓洗,双手交换进行。每一步要做三遍待干。

(2)用物准备:温开水 1 杯(2/3 满)、小围巾 1 条、温湿毛巾 1 条、吸管(汤匙)、擦嘴的纸巾、润唇膏、弯盘、治疗车、记录单等。

(3)老年人准备:观察老年人有无其他需要,安置体位,洗净双手。

4.实施:情境训练

照护员:胡爷爷您好,我是您的照护员小张,看您嘴唇干裂,您大概口渴了。一会我要帮助您喝点水,好吗?

胡爷爷点头后又摇头。

照护员:胡爷爷您是不是有些顾虑,怕水喝多了,尿多,麻烦他人?

胡爷爷点头。

照护员:胡爷爷不要怕,我来帮助您,我不会嫌麻烦的,想上厕所随时叫我。胡爷爷咱喝点水好吗?您的嘴唇干裂,不喝水对您的健康有很大的影响啊,我一点都不怕麻烦,如果您的亲孙女回来看到您不喝水,嘴都干裂了,她有多心痛啊,如果您好好喝水,配合我们照顾您,再加上康复训练,您很快就能好起来的,(拍拍胡爷爷的肩膀)您不要紧张,配合我好吗?

胡爷爷点头。

照护员:胡爷爷请张开嘴,让我检查一下您的吞咽功能,把这一滴水咽下去好吗?好,胡爷爷您做得真好。(经评估胡爷爷可以自主咽水,胡爷爷的吞咽功能较好,可以自主进水。)您想大小便吗?胡爷爷您还有其他需要吗?

胡爷爷点头。

照护员拉上床挡,摇高床头,使其与水平面成30°~45°角。

照护员一边摇床头,一边观察胡爷爷:胡爷爷感觉咋样,头晕吗?(速度要慢)胡爷爷这样可以吗?

胡爷爷点头。

照护员给胡爷爷戴上小围巾:为了防止水溅到您的衣服上,我给您戴上小围巾,好吗?

胡爷爷点头。

照护员用手臂内侧试水温(水的温度在38~40 ℃):胡爷爷请用吸管吸一口水,一定慢慢地咽下。(等胡爷爷咽下去再让其吸下一口,连续把杯里的水吸完)胡爷爷好棒啊!胡爷爷感觉咋样?

胡爷爷点头。

照护员用纸巾擦拭胡爷爷嘴角的水,再涂上护唇膏:胡爷爷舒服吗?

胡爷爷点头。

照护员观察胡爷爷的情况:胡爷爷这次我们就喝这些水好吗?等您口渴了再叫我,再喝水。

胡爷爷点头。

照护员:胡爷爷由于您刚喝完水,不能直接躺下,可能会反流的,这样会很不舒服。咱先保持这样的体位,30 min后,我再扶您躺下,您先休息一下好吗?我整理一下用物,胡爷爷您还有其他需要请叫我。

胡爷爷点头。

照护员:胡爷爷一会见!

照护员整理用物。洗手,摘下口罩,记录姓名、进水时间、进水量。

30 min后,照护员:胡爷爷您已经坐累了吧,咱躺下好吗?

胡爷爷点头。

照护员慢慢地摇下床头:胡爷爷有没有不舒服?您头晕吗?

胡爷爷摇头。

照护员帮助胡爷爷恢复平卧位,给胡爷爷盖好被:胡爷爷您觉得舒服吗?

胡爷爷点头。

照护员:胡爷爷您还有其他需求吗?您要上厕所吗?

胡爷爷摇头。

照护员:胡爷爷您休息吧,按铃就放在您的枕旁,有事请叫我,胡爷爷再见!

5. 老年人进水观察

(1)进水的总量:老年人每日进水量为2000~2500 mL(除去食物中的水),平均以1500 mL左右为宜。

(2)进水的温度:老年人进水的温度以温热不烫嘴为宜,不宜过凉或过热。

(3)进水的时间:根据老年人自身的情况指导其日间摄取足够的水分,晚上7时后应控制进水,少饮用咖啡和茶水,以免夜尿增多影响睡眠。

6. 识别异常情况并报告

进水过程中注意观察老年人有无呛咳现象发生,如发生应停止进水,休息片刻再继续进水。当出现误吸同时伴有呼吸困难、面色苍白或发绀等情况,应立即停止进水并及时报告上级养老照护员,积极进行相关处理。

7. 注意事项

(1)开水晾温后再递交到老年人手中或喂水(先试水温),防止发生烫伤。

(2)操作前拉好床挡,以防老年人跌倒、坠床。

(3)老年人进水后不能立即平卧,以免反流发生呛咳、误吸。

(4)进水速度要慢,以防呛咳。

(5)对不能自理的老年人,每日应分次定时喂水。

(6)水杯中的水不能过满。

(7)操作后要拉上床挡。

(8)记录要准确。

(9)协助坐轮椅的老年人进水时,要刹好闸,系好安全带。

(10)不能坐起的老年人应取卧位,摇高床头,使其与水平面成30°角,使老年人的头偏向一侧。自己能拿水杯的老年人,鼓励其自己喝水或用吸管喝水。

 能力检测

1.下列哪项不是影响老年人多喝水的因素?(　　)

A.老年人消化器官功能的减退

B.运动量减少,对喝水的需求不太明显

C.口渴的现象不多

D.老年人腿脚不太灵活

E.老年人嫌水没味道

2.下列哪项不是老年人饮水的目的?(　　)

A.维持机体组织细胞的新陈代谢

B.促进血液循环,补充电解质,提高机体的免疫力

C.保持皮肤弹性

D.老年痴呆患者总是要水喝

E.维持机体的平衡

3.关于老年人饮水的种类,下列叙述哪项不正确?(　　)

A.纯净水　　　　B.矿泉水　　　　C.自来水　　　　D.饮料　　　　E.输液量

4.协助老年人进水的流程为(　　)。

A.工作准备　　　B.交流沟通　　　C.摆放体位　　　D.协助进水　　　E.以上都是

5.关于协助老年人进水的注意事项,下列哪一项叙述不妥?(　　)

A.进水前了解老年人进食习惯,便于对比,发现异常情况

B.保护措施到位,动作轻柔,以防跌倒、坠床

C.老年人心情不好,强迫老年人喝水

D.注意水温,确保安全,防止烫伤

E.控制速度,以防呛咳

参考答案:

1.E　2.D　3.E　4.E　5.C

(苏　晗)

材料23　协助上肢活动受限老年人进水

老年人由于身体机能进行性退化,心脏、肾脏等器官功能下降,机体各项调节能力降低,容易发生脱水。另外,老年人由于担心尿多、尿频、呛咳等情况不愿喝水,更容易发生缺水或脱水。综上,照护员要关注老年人的进水情况,向老年人解释进水的必要性,督促、鼓励老年人少量、多次进水,以满足机体需要。

一、常见的老年人饮品

常见的老年人饮品内容详见材料22。

知识链接

　　老年人通过摄入适量钙、磷、维生素D等营养素,可以有效预防骨质疏松。成人钙的推荐摄入量是800 mg/d,老年人的推荐摄入量是1000 mg/d。日常应选择富含钙的食物。每天饮用牛奶、酸奶等奶制品。奶和奶制品含钙丰富,一袋240 mL的纯牛奶里含240 mg钙,并且吸收率高,是钙的良好来源。其他含钙高的食物:豆类及其制品(黄豆、赤豆、豆腐、豆腐干等)、虾皮、虾米、海带、紫菜、海鱼、黑芝麻、黑木耳、花生仁等。可以在汤、馄饨里加些虾皮、紫菜,既能调口味,促进食欲,又能增加钙的摄入量。早餐中的小菜可以选择海带丝拌胡萝卜丝,加些香菜和黑芝麻,同样可增加饮食中钙的摄入量。一个良好的饮食习惯会让人更长寿,生活得更健康。

李翠《老年人预防骨质疏松 饮食调理是关键》

二、老年人进水基本要求

1.进水总量　每日进水量为2000～2500 mL,除去饮食中的水,平均以1500 mL左右为宜。

2.进水的时间　根据老年人自身的情况指导其日间摄取足够的水分,但应注意晚上7时后应控制进水,少喝咖啡,以免夜尿增多影响睡眠。

3.进水的方式　正常老年人可自行进水;活动不便的老年人可扶起至半坐卧位,再协助其进水;瘫痪老年人注意避免呛咳。

4.进水的温度　老年人进水的温度宜温热不烫嘴,不宜过凉或过热。

三、识别异常情况并报告

1.目的　协助上肢受限老年人进水。

2.评估

(1)环境:环境清洁、温湿度适宜、光线适中、安静整洁、无异味。

(2)老年人:病情、意识状态、配合程度、吞咽反射情况、有无进水的特殊要求。

3.计划

(1)照护员:服装整洁、修剪指甲、洗净双手。

(2)用物:茶杯/小水壶、1/2～2/3满的温开水(触及杯壁时温热不烫手)、吸管、汤匙及小毛巾。

(3)老年人:协助老年人取坐位或半坐卧位,洗净双手。

4.实施

(1)沟通:照护员向老年人解释操作目的、进水时需要配合的动作等,取得老年人的配合。

(2)摆放体位:协助老年人取安全、舒适、可操作体位(如轮椅坐位、床上坐位、半坐位、侧卧位或平卧位等),面部侧向照护员。

(3)测试水温:将小毛巾围在老年人颌下,前臂试水温(以不烫手为宜)。

(4)协助进水:不能自理的老年人,喂水时可借助吸管;使用汤匙喂水时,以1/2～2/3为宜;见老年人咽下后再喂下一口,不宜太急。

(5)整理用物,将水杯或水壶放回原处。

(6)洗手。

(7)根据老年人病情需要,记录老年人进水次数和进水量。

5.注意事项

(1)开水晾温后再喂水,防止发生烫伤。

(2)对不能自理的老年人每日分次定时喂水。

我国失能老年人的生活需求现状

不同程度功能障碍失能老年人对膳食准备需求率达100%,在晨晚间护理、洗头和会阴擦洗方面的需求率在80%以上。失能老年人在床上擦浴,穿、脱衣服,协助翻身,小便失禁护理,大便失禁护理,喂水喂饭,留置尿管护理和鼻饲护理方面随着功能障碍程度加重需求率逐渐升高。

能力检测

1.老年人每日进水量应以多少左右为宜?(   )

A. 1000 mL   B. 1500 mL   C. 2000 mL   D. 2500 mL

2.协助不能自理的老年人进水时,以下哪项说法是错误的?(   )

A.开水晾温后再喂水   B.见老年人咽下后再喂下一口水

C.上肢活动受限老年人可用吸管进水   D.水必须晾凉后才能喝

3.以下哪种饮品适宜老年人日常饮用?(   )

A.咖啡   B.茶   C.可乐   D.运动饮料

4.为防止夜尿增多影响夜间睡眠质量,老年人晚上(   )时后应避免喝大量水。

A. 5   B. 6   C. 7   D. 8

5.协助上肢活动受限老年人进水前,应协助老年人取何种体位?(   )

A.坐位或半坐卧位   B.仰卧位   C.去枕平卧位   D.头高足低位

参考答案:

1. B   2. D   3. B   4. C   5. A

（王子易）

材料24　老年人饮食护理

一、老年人饮食护理的意义

老年人的饮食护理在老年人的照护中起着重要的作用,随着年龄的增加,老年人身体机能会出现退行性改变,生活自理能力逐渐降低,慢性疾病、残障等使得生活照料成为老年人的重要需求。老年人的营养是老年人生存的基本条件,食物中的营养素包括糖、脂肪、蛋白质、维生素、水和无机盐等。营养素经过机体的消化、吸收才能被利用,保证和促进机体健康营养的主要摄取来源是饮食。饮食方式主要有:①自己食用;②别人帮助;③特殊饮食(鼻饲)。

二、老年人进食的形式

1. 自主进食的老年人　老年人是特殊的群体,根据年龄、身体的状况,通过老年人进食功能的评估后,确定老年人进食的方式。如果老年人的进食功能尚未减退,还是鼓励老年人自主进食,但对于一些行为有一些障碍和认知障碍的老年人,必须协助其进食。对年岁已高,行动不便但认知功能良好的老年人,实施专人管理,协助准备工具,提供安全保护措施,协助体位的摆放,注意卫生清洁,提供良好的心理支持。

2. 需要帮助进食的老年人 进食功能未完全丧失、行动不便、有认知障碍的老年人,由于其身体器官生理功能减退,咀嚼消化能力降低,对食物中的营养物质吸收利用能力差,抵抗力弱,易生病,必须有专人协助或完全靠他人喂食,在饮食照料上除保证食物的色、香、味符合老年人的口味外,同时还应注意进食量和进食速度。帮助老年人摆放良好的进食体位,方便进食。采取保护措施,给予老年人心理支持。注意进食后的观察,保持环境清洁卫生,做好安全措施,避免意外的发生。给予老年人全面周到的饮食照料,是老年人饮食护理的重要基础。

三、老年人膳食的种类

1. 老年人的膳食与成人的膳食有一定的区别 老年人的机体生理功能逐渐衰退,对食物的质量要求有所提高,营养需求加大。消化器官、感觉器官发生改变,导致老年人对食物的温度、食物的软硬程度、食物的味道、食物的色泽都有很高的要求。老年人的食物选择以及加工应以食品安全为主。

2. 老年人膳食的种类 包括基本膳食、治疗膳食和试验膳食三种。基本膳食又分为普通膳食、软质膳食、半流质膳食、流质膳食。

不论是哪种膳食都应符合老年人的营养需求、饮食习惯和遵循老年人的生理功能的要求。

(1)普通膳食:适用于不需要特殊膳食的老年人。老年人可根据自己的喜好,选择容易消化、可口、营养素均衡的食物,如豆类、鱼类、蛋类、奶类、海产品类、蔬菜和水果等。花样要翻新,粗细搭配,多食杂粮。

(2)软质膳食:由于消化器官的改变,老年人出现牙齿脱落现象,胃的蠕动减慢,胃酸的分泌减少,出现消化不良及便秘等胃肠道症状,老年人咀嚼能力变差和吞咽大块食物能力变弱,可将普通膳食加工剁碎或用粉碎机进行打碎后食用。

老年人的膳食要粗细搭配,多食杂粮,保持营养素平衡和营养素之间比例均衡,运用适合老年人的科学合理的膳食结构。要求加工的食物要热、烂等。

(3)半流质膳食:适用于咀嚼能力较差和吞咽困难的老年人。如年龄偏大的老年人或长期卧床的老年人。食物呈半流质状态,如面条、米粥、馄饨、蛋羹等。这类膳食无刺激性,纤维素含量少且营养丰富。

(4)流质膳食:适用于进食困难或采用鼻饲喂食的老年人,如手术后不能自主进食的老年人或临终的老年人等。食物呈流质状态,如奶类、豆浆、米汤、果汁、菜汁等。此种膳食因所含热量及营养素不足,故不能长期食用。

(5)治疗膳食:治疗膳食是在基本膳食的基础上,根据病情需要,适当调整总热量和某些营养素以达到辅助治疗目的的一类膳食,包括高热量膳食、高蛋白质膳食、低蛋白质膳食、低脂肪膳食、低胆固醇膳食、低盐膳食、无盐低钠膳食、高膳食纤维膳食、少渣膳食及要素膳食等。

(6)试验膳食:也称为诊断膳食,是指在特定时间内通过调整膳食的内容协助疾病的诊断和提高实验室检查的正确性的一类膳食,包括潜血试验膳食、胆囊造影试验膳食、肌酐试验膳食、尿浓缩功能试验膳食等。

四、老年人营养的种类及饮食结构

老年人的营养是维持老年人机体代谢、生命延续、健康的重要物质基础。食物可提供人体所需的营养物质,维持生理功能,提供必需的营养素和热能。老年人口的增加是社会进步与发展的表现。但是,随着老年人口的增加,如何加强保健,以使老年人健康又长寿,已是当前医疗保健、社会科学等方面的重要课题。饮食营养作为人类健康生存的重要条件之一,其合理化对维持人体健康和疾病康复有重要的作用。

老年人由于基础代谢率比青壮年人群低 10％～15％，再加上老年人体力活动减少，所以能量消耗也少，因而热量供应也要适当降低。从 50 岁起，每增加 10 岁热量供应大约需要降低 10％。老年人的能量供给应以维持标准体重为宜，增重不要超过 5 kg。

1. 合理控制饮食总热量 首先，老年人的饮食营养要合理，荤素、粗细、干稀搭配符合卫生要求，老年人的全天热量应供给约 3000 kcal。蛋白质、脂肪、碳水化合物比例适当，三者的热量占比分别是 10％～15％、20％～25％、60％～70％。其次，老年人饮食热量的供给量是否合适，可通过观察体重变化来衡量。

2. 体重的改变和热量供应的关系 一般可用下列公式粗略计算：

男性老年人体重标准值(kg)＝[身高(cm)－100]×0.9

女性老年人体重标准值(kg)＝[身高(cm)－105]×0.92

当体重在标准±5％内，说明热量供给合适；超过 10％，说明热量供给过量；低于 10％，说明热量供给不足。

3. 饮食结构原则

(1)老年人每日应该多食谷类的食物，合理搭配，品种繁多，花样翻新。减少摄入单糖及双糖的食物，放宽对主食类食物的限制。单糖和双糖在肠道不需要消化酶，可被直接吸收入血液，使血糖迅速升高，且过多摄入含单糖和双糖类食物，可使体内三酰甘油合成增多并使血脂升高，其中最常见的双糖是蔗糖，广泛应用于点心、面包、饼干、水果罐头、软饮料，因此，应减少此类食物的摄入量。

(2)限制脂肪摄入量：脂肪含量高的食物有猪油、牛油、奶油等，摄入过多可致高血脂、动脉硬化，故应控制其摄入量。

(3)食用优质蛋白：老年人的体内分解代谢增加，因此需要多吃一些含有丰富蛋白质的食物来补充组织蛋白的消耗，但由于其体内的胰蛋白酶分泌减少，过多的蛋白质可加重老年人消化系统和肾脏的负担，因此每日的蛋白质摄入不宜过多。老年人膳食蛋白质的推荐摄入量男性为 75 g/d，女性为 65 g/d，占一天总能量的 12％～15％。还应尽量供给优质蛋白，优质蛋白的摄入量应占摄入蛋白质总量的 50％以上，如豆类、鱼类等可以多吃。

瘦肉、牛奶、蛋、鱼等动物性食物，以及各种大豆制品等都富含优质蛋白，容易被人体消化吸收。

(4)多食含膳食纤维的食物：老年人发生便秘的原因很多，膳食纤维有很强的吸水性，可在肠道内吸收水分，增加粪便体积并使之变软，从而刺激和促进肠蠕动，使粪便易于排出，故可有效地预防便秘、肛裂、痔疮、结肠息肉等。控制体重，防止肥胖，还可起到改善老年人便秘的作用。

老年人易患动脉粥样硬化和胆石症，膳食纤维可抑制胆固醇的吸收，加速其排出，降低其在血液中的浓度，从而预防动脉粥样硬化和胆石症的发生。

另外，膳食纤维可与胆汁酸代谢产物结合，减少初级胆汁酸和次级胆汁酸对肠黏膜的刺激作用，所以，高膳食纤维的食物能降低大肠癌、胰腺癌发病的危险性。因此老年人多摄入膳食纤维较好。膳食纤维虽然有上述有益作用，但摄入过多的膳食纤维会妨碍矿物质、微量元素和维生素的吸收。

食物中的膳食纤维虽然不能被消化吸收，但有促进肠道蠕动、利于粪便排出等功能。含高膳食纤维的食物包括蔬菜中的白菜、油菜、菠菜、笋类等;水果中的鸭梨、小枣等;谷物中的麦片、玉米、高粱等。

(5)多食富含矿物质的食物:矿物质又称无机盐,也是构成人体组织和维持正常生理活动的重要物质。老年人对矿物质的吸收较青年人差。碳、氢、氧、氮四种元素主要组成蛋白质、脂肪和碳水化合物等,其余各种元素大部分以无机化合物形式在人体内起作用,统称为矿物质或无机盐。如铁在菠菜、瘦肉、蛋黄、动物肝脏中含量较高;铜、锌在动物肝脏和肾、鱼、虾中含量较高;硒在小麦、玉米、大白菜、南瓜、大蒜和海产品中含量较高;碘在海带、紫菜、海鱼、海盐等中含量较高。

(6)多食富含维生素的食物:老年人消化功能减退,摄入生冷的食物感觉不适,因此对水果的摄入量少,导致了维生素的摄入量不足。维生素是维持人体生命活动必需的一类有机物质,也是保持人体健康的重要活性物质。维生素在体内的含量很少,但在人体生长、代谢、发育过程中发挥着重要的作用。人体犹如一座极为复杂的化工厂,不断地进行着各种生化反应。其反应与酶的催化作用有密切关系。酶必须有辅酶参加才能产生活性,已知许多维生素是酶的辅酶或者是辅酶的组成分子。因此,维生素是维持和调节机体正常代谢的重要物质。可以认为,维生素是以"生物活性物质"的形式存在于人体组织中。

维生素主要包括维生素 A、B 族维生素、维生素 C、维生素 D、维生素 E 及维生素 K 等。B 族维生素在豆类、糙米、动物的肝脏、果仁、瘦肉、绿叶蔬菜、香蕉中含量较高。维生素 C 在新鲜蔬菜和水果中含量较高,如猕猴桃、石榴等。维生素 A 在虾皮、蛋黄、动物肝脏、蔬菜水果及坚果中含量较高。维生素 D 在富含脂肪的海鱼、动物肝脏、蛋黄、奶油和奶酪中含量较高。维生素 E 在谷类、小麦胚芽油、绿叶蔬菜、蛋黄、坚果、肉及乳品中,含量均较高。

五、老年人进食的观察

1. 老年人进食的总量　根据老年人的个体差异,老年人的进食总量不相同。可以根据老年人的饮食习惯,老年人的兴趣爱好,老年人的宗教信仰、风俗文化来调整老年人的进食量,但必须以老年人的身体需要的营养元素为前提。一般是按照一日三餐的饮食习惯,中间加一次点心和水果等。每日进食的总量应根据上午、下午、晚上的活动量均衡地分配到一日三餐中。①主食宜粗不宜细:老年人每日进食谷类 200 g 左右,并适当地增加粗粮的比例。②蛋白质宜精:每日由蛋白质供给的热量,应占总热量的 13%～15%;可按每千克体重 1～1.5 g 供给。③脂肪宜少:老年人应将由脂肪供给的热量控制在 20%～25%。每日用烹调油 20 g 左右,而且以植物油为主。但是,脂肪摄入量也不能过少,否则会影响脂溶性维生素的吸收。

2. 老年人进食的时间　根据老年人生活习惯,合理安排进食时间。一般早餐时间为上午 6—7 时,午餐时间为中午 11—12 时,晚餐时间为下午 5—7 时。中间的间食一般以上午 9 时左右、下午 3 时左右为宜。老年人除了应保证一日三餐正常摄食外,由于其肝糖原储备减少及消化吸收能力降低,可适当在晨起、餐间或睡前补充一些糕点、牛奶、饮料等。

3. 老年人进食的速度　老年人进食速度宜慢,有利于食物的消化和吸收。老年人的进食速度与老年人的性格有关,与老年人过去的工作有关,与老年人的习惯有关。进食速度过快还没来得及咀嚼就吞咽会给胰岛增加负担。通过观察发现一般吃饭速度过快的人很容易患糖尿病。老年人的吞咽功能随着机体的生理功能退化表现出进行的变化,70～80 岁的老年人大多数有吞咽反射麻痹现象,特别是脑神经系统疾病的老年人,更加要注意进食的速度,以防发生意外。

4. 老年人进食的食物温度　老年人对冷热感觉不敏感,因此给老年人喂食和帮助老年人进食时一定要测食物的温度。还有一些老年人有认知障碍或性格急躁,必须重视食物温度的测量。老年人唾液分泌量减少,口腔黏膜干燥,因此不宜进食过热的食物;进食过冷的食物,容易伤脾胃,影响消化、吸收。食物以温热不烫嘴为宜。

5. 老年人进食存在的问题　观察老年人进食时和进食后的表现至关重要,例如有无吞咽困难、呛咳、噎食、呕吐、腹部胀满等。如老年人出现不适表现，应及时告知上级医生或家属，以便采取相应急救措施。

1）吞咽困难、呛咳定义　吞咽困难是指由于口腔、咽喉、食管和神经肌肉等病变影响引起的老年人吞咽费力，自觉食物在通过食管时有梗阻感。

呛咳是指由于异物（水、食物或刺激性气体等）误入气管而引起的咳嗽。

2）老年人吞咽困难要点

（1）老年人进食量是否减少。减少进食量可以减少吞咽的风险。

观察老年人进食过程中是否有呛咳、下咽费力及将食物含在口中不下咽的情况发生，一旦出现停止进食，进行相应的处理。

（2）老年人进食后出现流涎、食物反流，不要马上将老年人放回平卧位。

（3）老年人在进食过程中，突然剧烈咳嗽，将食物喷出，伴有呼吸困难、面色苍白或发绀，必须停止进食，立即报告上级，通知医生进行相应的处理和采取急救措施。

六、协助老年人进食的流程

操作步骤与流程图如下。

工作准备→交流沟通→摆放体位→协助进食→观察整理。

1. 工作准备

（1）环境准备：整洁，温湿度适宜。

（2）照护员准备：服装整洁、洗手。

（3）老年人准备：准备前询问老年人是否需要大小便，洗手。

（4）物品准备：轮椅、床上小桌、床上支架（靠垫、枕头、床具支架等）、食物、水杯、吸管、羹匙、筷子、碗及其他餐具、小毛巾、脸盆、小围巾、湿巾等。

2. 交流沟通　向老年人解释进食的目的，询问老年人的需求、心理支持。

3. 老年人进食体位　根据老年人自理程度及病情，采取适宜的进食体位。

（1）老年人进食体位摆放的目的：食物的色、香、味通过刺激人的视觉、嗅觉、味觉引发食欲。为老年人摆放适合的进食体位，其目的是利于进食，利于增进老年人的食欲和增加进食量，增加老年人营养的摄入，提高机体抵抗力；同时可以避免不良体位引发的呛咳、误吸、噎食、窒息等。

（2）老年人进食体位种类：包括坐位、卧位等。

（3）坐位：老年人完全自理或上肢功能较好时，尽量采取坐位。

（4）当病情危重或完全卧床时，可采取半卧位、头偏向一侧的进食体位。一定要避免平卧位进食，以防食物反流进入呼吸道引起呛咳、误吸、噎食、窒息等。

4. 协助进食　照护员为老年人戴好围巾，垫好靠垫，协助其进食。

5. 注意事项

（1）照护员协助老年人摆放体位前应做好评估。

（2）照护员应向老年人解释操作目的。

（3）做好老年人的心理护理。

（4）摆放体位时动作要轻柔稳准，确保安全。

（5）辅助器具使用前应检查其是否处于安全完好状态。

（6）严防烫伤、噎、呛、坠床、着凉。

6. 观察整理

（1）观察老年人进食的速度。

（2）观察老年人进食的顺序。

（3）观察老年人进食的量。

（4）观察老年人进食的质量。

（5）观察老年人进食的现象及问题。

（6）观察老年人进食后的反应。

（7）整理用物：分放垃圾、整理床单位、摆放物品、清洁卫生。

（8）安抚老年人，恢复正常体位。

七、协助老年人进食

案例：张奶奶，老伴去世一年，有一个女儿在国外工作，近期住进养老院。1个月前摔倒导致腰部骨折、右手摔伤，手术后医生要求其严格卧床休息。张奶奶患糖尿病25年，视物模糊，有多年的高血压病史，曾患脑梗死，意识清醒，语言有些障碍。手术后，张奶奶行动缓慢，生活基本不能自理，不能独立进食，需要照护员喂食。以前吃饭时，张奶奶有过呛咳和被食物烫到等现象。每到照护员喂食时，张奶奶就会担心、紧张，害怕进食。照护员小王需要帮助张奶奶进食，进食的食物是鸡蛋黄瓜汤、米饭、鱼等。

1. 目标

（1）张奶奶能配合照护员进食。

（2）张奶奶接受进食的食物种类。

（3）张奶奶能顺利地进食。

2. 评估

（1）环境评估：环境清洁，进食前30 min停止清扫卫生，温湿度适宜，房间光线明亮、无异味，适宜进食。

（2）老年人评估：病情、吞咽反射情况。

①患糖尿病25年；②视物模糊；③生活基本不能自理，不能独立进食，需要照护员喂食；④既往进食时，张奶奶有过呛咳和被食物烫到等现象，故每到照护员喂食时，张奶奶会担心、紧张、害怕进食。

3. 沟通

（1）询问并了解老年人以往的进食习惯、种类及量，本次进食、进水情况。

（2）对于有听力障碍的老年人，照护员可用提示性语言或通过书写来沟通。

4. 观察

（1）老年人进食情况、进水体位、需要辅助的程度。

（2）老年人进食、进水的种类，进食的速度，进食量，饮食习惯等。

（3）在进食、进水过程中，有无吞咽困难、噎食、误吸、呛咳、呕吐等现象。

5. 准备

（1）照护员准备：衣帽整洁、洗净双手（七步洗手法）。第一步：洗手掌，水冲洗，涂抹洗手液，掌心相对，手指并拢相互揉搓。第二步：洗背侧指缝，手心对手背沿指缝相互揉搓，双手交换进行。第三步：洗掌侧指缝，掌心相对，双手交叉沿指缝相互揉搓。第四步：洗指背，弯曲各手指关节，半握拳把一手指背放在另一个手掌心旋转揉搓，双手交换进行。第五步：洗拇指，一只手握另一只手大拇指旋转揉搓，双手交换进行。第六步：洗指尖，弯曲各手指关节，把指尖合拢在另一个手掌心旋转揉搓，双手交换进行。第七步：洗手腕，一只手握住另一只手的手腕转动搓洗，双手交换进行。每一步要做三遍，待干。

（2）用物准备：饭菜、汤匙、盛温开水的茶杯（2/3满）1杯、小围巾1条、温湿毛巾1条、吸管、擦嘴的纸巾、润唇膏、弯盘、治疗车、记录单等。

（3）老年人准备：观察老年人有无其他需要，安置体位，洗净双手。

知识链接

老年人进食姿势和体位

1. 轮椅坐位：适用于下肢功能障碍或行走无力的老年人。

轮椅与床成30°角，固定轮子，抬起脚踏板。照护员叮嘱老年人将其双手环抱照护员的脖颈，照护员双手环抱老年人的腰部或腋下，协助老年人坐起，待其双腿垂于床下，双脚踏稳地面，再用膝部抵住老年人的膝部，挺身带动老年人站立并旋转身体，使老年人坐在轮椅中间，后背贴紧椅背，并将轮椅上的安全带系在老年人腰间。

2. 半卧位：适用于完全不能自理的老年人。

使用可摇式床具时，照护员将老年人的床头摇起，抬高至与床具水平面成30°角。使用普通床具时，可使用棉被或靠垫支撑老年人背部使其上身抬起。半卧位时，应在老年人身体两侧及膝下垫软枕以保证体位稳定。

3. 侧卧位：适用于完全不能自理的老年人。

使用可摇式床具时，照护员将老年人的床头摇起，抬高至与床具水平面成30°角。照护员双手分别扶住老年人的肩部和髋部，使老年人面向照护员侧卧，并在其肩背部垫软枕或楔形垫。一般宜采用右侧卧位。

4. 床上坐位：适用于下肢功能障碍或行走无力的老年人。

协助老年人在床上坐起，将靠垫或软枕垫于老年人腰部及膝下，保证坐位稳定舒适。床上放置餐桌。

6. 实施：情境训练

照护员：张奶奶您好，我是您的照护员小王，晚饭时间到了，一会儿我来帮助您吃晚饭，好吗？

张奶奶点头后又摇头。

照护员：张奶奶有顾虑吗？我上次马虎，不小心烫着您了，让您呛咳了，对不起，回去后我被领导批评了。这次我会把饭菜的温度试好，一定不会烫着您的。我为您摆放好体位，坐着慢慢吃，就不会出问题的。如果您不吃饭饿瘦了，对您的身体恢复也不利，再说您的女儿快要回国了，她看到会心疼的。

张奶奶点头。

照护员：让我来检查一下您的吞咽功能，奶奶请把这一滴水咽下去好吗？奶奶您的吞咽有些困难，但有我来帮助您，不会有问题的，相信我好吗？

张奶奶点头。

照护员：张奶奶您最近血糖有些高，只能吃米饭和鸡蛋黄瓜汤，但考虑您的骨折伤病，还需要营养，只能吃一小块鱼了，等血糖恢复正常，再吃其他食物，好吗？

照护员：张奶奶需要大小便吗？您还有其他需要吗？

张奶奶摇头。

照护员：张奶奶我去准备用物，一会儿见。

照护员洗净手，戴口罩；准备好饭菜（米饭一碗、鱼一块、鸡蛋黄瓜汤）。推车进入房间，站在张奶奶床的右侧。

照护员：张奶奶，我们该吃饭了。

张奶奶点头。

照护员将床挡（照护员对侧床挡）摇高至床头与水平面成45°～60°角。

照护员：张奶奶感觉这个高度可以吗？

张奶奶点头。

照护员整理张奶奶的衣服，把垫枕放在旁侧，使张奶奶坐好。

照护员给张奶奶围上小围巾：张奶奶我给您围个小围巾，防止饭掉在衣服上弄脏了衣服。

张奶奶点头。

照护员试水温(用手臂内侧触碰水杯外壁,以不烫手为宜):奶奶先喝一口水润润嗓子,慢慢咽,别急,奶奶好棒啊!

照护员试好温度:张奶奶,先喝点汤,要慢慢地咽下去。咱再吃一口饭。张奶奶你细细地嚼,慢慢地咽,一定不能着急。张奶奶再吃一小块鱼吧,鱼的营养价值高,有利于您的恢复。我已经把鱼刺剔干净了,奶奶好吃吗?

张奶奶点头。

照护员耐心地按顺序协助张奶奶进食(汤→饭→鱼),直到张奶奶把饭菜吃完。

照护员:张奶奶,好棒啊!今天吃饭没有烫着也没有呛咳,吃鱼时也没有卡喉。张奶奶感觉吃得还好吗?

张奶奶点头。

照护员:张奶奶,今天晚上就吃这些,等您饿了再吃其他的好吗?

张奶奶点头。

照护员:张奶奶请用吸管喝点水(试水温,以不烫为宜),漱漱口。

张奶奶点头,把漱口水吐在弯盘里。

照护员:奶奶真棒!

张奶奶笑了。

照护员用纸巾给张奶奶擦嘴角,并给奶奶涂润唇膏,摘下小围巾:奶奶由于您刚吃完饭不能直接躺下,先坐一会好吗?食物反流会很难受的,要保持坐位 30 min 哦。

张奶奶点头。

照护员给张奶奶整理被子,梳梳头,拍拍张奶奶的后背:张奶奶您还有其他需要吗?

张奶奶摇头。

照护员:张奶奶,您先这样坐着休息一会,我整理完用物再来扶您躺下,拉起床挡(照护员内侧),张奶奶一会见。

30 min 后,照护员:张奶奶坐累了吧,咱躺下好吗?(慢慢地将床头摇下,速度平稳),奶奶可以吗,没头晕吧,奶奶咱躺下,该休息了。

张奶奶点头。

照护员:好,张奶奶还有其他需要吗?您需要大小便吗?

张奶奶摇头。

照护员保护好张奶奶,防止其坠床、摔倒;掖好盖被,防止着凉,盖被不要盖住张奶奶的嘴,以免窒息:张奶奶好好休息,一会我来看您,有需要或不舒服请按铃,及时呼叫我,张奶奶再见!

照护员整理用物,用清水清洗餐具,消毒。洗手,摘下口罩。垃圾分类放置。

照护员记录食物名称及食用量,时间为晚上 6 时,签字(签全名)。

7. 注意事项

(1)拉上床挡,防止老年人摔倒、坠床。

(2)试水温,温度过高易烫伤,温度过低易引起胃部不适。

(3)根据老年人情况摆放体位,以防进食呛咳,动作要轻柔。

(4)协助老年人进食速度要慢,防止噎呛。

(5)进食的顺序不能乱。

(6)进食时不能伤害老年人的自尊,注意语言温和。

(7)老年人进食后不能立即平卧,休息 30 min,防止反流,误吸。

(8)夏天开窗通风,以防老年人过热,心烦;冬天给老年人盖好被子,以防着凉。

(9)对于吞咽困难的老年人可以把食物打碎、搅拌成糯糊状,再协助其进食,以防呛咳和噎食。

(10)如果菜里有鱼刺或骨头,一定先把鱼刺和骨头剔出,再喂老年人,防止卡喉。

（11）大块食物先剁成小块，再给老年人食用，以防噎食。

（12）如果老年人视物模糊，应把食物按顺时针方向摆放，提示老年人。

（13）如果老年人发生呛咳、误吸、噎食、面色苍白、窒息等意外，立刻停止进食，立即报告，通知医生及家属采取相应的急救措施。

（14）记录应详细、准确，有利于准确判断老年人身体健康情况。

 能力检测

1.老年人食物中的营养素不包括以下哪项？（　　）

A.糖　　　　　　　　B.脂肪　　　　　　　　C.蛋白质　　　　　　　D.饮料　　　　　　　E.水和无机盐等

2.老年人膳食的种类有哪些？（　　）

A.基本膳食　　　　　B.治疗膳食　　　　　　C.普通膳食　　　　　　D.软质膳食　　　　　E.以上都是

3.关于老年人的饮食加工原则中下列哪项不妥？（　　）

A.热　　　　　　　　B.杂　　　　　　　　　C.烂　　　　　　　　　D.色、香、味俱全　　E.硬、可口

4.下列对老年人需要热量叙述正确的是（　　）。

A.老年人由于基础代谢率比青壮年人群低10％～15％，再加上老年人体力活动减少，所以能量消耗也少，因而热量供应也要适当降低

B.老年人由于基础代谢率比青壮年人群低15％～20％，再加上老年人体力活动减少，所以能量消耗也少，因而热量供应也要适当降低

C.老年人由于基础代谢率比青壮年人群低16％～20％，再加上老年人体力活动减少，所以能量消耗也少，因而热量供应也要适当降低

D.老年人优质蛋白的摄入量应占摄入蛋白质总量的40％以上，如豆类、鱼类等可以多吃

E.老年人优质蛋白的摄入量应占摄入蛋白质总量的60％以上，如豆类、鱼类等可以多吃

5.老年人进食富含矿物质的食物的目的是（　　）。

A.老年人对矿物质的吸收较青年人差

B.矿物质不是无机盐

C.矿物质不是构成人体组织和维持正常生理活动的重要物质

D.人体组织几乎含有自然界存在的所有元素，老年人不宜多食含碳、氢、氧、氮四种元素的食品

E.老年人多喝水就能补充矿物质

参考答案：

1.D　2.E　3.E　4.A　5.A

（苏　晗）

材料25　痛风患者的饮食护理

一、概述

痛风是长期嘌呤代谢障碍，引起血尿酸增高导致组织损伤的一组代谢性疾病。其临床表现为高尿酸血症、急性关节炎、痛风石、慢性关节炎、关节畸形、慢性间质性肾炎和尿酸性尿路结石，痛风在临床上分为原发性痛风和继发性痛风；前者多由先天性嘌呤代谢异常所致，肥胖、糖尿病、原发性高血压、冠心

病、动脉硬化常多伴发痛风;后者是由某些系统性疾病(如慢性肾脏病、血液病、内分泌系统疾病等)或者药物引起。痛风的急性关节炎发作与高嘌呤饮食有直接关系。

二、营养代谢特点

1. 嘌呤代谢　尿酸是嘌呤代谢的终产物,其主要由细胞代谢分解的核酸和其他嘌呤类化合物及食物中的嘌呤经酶的作用分解而来。前者即为人体内尿酸的内源性来源,约占80%,后者为外源性来源,只占20%。人体内嘌呤代谢紊乱及尿酸生成增多、排泄减少等共同形成高尿酸血症。在原发性痛风患者中,80%~90%的发病者是因肾小管对尿酸的排泄率下降所致。虽然痛风的直接致病因素不是高嘌呤饮食,但大量摄入高嘌呤食物会使细胞外液中尿酸浓度迅速升高,由此诱发痛风。控制嘌呤摄入,可有效降低血尿酸的浓度。

2. 糖类和脂肪　痛风患者中约50%伴有超重、肥胖症及高脂血症,因此高热量、高脂肪饮食会进一步使体重增加、脂代谢紊乱而加重上述病症。同时,高脂肪饮食可使血尿酸的排泄减少而致血尿酸增高。需要注意的是,当超重或肥胖症患者减重时,不应过猛过快,以避免体内脂肪大量被动员分解后生成过多酮体而与尿酸竞争,导致尿酸在肾脏排泄受抑制,最终致血尿酸升高。

3. 蛋白质　食物中的嘌呤多与蛋白质共存,故高蛋白饮食可使嘌呤摄入增多,并可促进内源性嘌呤的合成和核酸的分解。另外,当发生痛风性疾病甚或已出现肾功能不全时,高蛋白饮食可增加肾脏负荷,加重病情,严重者可发展至肾衰竭。所以应限制蛋白质摄入。

4. 维生素　B族维生素和维生素C可通过溶解体内过多的尿酸盐的作用,加速尿酸的排泄,减少体内尿酸的形成和滞留,缓解痛风症状。

知识链接

如何保护关节

患者日常生活中应注意:①尽量使用大肌群,如能用肩部负重的不用手提,能用手臂的不要用手指;②避免长时间持续进行重体力劳动;③经常改变姿势,保持受累关节舒适;④若有关节局部温热和肿胀,尽可能避免其活动。若运动后疼痛超过1~2 h,应暂时停止此项运动。

能力检测

1.痛风的首发症状是(　　)。

A.尿路结石　　　　　　　　B.间质性肾炎　　　　　　C.痛风石

D.高尿酸血症　　　　　　　E.突发性趾关节疼痛

2.诊断痛风的主要指标是(　　)。

A.痛风石　　　　　　　　　B.尿酸性尿路结石　　　　C.高尿酸血症

D.痛风性关节炎　　　　　　E.非特征性软组织肿胀

3.患者,男性,45岁。因急性关节炎就诊,入院后诊断为痛风。护士指导患者可以吃的食物是(　　)。

A.动物内脏　　　B.鱼虾类　　　C.菠菜　　　D.蘑菇　　　E.柑橘

4.患者,女性,60岁。痛风病史5年。因担心疾病的预后,思想负担重,情绪低落。此时护士给予最恰当的护理措施是向患者说明(　　)。

A.疼痛会影响进食

B.疼痛会影响睡眠

C.痛风是一种终身性疾病

D.疾病反复发作会导致关节畸形

E.积极坚持规范的治疗可维持正常的生活

参考答案：

1.E 2.C 3.E 4.E

（关 凌）

项目九　中国老年人的营养护理

学习导航

　　由于地域不同、历史背景不同、生活习惯不同，我国人民有不同的饮食习惯和不同的饮食特点。虽然各地区人们的饮食习惯和特点不同，但追求健康、向往长寿的理念都是相同的。饮食与营养是人类生存的基本条件，也是反映一个地区经济水平和人民生活质量的重要指标。各地区饮食习惯和特点的不同导致了人民的健康状况也不相同，影响了人们的健康长寿。合理的饮食结构，平衡膳食是人类共同追求的饮食方向。我国政府开展营养调查工作，推进合理营养，研究长寿老年人的营养饮食特点，不同的营养和饮食特点，给人类追求健康长寿积累了宝贵的物质财富。

学习目标

领　　域	学 校 学 习	企 业 学 习
内容	1.中国老年人的饮食习惯和特点 2.中国老年人的营养护理计划	1.不同地域老年人的饮食特点及营养模式调查 2.中国老年人的营养护理的实施
需要培养的职业能力	1.学生能列举中国老年人的饮食特点。 2.学生能在各地区老年人的饮食特点的调查活动中考虑老年人的感受并反思。 3.学生能根据我国各地区的饮食特点，运用正确的方法为我国不同地区的老年人提出营养饮食建议并实施。	

职业行动情境

大眼睛的奶奶

　　实习生小美假期跟随姐姐到东北参加社会实践活动。姐姐是一家老年公寓的护理主管。小美早上跟着姐姐查房，看见一位白头发、大眼睛、白皮肤的老奶奶不太高兴地坐在沙发上。姐姐问候了一句："大眼睛奶奶早上好！"奶奶只是点了点头。姐姐说以前奶奶爱说爱笑的，经常讲故事，还经常跟大家开玩笑。她让大家称她为"大眼睛奶奶"，因为这样称呼让她感到很亲切。姐姐耐心详细地与奶奶沟通后，才知道因为食堂换了厨师，大眼睛奶奶的面食变样了，奶奶这几天吃得不好。

◎ 行动情境任务

中国老年人的营养护理。

· 行动情境任务的导入

大眼睛奶奶是一位来自山西的老年人。山西地区大多数老年人都喜欢吃面食。虽然东北老年人也吃面食,但山西的老年人爱吃的面食与东北老年人爱吃的面食的种类还是有所不同的。因此应考虑地域特点,满足老年人的饮食要求。大眼睛奶奶以前是个爱说爱笑的老年人,现在有些不高兴,原因是老年公寓换了厨师,可能以前的厨师了解大眼睛奶奶的饮食习惯,做的面食符合奶奶的口味,而现在的厨师做的面食不符合大眼睛奶奶的口味。做好类似大眼睛奶奶这样老年人的营养护理,只有换厨师才能解决问题吗?如果找不到合适的厨师,大眼睛奶奶的身体怎么办?这些问题引起了小美的深思。

· 行动情境任务的分析

老年公寓住着来自不同地区的老年人,这对厨师的烹饪技术提出了较高的要求。如果近期找不到合适的厨师,大眼睛奶奶不爱吃饭,将影响其身心健康,这是要急需解决的护理问题。采取有效的办法与沟通技巧,缓解老年人的情绪,调动老年人进食的积极性,尝试着让大眼睛奶奶吃其他食物是该老年公寓老年人营养护理的关键。

学校教学领域

为中国老年人提出营养护理建议

学习领域	根据老年人的个人情况和情境特点开展护理工作	所需学时:____学时
学习情境	"大眼睛的奶奶"——各地区老年人的营养护理	所需学时:____学时

根据教学大纲应获得的能力

1.学生能列举中国各地区的老年人的饮食习惯和特点

2.学生能对中国各地区的老年人的营养护理提出建议

3.学生能在实践活动中反思存在的问题

中国老年人的营养护理的教学内容

职业行动情境

实习生小美假期跟随姐姐到东北参加社会实践活动。姐姐是一家老年公寓的护理主管。小美早上跟着姐姐查房,看见一位白头发、大眼睛、白皮肤的老奶奶不太高兴地坐在沙发上。姐姐问候了一句:"大眼睛奶奶早上好!"奶奶只是点了点头。姐姐说以前奶奶爱说爱笑的,经常讲故事,还经常跟大家开玩笑。她让大家称她为"大眼睛奶奶",因为这样称呼让她感到很亲切。姐姐耐心详细地与奶奶沟通后,才知道因为食堂换了厨师,大眼睛奶奶的面食变样了,奶奶这几天吃得不好。

项目	作业
组织/导向	1.大眼睛奶奶话题(头脑风暴) 要求: (1)同学在手机查找"大眼睛奶奶"的图片,小组讨论确定一张投放在大屏幕上,不许重复 (2)分别说出中国各地区的老年人的饮食习惯,不能重复 (3)简述中国各地区老年人的饮食特点,绘制思维导图

了解相关背景信息	2.详细阅读相关材料,完成练习1 写在题板上 要求: (1)举例说明山西老年人的饮食特点 (2)举例说明东北老年人的饮食特点 (3)举例说明广东老年人的饮食特点 (4)举例说明福建老年人的饮食特点 (5)举例说明上海老年人的饮食特点 (6)举例说明四川老年人的饮食特点 3.各小组汇报(抽签选题目) 要求: (1)各小组针对讨论的主题提出2个问题 (2)每个小组抽同学在题板上写出答案 4.各小组讨论所抽主题,完成小组拼图并演讲(录制小视频并投屏) 要求: (1)分工 (2)准备用物:白纸、彩纸、彩笔、胶水、剪刀 (3)找出中国各地区老年人的饮食问题并提出建议,完成练习1
计划	5.假如情境中的"大眼睛奶奶"就在你面前,你将如何对她进行营养护理 要求: (1)各小组都完成这一个主题,展开讨论 (2)走近"大眼睛奶奶"(角色扮演) (3)策划剧本,完成练习2 (4)严肃认真,表演真实
决定	6.编写剧本,完成练习2 要求: (1)方法得当,有难度 (2)注意语言的表达(考虑老年人隐私) (3)尊重老年人,有感染力 (4)排练认真、语言简练,必须用普通话 (5)团队合作
执行/展示	7.展示汇报 要求: (1)小组按顺序表演 (2)录制小视频并保存 (3)记录 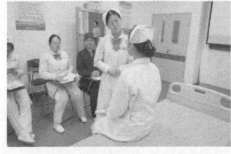 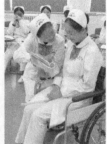 模拟练习 健康宣教

监督	8.以抽签的方式监督其他小组的活动 要求： (1)观察监督的小组的情况(分工、用物准备、练习程度)，同时观察监督小组其他参与的情况并记录借鉴到自己小组的作品设计中 (2)考虑是否与老年人饮食特点相关
评价/反思	9.评价 要求： (1)小组互评，考虑相互之间的关系，不能以此相互指责 (2)反思学生是否会运用调查方法并找出存在的问题 (3)老师点评，一针见血地提出优缺点并指导 (4)总结、整理、记录，把视频发给企业指导老师 (5)反思 (6)比较中国各地区的饮食特点，绘制表格，完成练习3 (7)评论：经济条件对营养护理的影响
系统化	10.为东北老年人的营养护理提出建议，完成练习4

学校练习部分

练习	姓名：　　　　学号：　　　　　班级：　　　　组别：				
练习1	1.云南老年人的饮食特点 建议： 2.江浙老年人的饮食特点 建议： 3.湖南老年人的饮食特点 建议： 4.湖北老年人的饮食特点 建议： 5.谈谈中国老年人长寿与饮食的关系，并举例说明				
练习2	提出针对"大眼睛奶奶"的营养护理方案				
练习3	中国各地区的饮食特点 	项目	广州	北京	上海	哈尔滨	济南
饮食特点					
优点					
缺点					
建议										
练习4	东北老年人的营养护理 建议：				

Note

企业工作领域

中国各地区老年人营养模式的调查

企业名称/类别	×××社区		负责人	
	老年公寓		实习时间	
指导老师/职业	吴××			
学生/培训生	刘××			
小组				
学习领域	根据老年人的个人情况和情境特点开展护理工作		所需学时：____学时	
学习情境	"大眼睛奶奶"——各地区老年人的营养护理		所需学时：____学时	

根据教学大纲应获得的能力

1.学生能对各地区老年人的饮食特点进行调查

2.在老师的帮助下,学生能对有特殊地域特点的老年人进行营养护理

3.学生能写一份各地区老年人饮食特点的调查问卷

流程	作业	
	独立完成	指导老师帮助
观察	绘制老年人饮食调查记录表	学生在指导老师的指导下阅读老年公寓老年人的饮食记录和健康档案,完成练习1 (1)记录时考虑老年人的隐私 (2)遵守规章制度
	观察老年公寓个体进餐情况并记录	学生观察指导老师对特殊老年人的营养护理并记录,完成练习2
交流/操作	与老年人一起看小视频,与之交流并建议老年人可以尝试其他的营养模式	与指导老师一起讨论各地区老年营养护理建议方案并记录,完成练习3
实施	给老年人讲其他地区的饮食故事 **与老年人沟通**	在指导老师的帮助下完成问卷调查 注意:语音、态度、语速适度(考虑老年人的听力),内容健康(考虑隐私) **倾听**

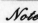

评价	自己	给老年人品尝你家乡的特产	反思实践过程中遇到问题,以及在解决问题时的方法的运用情况,写一份实习日志"小美的感受",完成练习4
	小组	组间互评,小组自评 提出合理的建议,指出优点、缺点	
	指导老师	根据企业的考核标准给学生评分,写评语	
系统化	列举自己家乡老年人的饮食特点,并为你的爷爷或奶奶制订一份营养护理计划		

企业练习部分

企业名称:

练习	姓名: 学号: 班级: 组别: 老年人姓名: 年龄: 子女情况:	
练习1	老年公寓里不同地区的老年人饮食情况(考虑隐私)	健康状况
练习2	观察指导老师对(特殊)老年人的营养护理并记录	
练习3	老年公寓指导老师提出意见	
练习4	小美的感受		

实习日志

学生姓名

	感受	
项目	学校	企业
相同点		
不同点		
总结		
指导老师评价		

(苏　晗)

不同地域的老年人饮食与健康关系的调查问卷

基本信息

姓名		身高		年龄	
性别		体重		民族	
饮食禁忌		饮食爱好		联系方式	
宗教		籍贯		慢性疾病	

饮食情况

项目	01	02	03
您是否有吃夜宵的习惯	无	经常	偶尔
您的食欲是否较差	无	经常	偶尔
您是否吃早餐	从不	经常	偶尔
您是否吃零食	从不	经常	偶尔
您的饮食口味偏向于	清淡	偏咸	正常
您是否经常吃肉	从不	经常	偶尔
您吃鱼、虾、蟹等水产品的情况	从不	经常	偶尔
您吃深海鱼类的情况	从不	经常	偶尔
您吃新鲜蔬菜的情况	从不	很少	经常
您吃水果的情况	从不	经常	偶尔
您每日摄入盐的情况	<6 g	>12 g	6~12 g
您吃腌制食品的情况	从不	经常	偶尔
您饮酒的情况	从不	每日	偶尔
您一日三餐进食的情况	不按时	基本按时	按时
您吃生冷食物的情况	从不	经常	偶尔
您每日蛋白质摄入的情况	甚少 (男：<65 g;女：<55 g)	过多 (男：>70 g;女：>60 g)	正常 (男：65~70 g;女：55~60 g)
您吃油炸食品的情况	从不	经常	偶尔
您吃坚果类食品的情况	从不	经常	偶尔
您每日饮水的情况	从不	甚少	正常
您每周是否吃粗粮	从不	甚少	经常

注:01 列得 1 分,02 列得 3 分,03 列得 5 分(60 分及格,100 分满分);

根据老年人自身情况严格调查,根据老年人饮食与健康以及老年人正常每日摄入营养条件填表。

身体健康状况

您认为自己的身体情况	好	一般	极好
您每日排便的情况	每日 1~2 次	两天 1 次	3 天以上一次
您有什么慢性疾病			
您服用过什么药物			
您日常身体有什么症状 比如:乏力、头晕、食欲不振			
您口腔有出现什么症状			
您补充过什么营养品			

您鼻子出现什么问题 　　比如：流鼻血、皮肤油	
您每年是否做体检	

注：

男性老年人体重标准值(kg)＝[身高(cm)－100]×0.9

女性老年人体重标准值(kg)＝[身高(cm)－105]×0.92

实测体重在上述标准值±5％以内属正常体重,超过10％为超重,超过20％为肥胖,低于10％为减重,低于20％为消瘦,在±5％～±10％范围内为偏高或偏低。

（范　华）

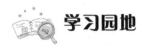

学习园地

材料 26　中国老年人营养护理

老年期是指年龄在65岁以上的人生阶段。老年人在生理机能上已有显著的改变,在各方面的能力逐渐退化及老化。老化是逐渐发生的一种自然过程,很难从年龄上截然划分。个体的老化常是指综合体内细胞、组织和器官等的新生发育与老化的结果。身体的细胞、组织、器官和整个身体的发育、成熟和衰老,其实是连续性的过程,而不同组织的细胞寿命长短差异很大,加上每个人的个体差异,每个人开始衰老的年龄不同,即使同一个人各器官功能退化的年龄也不一致。

老年人与青年人比较,基础代谢率降低,活动量减少,能量消耗量下降。为保持能量平衡,摄入量应减少。现在老年人选择食品的消费观已由"食以味为先"转为"食以补为先",应注意节制饮食、务求清淡、少量多餐以及多补钙和铁。

随着社会的发展和科学的不断进步,人们的寿命越来越长,世界人口年龄老化趋势日渐明显,我国居民中60岁以上老年人数量亦趋增多。如何加强老年保健、延缓衰老进程、防治各种老年常见病,达到健康长寿和提高生命质量的目的,已成为医学界正在着力研究的重要课题。老年营养是其中极为重要的一部分,合理的营养有助于延缓衰老,而营养不良或营养过剩、紊乱则有可能加速衰老的进程。

一、生理特点

1. 新陈代谢

1)代谢能力减弱　老年人的分解代谢大于合成代谢,蛋白质合成能力差,摄入蛋白质的利用率低,因此蛋白质的摄入量应量少而质优;每日蛋白质的摄入量以达到每千克体重1.0～1.29 g为宜,蛋白质提供的能量占膳食总能量的13％～14％较合适。老年人的肝、肾功能降低,摄入过多的蛋白质会加重肝、肾负担。摄入的蛋白质中应有一部分(35％～45％)蛋、奶、鱼、肉等优质动物性蛋白质和较多食用豆腐、豆制品等。老年人的胆汁酸减少,脂酶活性降低,对脂肪的消化能力下降,脂肪的摄入量不宜过多,以摄入的脂肪量占总能量的20％～25％为宜。还应控制猪油、牛羊油及奶油等动物性脂肪的摄入量,烹调用油应以富含多不饱和脂肪酸的植物油为主。

2)代谢功能下降　老年人代谢总量随着年龄的增加而减少,与中年人相比下降15％～20％。同时,合成代谢下降,分解代谢提高,代谢的不平衡,引起细胞功能下降。老年人的耐糖能力降低、胰岛素分泌减少、对血糖的调节功能减弱,容易出现血糖升高的现象。有报告认为蔗糖摄入过多可能与动脉粥样硬化等心血管疾病及糖尿病的发病率高有关,因此老年人应少食糖或含糖高的食品,过多的糖在体内还可转变为脂肪,并使血脂增高。果糖容易被老年人吸收利用,并且果糖与葡萄糖相比不易转化为脂肪,因此,老年人宜多吃水果,也可食用含果糖较多的蜂蜜。老年人还应多吃蔬菜以增加膳食纤维的摄入量,以利于增加肠蠕动,防止便秘。

2. 体重下降　老年人基础代谢率下降和体力活动减少,自 60 岁以后,能量摄入量应较青壮年减少20%,70 岁以后减少 30%。一般来说,老年人每日摄入能量 1600～2000 kcal 即可满足机体的需要。能量的摄入量以能维持较理想的体重为宜。老年人的理想体重:男性以身高(cm)减去 105,女性以身高(cm)减去 100 计算,在理想体重±10%范围内均属正常,超出理想体重 10%或 20%为超重或肥胖,低于理想体重 10%或 20%则为消瘦或明显消瘦。

3. 器官功能改变　内脏器官功能随年龄增高而有不同程度的下降。

1)消化系统　主要表现为牙齿脱落影响对食物的咀嚼;味蕾、舌乳头和神经末梢的改变使味觉和嗅觉功能减退;胃酸、内因子和胃蛋白酶分泌减少使矿物质、维生素和蛋白质的生物利用率下降;胃肠蠕动减慢,胃排空时间延长,易引起食物在胃中发酵,导致胃胀气;胆汁分泌减少,对脂肪的消化能力下降。牙齿的松动、脱落和牙周病,影响了老年人对食物的咀嚼和消化,增加了胃肠道的负担,影响了食物的吸收利用。

2)泌尿系统　肾脏组织结构的改变,如肾单位的萎缩、酶活力下降、肾血流量减少,常使肾功能有所下降,肾小球滤过率降低,肾小管的重吸收及分泌功能减弱。

3)心血管系统　老年人心率减慢,心输出量减少,血管逐渐硬化,可使老年人血管对血压的调节作用下降,血管外周阻力增大,使老年人血压常常升高。

造血功能减退,老年人对铁的吸收利用能力下降和造血功能减退,血红蛋白含量减少,常出现缺铁性贫血。造成贫血的原因除铁摄入量不足外,还可能与蛋白质合成减少,对维生素 B_{12}、维生素 B_6 及叶酸等摄入不足有关。我国对老年人每日铁的膳食推荐摄入量为 15 mg。

4)免疫系统　老年人胸腺萎缩,重量减轻,T 淋巴细胞数量明显减少,细胞免疫和体液免疫均降低,导致机体免疫功能下降,使老年人对外界的有害因子抵抗力下降,易患感染性疾病。

4. 体内氧化损伤加重　随着衰老的进程,体内有害的氧化产物不断增多,对细胞膜的损害加大。尤其是脂褐色素在内脏和皮肤等细胞中大量堆积,使老年人心肌和脑组织中脂褐色素沉着明显高于青年人,过量沉积可引起神经功能障碍。老年人的胃肠道功能降低,胃酸分泌减少,使钙的吸收能力下降。老年人户外活动较少,肾脏功能降低,致使维生素 D 合成不足,影响钙的吸收。同时,体力活动的减少又降低了骨骼钙的沉积,使老年人体内的钙呈负平衡,骨质疏松和股骨颈骨折比较常见。中国营养学会对成年人钙的每日推荐量为 800 mg,50 岁以上的中老年人为 1000 mg。钙的补充不宜过多,以免引起高钙血症、肾结石以及内脏器官不必要的钙化。

5. 心理问题　步入老年后,社会角色发生重要改变,退休后的失落、与子女的代沟、与社会的脱节等渐被忽视的地位凸显了他们的矛盾心理。在机体机能方面衰退的情况下,心理状态和生理状态会发生明显变化。老年人会出现强烈的失落感和无力感,也会相应引发一系列特征:固执、孤独、自卑、落寞。社交活动和人际交往的减少,老年人容易产生失落感和孤独感,引起食欲的下降。

二、营养需求

1. 热量　随着年龄的增加,人体组织细胞逐渐减少,基础代谢率降低,体力活动减少等,使老年人对热量的消耗也随之降低。因此,需适当降低每日膳食中总热量的摄入量,以免过剩的热量转变成脂肪堆积于体内而引起肥胖。热量的摄入量应随年龄增长而逐渐减少,60 岁以后应较成年人减少 20%。老年人减少热量的摄入,主要是降低碳水化合物和脂肪的摄入量。老年人的热量供给应以维持标准体重为宜,增重不要超过 5 kg。

2. 蛋白质　老年人的体内分解代谢增加,因此需要多吃一些含有丰富的蛋白质食物来补充组织蛋白质的消耗,但由于其体内的胃胰蛋白酶分泌减少,过多的蛋白质可加重老年人消化系统和肾脏的负担,因此每日的蛋白质摄入量不宜过多。老年人膳食蛋白质的 RNI 男性为 75 g/d,女性为 65 g/d,占一天总能量的 12%～15%。还应尽量供给优质蛋白,优质蛋白应占摄取蛋白质总量的 50% 以上,如豆类、鱼类等可以多吃。

3. 脂肪 老年人脂肪的摄入量不宜过多,尤其需要控制饱和脂肪酸和胆固醇的摄入量,摄入过多则不易消化,对心血管、肝脏不利,并应尽量选用含不饱和脂肪酸较多的植物油,减少膳食中饱和脂肪酸和胆固醇的摄入,如多吃一些花生油、豆油、菜籽油、玉米油等,尽量避免猪油、肥肉、酥油等动物性脂肪,由脂肪供给能量应占总热能的 20%～30% 为宜,每日食物中的胆固醇含量,不宜多于 300 mg。

4. 碳水化合物 老年人胰岛素对血糖的调节作用减弱,糖耐量低,故有血糖升高趋势,糖过多易发生糖尿病及诱发糖源性高脂血症。所以,老年人碳水化合物摄入量占总能量的 55%～65% 为宜。老年人应控制糖果、精制甜点心的摄入量,可食用一些含果糖多的食物,如各种水果、蜂蜜等。老年人摄入的糖类以多糖为好,如谷类、薯类含较丰富的淀粉,在摄入多糖的同时,还可提供维生素、膳食纤维等其他营养素。另外,应适当多食用蔬菜、水果等富含膳食纤维的食物以增强肠蠕动,防止便秘。

5. 矿物质

1)钙 老年人常因胃酸分泌减少、胃肠机能减退,使钙的吸收减少,加上体内代谢过程中对钙的储存及利用能力下降,常发生负钙平衡状况。随着年龄增长,老年人易出现缺钙引起的骨质疏松、腰腿背痛等症状,应强调适当增加富含钙质的食物摄入量,并增加户外活动以帮助钙的吸收。我国营养学会推荐钙的 RNI 为 1000 mg/d,应以食物钙为主,奶及奶制品为最好的来源,其次为大豆及豆制品、深绿色蔬菜、海带、虾皮等。钙的补充不宜过多,每日摄入钙的总量不应超过 2000 mg。

2)铁 缺铁是世界性的老年营养问题,这是因为老年人对铁的吸收利用能力下降,容易发生缺铁性贫血。老年人铁的 AI 为 15 mg/d,应选择血红素铁含量高的食物,如瘦肉、动物肝脏、牛肉等,同时还应多食用富含维生素 C 的蔬菜、水果,以利于铁的吸收。

3)其他矿物质 老年人缺锌时可致味觉失灵,严重时可使心肌梗死、慢性肾炎等的发病率增高,故老年人应注意膳食锌的补充。铬是体内葡萄糖耐量因子的重要组成成分,有利于防治动脉粥样硬化,故老年人应注意膳食铬的补充。硒与心肌代谢有关,缺硒会引起心肌损害及使某些肿瘤发病率增加,不能忽视老年人对硒的补充。

6. 维生素

1)维生素 A 维生素 A 能保护上皮组织,增强抗病能力,具有抗癌作用,对于老年人保持健康十分重要。富含维生素 A 的食品(如动物肝脏、蛋黄等)同时也富含胆固醇,因此可选择一些含有胡萝卜素的绿色蔬菜或营养补充剂。

2)维生素 D 维生素 D 缺乏可引起老年性骨质疏松,提倡老年人适当增加户外光照时间。

3)维生素 E 维生素 E 是有效的抗氧化剂,能减少体内脂质过氧化物的产生,稳定生物膜结构,对机体具有保护作用。维生素 E 还具有降低血胆固醇、增强机体免疫的功能。我国规定老年人维生素 E 每日供给量标准为 12 mg,各种植物油是其良好的来源。

4)维生素 C 水溶性维生素 C 能增强机体免疫力,促进铁的吸收,参与脂代谢调节等功能,对于老年人保持身体健康和防治疾病十分必要,我国规定老年人每日膳食维生素 C 供给量为 60 mg,故应经常进食足量的新鲜蔬菜及水果。其他维生素如硫胺素、核黄素、烟酸等也需要适当补充。

中国营养学会为老年人推荐的维生素摄入量除了维生素 D 和维生素 B_6 外,其他与成年人基本一致。维生素 D 与衰老有关,缺失可增加骨折发生率,因此老年人需要增加维生素 D 的摄入量,50 岁以后维生素 D 的 RNI 为 10 μg/d。维生素 B_6 与预防心血管疾病有关,维生素 B_6 的推荐摄入量为 1.5 mg/d。

7. 水分 水的代谢有助于其他物质代谢以及排泄代谢产物。老年人细胞内液量减少,同时老年人饮水欲望减退会加重体内水分的不足,应给予适量水分,每日每千克体重应摄入 30 mL 水,饮食中可适当增加汤羹类食品,既能补充营养,又可补充相应的水分,在大量出汗、腹泻、发热等状态下还必须按情况增加水的摄入量。但对于有大量饮水习惯的老年人,应适当减少饮水量,以免饮入过多水分,增加心、肾的负担。

三、常见的营养问题及合理营养

1.营养问题

1)微量营养素缺乏

(1)矿物质的缺乏 其中包括：①钙缺乏,老年人由于对钙的吸收能力下降,钙在骨的沉积减少,钙的丢失增加,加之不注意奶及奶制品、海产品的摄入,很容易引起钙缺失,出现骨质疏松、骨折、牙质疏松、失牙等问题。②铁缺乏,老年人胃肠功能下降、肝脾合成功能下降,蛋白质、铁、维生素B_{12}、叶酸、维生素C摄入不足,易发生贫血。③高钠低钾,老年人味觉功能的减退,易出现高钠饮食,而钠摄入过高,容易出现水钠潴留,引起高血压和水肿,而低钾饮食是血压升高的因素之一。

(2)抗氧化维生素的缺乏 维生素A、维生素C和维生素E均属于抗氧化维生素,在抗氧化、减轻或消除氧化损伤、预防老年慢性疾病方面起着十分重要的作用。

2)能量失衡 能量失衡是指能量摄入过多或过少,其结果表现为体重的增加或减少超过正常范围,即肥胖和消瘦,此问题在老年人中占有相当大的比例。大量资料显示,在体重指数和死亡率之间存在着"J"形曲线关系,当体重过高或过低时,与之相关疾病的死亡率增高。

3)营养性疾病 随着年龄的增长,抵抗力的下降,老年人出现的营养疾病也较多,比如糖尿病、高血压、高血脂、心血管疾病、胃肠功能紊乱、便秘等。

2.合理营养

1)食物多样,搭配合理 老年人应有意识地多选择一些粗杂粮,做到粗细搭配,保证营养均衡。蔬菜、水果是维生素C等几种维生素的重要来源,每日应摄入不少于300 g蔬菜和200 g水果,动物类食物(鱼、禽、蛋、瘦肉等)是优质蛋白和许多矿物质元素(如铁、锌、铜、硒等)的重要来源,应保证每日的摄入量。每日喝一杯奶和常吃豆类食品,可提供丰富的钙、磷及部分维生素和蛋白质。纯热量食物(如精糖和烹调油),这类食品摄取应以少为宜。食物要尽量切碎煮烂,肉做成肉糜,蔬菜用嫩叶、嫩茎;掌握烹调温度,避免食物过冷过热;烹调方式以烧、炖、蒸、煮为主,应避免油腻、腌渍、煎、炸。

2)饮食清淡、少盐 清淡饮食的特点是不油腻、不太咸、不过甜、无刺激性调味品,食物口感清爽、易消化。长期坚持清淡饮食的老年人患肥胖症、高血压、高脂血症、冠心病的概率较低。

3)积极参加适当的体力活动,保持能量平衡 运动和经常参加适当的体力活动,有利于保持良好的情绪,增强心血管系统和呼吸系统功能,并能强壮骨骼、增强体质、减少疾病、促进健康。老年人宜坚持每日运动,注意多做户外运动,WHO建议户外运动最适宜时间为9:00—10:00或16:00—20:00,夏季上午可提前半小时,晚上可延后半小时,清晨或有雾的天气最好不进行户外活动。户外活动时间至少半小时,最好1 h,运动强度要量力而行,以轻微出汗、自我感觉舒适为度。

四、中国老年人膳食指南

1.食物多样,谷类为主 每日的膳食应包括谷薯类、蔬菜水果类、畜禽鱼蛋奶类、大豆坚果类等食物。平均每日摄入12种以上食物,每周25种以上。

每日摄入谷薯类食物250~400 g,其中全谷物和杂豆类50~150 g,薯类50~100 g。食物多样、谷类为主是平衡膳食模式的重要特征。

2.吃动平衡,健康体重 各年龄段的人群都应天天运动、保持健康体重。食不过量,控制总能量摄入,保持能量平衡。坚持日常身体活动,每周至少进行5天中等强度身体活动,累计150 min以上;主动身体活动最好每日6000步。减少久坐时间,每小时起来动一动。

3.多吃蔬果、奶类、大豆 蔬菜水果是平衡膳食的重要组成部分,奶类富含钙,大豆富含优质蛋白。餐餐有蔬菜,保证每日摄入300~500 g蔬菜,深色蔬菜应占摄入蔬菜总量的1/2。天天吃水果,保证每日摄入200~350 g新鲜水果,果汁不能代替鲜果。吃各种各样的奶制品,相当于每日液态奶300 g。经常吃豆制品,适量吃坚果。

4.适量吃鱼、禽、蛋、瘦肉 鱼、禽、蛋和瘦肉摄入要适量。吃鸡蛋不弃蛋黄。少吃肥肉、烟熏和腌制肉制品。

5. 少盐少油，控糖限酒　　培养清淡饮食习惯，少吃高盐和油炸食品。成人每日食盐摄入量不超过 6 g，每日烹调油不超过 30 g。控制添加糖的摄入量，每日摄入不超过 50 g，最好控制在 25 g 以下。每日反式脂肪酸摄入量不超过 2 g。足量饮水，成年人每日饮 7～8 杯(1500～1700 mL)水，提倡饮用白开水和茶水；不喝或少喝含糖饮料。儿童、孕妇、乳母不应饮酒。成人如饮酒，男性一天饮用酒的酒精量不超过 25 g，女性不超过 15 g。

6. 杜绝浪费，兴新食尚　　珍惜食物，按需备餐，提倡分餐不浪费。选择新鲜卫生的食物和适宜的烹调方式。食物制备生熟分开、熟食二次加热要热透。学会阅读食品标签，合理选择食品。多回家吃饭，享受食物和亲情，传承优良文化，兴饮食文明新风。在一般人群膳食指南十条内容的基础上，为保持老年人身体健康，营养均衡，还应该注意：食物要粗细搭配、松软、易于消化。

老年人容易发生便秘，糖脂代谢异常，患心血管疾病的危险性增加，适当多吃粗粮有利于健康。合理安排饮食，提高生活质量，从各方面保证老年人的饮食质量、进餐环境和进食情绪，使老年人摄入丰富的食物，保证他们需要的各种营养素摄入充足，以促使老年人身心健康，减少疾病，延缓衰老，提高生活质量。重视预防营养不良和贫血。部分老年人由于生理功能的下降及疾病等因素，不能从膳食中摄取足够的营养素，可以适当使用营养素补充剂。多做户外活动，维持健康体重，老年人运动讲求四项原则：安全、全面、自然、适度。适当多做户外活动能延缓机体功能衰退。老年人的运动可按自己的实际情况来安排，建议选择自己喜欢而又能承受的运动项目，然后持之以恒。运动项目以散步、慢跑、打太极拳(剑)、健身操、跳舞、门球以及棋类等为宜。另外，还要做好全面身体检查，注意循序渐进，不要急于求成，适得其反。营养对人体健康的影响并不是从老年才开始的，而是从幼年甚至胎儿期就开始并一直延续下去的。想要达到延缓衰老的目的，保持老年人良好的身心状况，减少常见慢性疾病的发生，应该尽可能早地注意均衡饮食、合理营养，不能等到年老时才开始关注，更不能等到出现了严重健康问题才开始行动。

五、中国居民平衡膳食宝塔

"中国居民平衡膳食宝塔"(简称"平衡膳食宝塔")是根据中国居民膳食指南，结合中国居民的膳食结构特点设计的。它把平衡膳食的原则转化成各类食物的重量，用比较直观的宝塔形式表现出来，便于群众理解和在日常生活中实行。

1. 平衡膳食宝塔的内容　　中国居民平衡膳食宝塔的结构如下。

1)谷薯类　　谷薯类食物位居底层，每人每日应该吃 250～400 g；谷类是面粉、大米、玉米粉、小麦、高粱等等的总和。它们是膳食中能量的主要来源，在农村中也往往是膳食中蛋白质的主要来源。多种谷类掺着吃比单吃一种好，特别是以玉米或高粱为主要食物时更应当重视搭配一些其他的谷类或豆类食物。加工的谷类食品如面包、烙饼、切面等应折合成相当的面粉量来计算。

2)蔬菜和水果　　蔬菜和水果占据第二层，每日应吃 300～500 g 和 200～350 g；蔬菜和水果经常放在一起，因为它们有许多共性。但蔬菜和水果终究是两类食物，各有优势，不能完全相互替代。尤其是儿童，不可只吃水果不吃蔬菜。蔬菜、水果的重量按市售鲜重计算。一般来说，颜色较深的蔬菜和深色水果含营养素比较丰富，所以应多选用深色蔬菜和水果。

3)鱼、禽、肉、蛋　　鱼、禽、肉、蛋等动物性食物位于第三层，每日应该吃 125～225 g。鱼、禽、肉、蛋归为一类，主要提供动物性蛋白质和一些重要的矿物质和维生素。但它们彼此间也有明显区别。鱼、虾及其他水产品脂肪含量很低，有条件可以多吃一些。这类食物的重量是按购买时的鲜重计算。肉类包含畜肉、禽肉及内脏，重量是按屠宰清洗后的重量计算。这类食物尤其是猪肉脂肪含量较高，所以不应该吃过多肉类。蛋类胆固醇含量相当高，一般以每日不超过 1 个为好。

4)奶类和豆类食物　　奶类和豆类食物占第四层。每日应吃奶类及奶制品 300 g、大豆及坚果类 25～35 g。奶类及奶制品主要包含鲜牛奶和奶粉。豆类及豆制品包括许多品种，如大豆、豆腐干等。

5)烹调油和食盐　　每日烹调油不超过 30 g，食盐不超过 6 g。平衡膳食宝塔没有建议食糖的摄入量,因为我国居民现在平均吃糖的量还不多,对健康的影响还不大。但多吃糖有增加龋齿的危险,尤其是儿童、青少年不应吃太多的糖和含糖高的食品及饮料。

新的平衡膳食宝塔图中增加了水和身体活动的形象,强调足量饮水和增加身体活动的重要性。建议在温和气候条件下生活的轻体力活动的成年人每日至少饮水 1500 mL(约 6 杯)。在高温或强体力劳动的条件下,应适当增加。饮水不足或过多都会对人体健康带来危害。

饮水应少量多次,要主动,不要感到口渴时再饮水。目前,我国大多数成年人身体活动不足或缺乏体育锻炼,应改变久坐少动的不良生活方式,养成天天运动的习惯,坚持每日多做一些消耗体力的活动。建议成年人每日进行累计相当于步行 6000 步以上的身体活动,如果身体条件允许,最好进行 30 min 中等强度的运动。

2.平衡膳食宝塔的应用

1)确定个人每日膳食食物组成。

2)同类互换,调配丰富多彩的膳食　在膳食中食物互相替换,可遵循同类互换、多种多样的原则调配一日三餐,例如以粮换粮、以豆换豆、以肉换肉;大米可与面粉或杂粮互换;馒头可以和相应量的面条、烙饼、面包等互换,大豆可与相当量的豆制品或杂豆类互换;牛奶可与羊奶、酸奶、奶粉或奶酪互换。

3)合理分配三餐食量。

4)因地制宜,充分利用当地资源。

5)养成习惯,长期坚持。

能力检测

1.老年人生理代谢的特点是消化功能减退、代谢功能减退、免疫功能下降及(　　　)。

A.体成分改变　　　　　　　　　　B.氧化损伤加重

C.体成分改变及氧化损伤加重　　　D.肌肉萎缩

2.老年人能量摄入量与消耗量以能保持平衡并可维持理想体重为宜,50～60 岁老年人每日摄入量为(　　　)kJ(kcal)。

A.7.53～9.20(1800～2200)　　　　B.7.10～8.80(1700～2100)

C.8.00～13.00(1900～3100)　　　　D.<7.10(1700)

3.老年人多不饱和脂肪酸、单不饱和脂肪酸提供的能量占总能量的(　　　)比较合适。

A.8%～10%,10%　B.10%,10%　　C.8%,8%　　　　D.12%,10%

4.食物摄入量大,特别是肉、蛋等动物性食物,可使下列哪种慢性疾病的发病率增加?(　　　)

A.动脉粥样硬化　B.高血压　　　C.糖尿病及肥胖　D.以上都是

5.下列哪种食物老年人不宜多食?(　　　)

A.啤酒　　　　　B.粗粮　　　　C.水果　　　　　D.豆制品

6.以下哪种食物胆固醇含量最高?(　　　)

A.猪肝　　　　　B.瘦猪肉　　　C.鸡腿肉　　　　D.牛奶　　　　E.带鱼

参考答案:

1.C　2.C　3.B　4.D　5.A　6.A

(王艳华)

项目十　家庭老年人饮食护理

学习导航

　　家庭养老是在家养老和子女养老相结合的模式。家庭养老应是当今社会的主要养老模式,特别在中国,传承了几千的"孝道"文化,"父母在,不远游"是孝道在人们日常生活中的表现。父母养育子女是责任,子女赡养父母更是应承担的责任和义务。这就是费孝通教授1983年提出的中国养老的"反馈模式",是对中国传统养老文化的发展与延伸。家庭养老主要包括:老年人经济物质费用的承担、老年人扶持的帮助力量,即老年人的衣食住行。其中老年人的饮食是老年人能否维护身体健康的营养需要的重要来源。"吃得好,睡得好,穿得暖,行得安全"是我们与老年人沟通时常见的话题。现在的家庭,儿女大都忙于工作,由于社会压力,少了对餐饮的研究,甚至出现了冷落老年人的现象,因此老年人的饮食出现了困难,心情忧郁,影响老年人的身体健康。家庭中女性老年人尤为明显,女性更年期的生理和心理特征影响着身心健康,情绪的波动会影响饮食,导致营养的缺乏,重视更年期女性的饮食护理是预防老年人老化的基础。在家庭护理中老年人安全隐患(如烧伤、烫伤)不可忽视,烧伤后的饮食护理是关键。"孝"既是家庭养老的基础,又是优秀的伦理道德观,应当促进老年人的身体健康,给老年人营造一个良好的经济生活环境和温馨祥和的精神家园。

学习目标

领域	学校学习	企业学习
内容	1.更年期女性营养饮食特点(各国) 2.家庭高龄老年人营养饮食护理计划 3.高龄老年人营养饮食的健康宣教 4.家庭老年人的安全(烧伤、烫伤)的饮食护理	1.社会中老年人饮食行为规范调查 2.更年期女性的饮食调查 3.实施老年人家庭营养饮食护理 4.对老年人的营养饮食安全实施健康宣教
需要培养的职业能力	1.学生能列举家庭高龄老年人营养饮食需求特点 2.学生能比较高龄老年人的饮食需求特点与更年期女性饮食需求特点 3.学生能运用合理的方法对家庭老年人实施营养饮食护理 4.学生能对家庭老年人营养饮食安全实施健康宣教	

Note

任务1 设计家庭高龄老年人营养饮食护理计划

 职业行动情境

奶奶怎么生气了

上课了,当学生看到"老年家庭"这个题目时,小宇却想起了奶奶的故事。奶奶今年80岁了,妈妈很听奶奶的话,每日做饭都问奶奶今天吃什么。奶奶对小宇特别好,经常给小宇零花钱,让他买学习用品。奶奶近期身体不舒服,姑姑回来看奶奶,拎了一大堆好吃的,有苹果、鸭梨、各种小食品,奶奶看了看,没说话。小宇坐在茶几前和姑姑边聊边吃。奶奶突然气呼呼地说:"这么长时间也不回来看我,买这些东西有啥用? 都给你们吃吧!"妈妈走了进来问:"奶奶怎么生气了?"

◎ 行动情境任务

家庭高龄老年人营养饮食护理的健康宣教。

· 行动情境任务的导入

以上情境中奶奶生气的原因并不难找,但不惹奶奶生气做起来并不是那么容易。80岁的老年人对物质的需求没有太多,只想儿女多陪陪,想吃她顺口的食物。身体健康、儿女孝顺,是老年人最需要的。

上面情境中,姑姑给奶奶买了一堆好吃的,并不代表奶奶满意,奶奶想一家人围坐在餐桌前,吃着顺口的饭菜,交流思想,共享天伦之乐。老年人絮叨固执,某些守旧的观念根深蒂固,有时闹得全家不高兴,影响身体健康。情境中妈妈每次做饭都问奶奶,而小宇跟姑姑不管奶奶的感受,在茶几前边吃边聊,惹得奶奶生气了。

· 行动情境任务的分析

"食不言寝不语"是长辈们教导子女经常说的,也是中国餐桌上的礼仪。尊敬和赡养老年人,是家庭道德也是社会道德。尊老爱幼是社会道德、社会伦理的体现,在现在的社会中更应该发扬中华民族传统美德,从尊重老年人的饮食开始,结合老年人的营养需要,多陪陪老年人,讲究家庭美德,这也是培养好下一代的重要基础。

学校教学领域

设计家庭高龄老年人营养饮食护理计划

学习领域	根据老年人的个人情况和情境特点开展护理工作	所需学时:___学时
学习情境	"奶奶怎么生气了"	所需学时:___学时

根据教学大纲应获得的能力
1.学生能列举高龄老年人的饮食特点
2.学生能描述更年期女性的饮食特点
3.学生能掌握家庭老年人安全问题(如烧伤、烫伤)的护理
4.学生能反思在实施活动内容时存在的问题

家庭老年人饮食护理教学内容

职业行动情境

上课了,当学生看到"老年家庭"这个题目时,小宇却想起了奶奶的故事。奶奶今年80岁了,妈妈很听奶奶的话,每日做饭都问奶奶今天吃什么。奶奶对小宇特别好,经常给小宇零花钱,让他买学习用品。奶奶近期身体不舒服,姑姑回来看奶奶,拎了一大堆好吃的,有苹果、鸭梨、各种小食品,奶奶看了看,没说话。小宇坐在茶几前和姑姑边聊边吃。奶奶突然气呼呼地说:"这么长时间也不回来看我,买这些东西有啥用?都给你们吃吧!"妈妈走了进来问:"奶奶怎么生气了?"

项目	作业
组织/导向	1.讲述自己家的高龄老年人或身边老年人的故事 要求: (1)主要以家庭饮食为主题 (2)注意老年人的权利 (3)思考情境中的奶奶为什么生气了 **鱼骨图分析法的步骤** 记入关联事项。 • 在制成的鱼骨图下栏标注名称。 • 标注制图日期及制图时间。 • 标注制图人姓名。 制图日期及制图时间 名称 **鱼骨图分析法的步骤** (4)姑姑的做法有哪些不对 (5)小宇的做法有哪些不对 (6)完成练习1 2.观看视频"关于家庭集餐的情境"的片段,谈谈情境中发生问题的原因
了解相关背景信息	3.详细阅读相关材料,小组讨论并将结果写在题板上 要求: (1)老年人的饮食要求有哪些 (2)中国老年人的家庭就餐环境有哪些 (3)讨论亲人对老年人的营养饮食有哪些影响 (4)中国的饮食有哪些行为规范 (5)中国餐桌有哪些礼仪 (6)现代人营养饮食的行为规范是什么?举例说明 (7)完成练习2 4.思考若奶奶的饮食不能满足营养需要怎么办 要求: (1)妈妈的做法能否改进?如何改进 (2)完成练习3(参考老年人营养饮食护理) (3)提出改进方案的措施(方法)

Note

计划	5.家庭高龄老年人营养饮食护理(奶奶的营养饮食护理) 要求: (1)分工 (2)准备用物:白纸、彩纸、彩笔、胶水、剪刀 (3)策划剧本,完成练习2 (4)严肃认真,表演真实
决定	6.编写剧本具体内容,参考老年人营养饮食护理相关材料,完成练习2 要求: (1)方法得当,有难度 (2)注意语言的表达(考虑隐私) (3)尊重老年人,有感染力 (4)排练认真、语言简练,必须用普通话 (5)团队合作
执行/展示	7.展示汇报 要求: (1)小组按顺序表演 (2)录制小视频(存档) (3)记录 协助老年人进水
监督	8.以抽签的方式监督其他小组的活动(保密,向其他小组成员学习) 注意: (1)观察监督小组的情况(分工、用物准备、练习程度),同时观察监督小组其他参与的情况并记录,将记录的内容(优点部分)作为本小组活动内容的参考 (2)考虑是否与老年人饮食特点相关
评价/反思	9.评价 要求: (1)小组互评,考虑相互之间的关系,不能以此相互指责 (2)小组自评,反思通过角色扮演,学生是否会运用调查方法并找出存在的问题 (3)老师点评,一针见血地提出缺点并指导 (4)总结整理记录,把视频发给企业的指导老师 (5)反思 (6)绘制表格,完成练习3 10.评论:"养儿防老"就是老年人在家养老的说法是否正确 谈谈你的想法(学习通回答),完成练习4

续表

系统化	11.制作烧伤、烫伤老年人的营养饮食护理计划 12.设计老年人中医饮食的营养护理计划 13.制作一份老年营养饮食健康宣教的宣传手册

学校练习部分

练习	姓名： 学号： 班级： 组别：
练习1	1.情境中的奶奶为什么生气了？ 2.姑姑的做法有哪些不对？ 3.小宇的做法有哪些不对？
练习2	设计护理高龄老年人的方案。 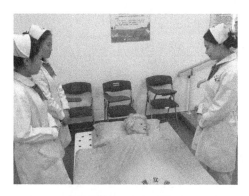 观察老年人饮食后情况
练习3	高龄老年人与普通人的饮食对比如下。<table><tr><td>项目</td><td>营养素</td><td>加工</td><td>安全</td><td>色香味</td></tr><tr><td>饮食特点</td><td></td><td></td><td></td><td></td></tr><tr><td>优点</td><td></td><td></td><td></td><td></td></tr><tr><td>缺点</td><td></td><td></td><td></td><td></td></tr><tr><td>建议</td><td></td><td></td><td></td><td></td></tr></table>
练习4	针对高龄老年人营养饮食的特点，提出建议。 建议：

企业工作领域

实施家庭饮食护理，促进老人身体健康

企业名称/类别	×××社区		负责人	
	老年公寓	实习时间		
指导老师/职业	吴××			
学生/培训生	刘××			
小组				
学习领域	根据老年人的个人情况和情境特点开展护理工作		所需学时：＿＿学时	
学习情境	老年人营养饮食的护理		所需时间：＿＿学时	

根据教学大纲应获得的能力

1.学生能对各地区老年人的营养饮食特点及饮食文化进行调查

2.学生能在老师的帮助下对高龄老年人进行饮食护理

3.学生能写一份更年期女性饮食文化的调查问卷

流程	作业		
	独立完成		指导老师帮助
观察	绘制高龄老年人饮食调查记录表		学生在指导老师的指导下阅读老年公寓老年人饮食记录和健康档案，完成练习1 (1)记录时考虑老年人的隐私 (2)遵守规章制度
	观察老年公寓个体进餐情况并记录		学生观察指导老师对高龄老年人的饮食护理并记录，完成练习2
交流/操作	通过与老年人一起看小视频建立关系，与之交流并提示老年人饮食的注意事项，完成练习3		与指导老师一起讨论更年期女性营养建议方案并记录
实施	给高龄老年人讲与饮食有关的有趣的故事		在指导老师的帮助下完成对老年人的调查问卷 注意：语音，态度，语速（考虑老年人的听力），内容健康（考虑隐私） **与老年人交谈**
评价	自己	给更年期女性吃一些你家乡的特产	反思实践过程中遇到的问题，解决问题时方法运用得如何，写一份实习日志"小宇的感受"，完成练习4
	小组	组间互评，小组自评 提出合理的建议，优点、缺点	
	指导老师	根据企业的考核标准给学生评分，写评语	
系统化	为患有新冠肺炎的老年人制订一份营养饮食护理计划		

企业练习部分

企业名称：

练习	姓名： 学号： 班级： 组别：
	老年人姓名： 年龄： 子女情况：

练习1	老年公寓中不同地区老年人情况(考虑隐私)	健康状况
练习2	观察指导老师对高龄老年人(特殊)饮食护理的方法并记录	
练习3	观察老年人看完视频后的反应	

练习4	小宇的感受

实习日志： 学生姓名：

感受

项目	学校	企业
相同点		
不同点		
总结		
指导老师评价		

（苏　晗）

任务2　更年期老年人的营养饮食护理——更年期女性的营养饮食护理

职业行动情境

李萨的妈妈怎么了

学生李萨的妈妈55岁。李萨的妈妈平时非常能控制体重，但酷爱水果，最近总是爱发脾气，吃饭时经常嫌饭菜不好吃，弄得家人一到吃饭就发愁。近期，李萨发现妈妈有些心情郁闷，睡眠不好，食欲不佳，还把李萨今天给她买的最爱吃的水果和牛奶都给扔了。晚上吃饭时爸爸说妈妈更年期，惹得妈妈大发雷霆，奶奶、爷爷也没吃饭，一桌做好的饭菜都放凉了。

◎ 行动情境任务

更年期女性的营养饮食护理。

·行动情境任务的导入

围绝经期综合征又称更年期综合征(menopausal syndrome,MPS)指妇女绝经前后出现性激素波动或减少所致的一系列以自主神经系统功能紊乱为主，伴有神经心理症状的一组症候群。绝经可分为自然绝经和人工绝经两种。自然绝经指卵巢内卵泡用尽，或剩余的卵泡对促性腺激素丧失了反应，卵泡不再发育和分泌雌激素，不能刺激子宫内膜生长，导致绝经。人工绝经是指手术切除双侧卵巢或用其他方法影响卵巢功能，如放射治疗和化疗等。判定绝经，主要根据临床表现、激素的水平来测定。女性更年期是人体重要时期，这个时期过渡得不好直接影响老年时期的身体健康，由于绝经期雌激素水平不断下

257

降,会导致机体代谢紊乱,特别需要补充营养物质,因此注意更年期的营养的供给,是女性长寿的重要基础,也是家庭和谐、幸福的重要因素。

· 行动情境任务的分析

李萨的妈妈处于更年期,由于机体代谢紊乱,导致了她情绪不好。她平时爱吃水果,控制体重,可能会导致身体的营养素缺乏,加之更年期激素水平下降,内分泌紊乱,导致情绪不佳、发脾气,但又不想承认自己已经是更年期,原来喜欢吃的水果都不想吃了,会导致机体的营养素更加缺乏,这样的恶性循环,对于一个处在更年期的女性非常不利,也给家庭带来不愉快。如何加强更年期的营养调理,是促进更年期女性身体健康的重要基础。

学校教学领域

更年期女性的营养饮食护理

学习领域	根据老年人的个人情况和情境特点开展护理工作	所需学时:____学时
学习情境	"李萨的妈妈怎么了"女性更年期的营养护理	所需学时:____学时

根据教学大纲应获得的能力

1.根据护理观察以及已经掌握的原因、症状和疗法,学生能为更年期女性设计营养饮食护理计划

2.学生能建议更年期的女性改变她们的饮食习惯,加强营养

"李萨的妈妈怎么了"的教学内容
更年期女性的营养饮食护理

职业行动情境

学生李萨的妈妈 55 岁。李萨的妈妈平时非常能控制体重,但酷爱水果,最近总是爱发脾气,吃饭时经常嫌饭菜不好吃,弄得家人一到吃饭就发愁。近期,李萨发现妈妈有些心情郁闷,睡眠不好,食欲不佳,还把李萨今天给她买的最爱吃的水果和牛奶都给扔了。晚上吃饭时爸爸说妈妈更年期,惹得妈妈大发雷霆,奶奶、爷爷也没吃饭,一桌做好的饭菜都放凉了。

项目	作业
组织/导向	1.详细阅读上述情境,并找出李萨妈妈的症状 要求: (1)全班范围内收集症状,并讨论这些症状可能来自何处 (2)回忆家里是否有人出现过李萨妈妈的现象,完成练习1 2.谈谈感受 要求:想象一下,你为了治疗,必须改变哪些饮食习惯。在一张纸上用一句话写下你的想法或感受,之后和同桌讨论感受 3.根据上述情境描述的更年期女性的特征,说出导致出现更年期的原因,完成练习2
了解相关背景信息	4.两人一组,在网上研究针对更年期功能紊乱的营养饮食有哪些,请记录要点。完成练习2 5.全班分为两组,分别为更年期前阶段和更年期阶段,制作营养方案的学习海报。完成练习3

计划	6.全班分组讨论,为更年期的女性制订营养饮食护理计划 要求:同学认真讨论 小组中各出一人,组成一个专家组互相介绍各自的护理计划,并在必要时纠正。提出最后的方案
决定	7.采访一位阿姨(角色扮演),为她制订营养饮食护理计划 要求: (1)尊重采访对象 (2)考虑隐私及权利 (3)编写采访剧本,完成练习4
执行/展示	8.表演 要求: (1)在小组作业中,写下李萨应如何对待妈妈的情绪反应 (2)在全班展示,角色扮演,并录制小视频给家人看 角色扮演　　　　　　　　　　收集信息
监督	9.观察、评价角色扮演 要求: (1)必须记录 (2)如果你是李萨会如何安慰妈妈,并让她吃你给她准备的食物 (3)谈谈李萨爸爸的感受 (4)谈谈李萨爷爷、奶奶的感受
评价/反思	10.在全班讨论,更年期增加营养对李萨妈妈的意义 要求: (1)小组互评,自评,老师点评 (2)反思在制作更年期营养饮食护理计划时出现的问题
系统化	11.谈谈李萨妈妈的表现对家庭的影响 12.如何评价李萨妈妈 13.有人认为多吃保健品可延缓更年期,你有什么看法 请完成一份预防老年女性子宫肿瘤的营养饮食护理计划,以电子邮件的方式发给妈妈,完成练习5、练习6、练习7

Note

学校练习部分

<table>
<tr><td>练习</td><td>姓名：　　　学号：　　　班级：　　　组别：</td></tr>
<tr><td>练习 1</td><td>1. 更年期的症状
2. 必须改变饮食习惯的感受</td></tr>
<tr><td>练习 2</td><td>1. 出现更年期的原因
2. 更年期营养饮食的影响因素</td></tr>
<tr><td>练习 3</td><td><table><tr><td>更年期前阶段的饮食</td><td>更年期阶段的饮食</td></tr><tr><td></td><td></td></tr><tr><td></td><td></td></tr></table>制作更年期营养配餐的海报</td></tr>
<tr><td>练习 4</td><td>编写采访一位阿姨的剧本</td></tr>
<tr><td>练习 5</td><td>有人认为多吃保健品可延缓更年期，你有何看法
完成一份预防老年女性子宫肿瘤的营养饮食护理计划</td></tr>
<tr><td>练习 6</td><td>1. 如果你是李萨会如何安慰你的妈妈，并让她吃你给她准备的食物
2. 谈谈李萨爸爸的感受
3. 谈谈李萨爷爷、奶奶的感受</td></tr>
<tr><td>练习 7</td><td>为脑出血患者钱大爷的急性期饮食治疗方案提出建议</td></tr>
</table>

（苏　晗）

女性营养调查问卷

<table>
<tr><td>姓名</td><td></td><td>年龄</td><td></td><td>身高</td><td></td></tr>
<tr><td>体重</td><td></td><td>文化程度</td><td></td><td>血型</td><td></td></tr>
<tr><td>饮食爱好</td><td></td><td>饮食禁忌</td><td></td><td>民族</td><td></td></tr>
<tr><td colspan="3">联系方式：</td><td colspan="3">家庭住址：</td></tr>
<tr><td colspan="6">＊您现在身体是否有异常情况（如贫血、缺钙、糖尿病、高血压、甲亢、心血管疾病、胃病等，有则填，无则不填）</td></tr>
<tr><td colspan="6">1. 您认为高血压、糖尿病、体重增长不合理等异常状况与饮食结构不合理是否有关系</td></tr>
<tr><td colspan="6">□是　　　　□否</td></tr>
<tr><td colspan="6">2. 您知道贫血主要是由于下列哪种营养素缺乏造成的吗</td></tr>
<tr><td colspan="6">□钙　　　　□铁　　　　□锌　　　　□不清楚</td></tr>
<tr><td colspan="6">3. 您平均每日饮水量</td></tr>
<tr><td colspan="6">□<1200 mL　　　　□1200～1500 mL　　　　□1500～1700 mL　　　　□>1700 mL</td></tr>
<tr><td colspan="6">4. 您清楚自己目前的营养状况吗</td></tr>
<tr><td colspan="6">□非常清楚　　　　□一般清楚　　　　□完全不懂</td></tr>
<tr><td colspan="6">5. 您平时喜欢吃哪一类食物【多选题】</td></tr>
</table>

Note

续表

□粗粮	□肉类	□鱼类	□豆制品	□禽类	□鲜果类

6. 您的饮食口味属于下列哪种

□辛辣	□清淡	□偏甜	□偏油	□正常

7. 您知道下列哪种食物是优质蛋白的最佳来源吗【多选题】

□大豆类	□蛋类	□瘦肉类	□奶制品

8. 您是否认为"吃越贵、精、细的食品对健康越有利"

□是	□否	□不确定

9. 您服用营养素补充剂是因为

□医生建议	□网络、书籍	□自己主动	□听取别人的建议

10. 您对更年期这一特殊阶段采取什么态度

□积极面对	□无所谓	□存在焦虑、困惑及恐惧

11. 您平时会有规律地摄入以下哪种食品或保健品

□服用钙剂等保健品	□常喝牛奶,吃豆制品	□两者皆不

12. 您了解绝经激素治疗吗

□没听过	□不完全清楚	□了解

13. 您身边有无认识的人正在进行绝经激素治疗

□有	□无

14. 如果您不想进行绝经激素治疗,是因为顾虑哪方面问题

□说不清楚	□乳腺癌	□发胖	□子宫内膜癌	□血栓

15. 您多久会进行全身检查

□半年一次	□一年一次	□从来没有

16. 您若出现更年期的一些症状会前往医院进行咨询吗

□会	□不会

(高美静)

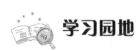

学习园地

材料 27　更年期与妇科肿瘤患者的饮食营养护理

民以食为天,饮食问题不仅对一般人很重要,对肿瘤患者尤其重要。饮食不当和营养不良可加快促癌过程;合理饮食和平衡营养则可延缓和阻碍促癌过程的进展。

一、妇科肿瘤患者吃什么好

恶性肿瘤是一种慢性消耗性疾病,肿瘤细胞直到人死亡前都在抢夺正常细胞的养分,从而导致患者营养不良,加速疾病恶化。根据美国癌症协会研究的结果,癌症患者膳食热量至少应比平时增加 20%。所以合理的饮食对提高生存质量、延长生存期非常重要。

1. 多吃植物性食物及优质蛋白　建议进食以植物性食物为主、多样化且营养丰富的食物,植物性食物应占到 2/3 以上,但并不意味着素食。同时应注意优质蛋白的摄取,优质蛋白是组织细胞修复的重要原料,肉类、鱼类、蛋类、奶类、豆制品等是优质蛋白的主要来源。

2. 多吃新鲜的蔬菜及水果　大量研究提示蔬菜和水果中富含多种抑癌物质,其抑癌功能是协同的,并非单种营养素的作用。生活中常见的绿叶蔬菜、卷心菜、菜花、十字花科蔬菜、大蒜等都具有抗癌作用。

3. 注意维生素及无机盐的补充　食物中的维生素具有抗氧化活性,可防止对细胞的氧化损伤,与抗癌有关的维生素主要包括维生素 A、维生素 C、维生素 E 及叶酸。钙、硒等元素也具有很好的防癌作用。

二、妇科肿瘤患者应该少吃什么

饮食健康问题一直为大众所关心,特别是恶性肿瘤患者。一般来讲以下的食物建议少吃。

(1)烟熏、烘烤或油炸的高蛋白质、高脂肪食物:因为这些食物在烟熏或烘烤时易产生具有致癌作用的 3,4-苯并芘等多环芳烃物质和杂环胺类物质,具有致癌作用。

(2)发霉的花生、小麦、玉米等粮油产品:因为这些食物发霉后含有黄曲霉毒素,而黄曲霉毒素是致癌物质。

(3)腌肉、火腿、熏肉等:这些食物一般有亚硝酸盐,易产生具有致癌作用的亚硝胺。

(4)高脂肪食物:肿瘤患者应限制脂肪摄入,脂肪和油类提供的能量占总能量的 15%～30% 即可。

三、妇科肿瘤患者应该怎么吃

(1)尽量不要饮酒,反对过度饮酒。

(2)不要食用过烫的或烧焦的鱼和肉。

(3)既要喝汤更要吃肉。很多患者以为喝汤大补而大量喝汤,实际上汤中的营养成分少,营养密度低,单一的喝汤反而会导致膳食单一,进而导致营养不良。如果实在进食困难,可将各种食物备成软泥,熬制成粥以方便吞咽和消化。

(4)辛辣食物并非一定要禁。忌辛辣食物似乎已成为一种泛滥的饮食要求,但这种说法实际上缺乏依据。辣只是一种人的味觉体验,肿瘤患者不必完全忌口,如果能刺激食欲,适量食用未尝不可。

(5)对于食欲低下的患者,建议采用少量多餐的方法,避免吃饭的同时喝汤水以免早期出现饱腹感。

需要手术治疗的患者的营养治疗原则:高热能、高维生素、高蛋白质,具体安排还要结合病情。①手术前几日,根据医嘱进食,手术前 8 h 禁食,4 h 禁饮,以减少手术中因牵拉内脏引起的恶心、呕吐反应,也使术后肠道得以休息,促使肠功能恢复。②预计手术可能涉及肠道时,例如卵巢癌有肠道转移者,于术前 3 日进少渣半流质食物。手术后按医嘱进食,腹部手术尤其是胃肠道手术后,一般均需禁食,3～4 日肠道恢复功能,肛门开始排气后,先进食流质食物(如无油无渣的清汤、过滤的果汁、米汤、蜂蜜水等),少量多餐,逐步改为全量流质(如米汤、肉汤、果汁、蔬菜汁等),5 日后进少渣半流质食物(如稀饭、蒸蛋、面条等),术后 7～9 日基本可以渐渐恢复正常饮食。

四、术后的妇科肿瘤患者应该怎么吃

因进腹手术操作及麻醉等因素,胃肠道有一个逐渐恢复的过程,一般按照流质、半流质、普食的顺序更改饮食。所谓的流质一般指米汤、藕粉等,半流质一般为米粥、面片汤、鸡蛋羹等,普食的原则一般是按照高热量、高蛋白质、高维生素,适量选用富含锌、铁的食物。其中富含蛋白质的食物包括鱼、瘦肉、牛奶、蛋类、豆类及豆制品等。动物性蛋白质中以鱼类蛋白质为最好,植物性蛋白质中以大豆蛋白质为最好。多食用新鲜的蔬菜和水果以及猪肝、瘦肉、猪血、海带、紫菜、木耳、桂圆等富含维生素 A、维生素 C、铁、锌的食物。

五、化疗的妇科肿瘤患者应该怎么吃

化疗是肿瘤治疗的有效手段。什么是化疗？化疗就是通过化学治疗药物杀灭癌细胞，达到治疗目的。妇科恶性肿瘤如卵巢癌，化疗是主要治疗手段；宫颈癌与子宫内膜癌，化疗也有辅助治疗的价值。不幸的是，人体对化疗药物都可能产生各种各样的不良反应，其中消化系统反应最为常见，如恶心、呕吐、腹泻和便秘。很多患者在化疗前后因为化疗副作用而食欲变差，身体消瘦，身心状态不佳，甚至对治疗产生抵触。

制订化疗期间的营养食谱前，首先我们需要明白恶心、呕吐也是分等级的，根据 WHO 标准，0 级：无恶心、呕吐；Ⅰ级：只有恶心，能够吃适合的食物；Ⅱ级：一过性呕吐伴恶心，进食量明显减少，但是能够吃东西；Ⅲ级：呕吐需要治疗；Ⅳ级：顽固性呕吐，需要控制。选择食物的首要原则：高热量、高维生素、低脂肪的清淡饮食。少食多餐，注意增加品味，如甜、酸可刺激食欲。

(1)对于没有胃肠道反应或反应不重的患者，饮食原则应种类多、营养均衡、热量充足。选择易消化食物，避免油腻、辛辣刺激、油炸、烧烤等食物。

(2)对于食欲受到影响，但没有明显恶心、呕吐的患者，可以选择患者喜爱的或新品种的食物来刺激食欲。比如常食用牛肉类的患者可以换吃鱼、虾、蟹等，有条件者可以选择海参、甲鱼、鲍鱼等。但无论选择哪一种食物，烹调时一定要将食物煮得熟烂，方便消化和吸收。

(3)严重呕吐的患者可以考虑禁食 4~8 h，必要时可延长至 24 h，禁食结束后由流质逐步过渡到普食。

(4)贫血患者可以食用含铁丰富的食物，如木耳、菠菜、山药、红枣等。

(5)电解质紊乱的患者可以选择芒果、苹果、柑橘等。

(6)选择一些适合化疗患者食用的食物。

①水果类。

a.苹果：营养丰富的水果，富含碳水化合物、维生素、微量元素（钾、铁等）、膳食纤维、苹果酸、酒石酸、胡萝卜素等，可以安神，若进食少可以榨汁。

b.芒果：热量高，营养成分全面，含有糖类、蛋白质、粗纤维、维生素和脂肪等，质地柔软，常能通便，具有一定止吐功能。

c.桃子：含有蛋白质、脂肪、碳水化合物、粗纤维、矿物质、维生素 B_1、苹果酸、柠檬酸等。

d.柑橘：富含维生素 C、胡萝卜素、钾、钙、铁，具有抗氧化能力，四季可食。

②蔬菜类。

a.土豆：所含营养成分较全面，包括淀粉、蛋白质、脂肪、维生素、矿物质。含有 18 种氨基酸，包括必需氨基酸，含钾量几乎是所有蔬菜中最高的，烹调方式多样，可作为主食。

b.番茄：富含多种维生素、矿物质、蛋白质、糖等，但不宜生吃，不宜长时间烹调。

c.西蓝花：营养全面，本身具有抗癌作用，凉拌和清炒是适合化疗患者的烹调方式。

d.胡萝卜：具有抗癌、抗衰老的作用，可提高免疫力，建议切碎、用油炒熟后食用，有利于营养全面吸收。

③富含蛋白质的食物。

a.鲍鱼：营养价值极为丰富，含有 20 种氨基酸、脂肪、维生素和微量元素，化疗患者可选择鲍鱼切碎后煮粥食用。

b.海胆：含 17 种氨基酸，蛋白质含量是等质量的鸡肉、鱼类的两倍，还含有不饱和脂肪酸、磷脂、糖类、钙、维生素等，其中钙、磷含量高于牛奶，推荐做法为海胆蛋花汤，加工简单，不油腻。

c.其他富含蛋白质的食物：如鱼、虾、肉、蛋、奶、豆类。可以根据患者喜欢的口味加工。

④其他。

a.花生：含有蛋白质、脂肪、糖类、维生素、矿物质、8 种人体所需氨基酸和不饱和脂肪酸、卵磷脂、胆碱、胡萝卜素和粗纤维。具有防癌功效，化疗患者可选择盐水花生。

b.香菇:含 B 族维生素、铁、钾、维生素 D,建议晾晒后切丁煮汤,可加入胡萝卜丁、豆腐丁和葱花。

c.竹笋、南瓜:均含丰富蛋白质、氨基酸、维生素等。

(7)不同时期,推荐不同营养方案。

①化疗开始前:化疗前 1～2 周,能进食、消化功能正常的患者,依照上述原则进行营养支持;进食不足、消化功能差的或已有营养不良者,根据病情给予口服或管饲全营养型肠内营养剂;经肠营养不足者,给予肠外营养支持。

②化疗进行时:化疗当天,将早餐提前,晚餐推后,可避免或减轻恶心、呕吐等消化道反应。早餐食用清淡食物,量与平日相同,3～4 h 后行静脉化疗,可减少不适。化疗期间大量补水,减轻药物对消化道黏膜刺激,有利于毒素排泄。少食多餐,喝水与进食分开,少量多次,进食速度不宜过快。

③化疗间隙期:给予富含营养的高蛋白质、高热量、高维生素的食物,促进机体恢复。注意进食要循序渐进,从清淡少量开始,由半流质食物(如粥、烂面、蒸蛋等)过渡到普食。食物加工方法以炖、煮、蒸为主,必要时做匀浆。

④化疗期间除了营养饮食支持,还需要患者保持舒畅的心情,加强锻炼,提高免疫力,共同与疾病作斗争。

⑤对于化疗后恶心呕吐的患者建议如下:

a.少量多餐,避免空腹或腹胀。

b.避免进食太甜或太油腻的食物。

c.饭后可适度休息,但勿平躺。

d.在起床前后或运动前吃较干的食物。

e.远离有油烟或异味的地方。

⑥对于化疗后便秘的患者建议如下:

a.多食用蔬菜、水果及其他富含膳食纤维的食物(如芹菜)。

b.多饮水,以润滑肠道,软化粪便。

c.避免进食过于精细的食物,在食物中适当添加粗粮。

d.每日早晚空腹服用蜂蜜,可达到润肠通便的作用。

总之,合理的饮食对改善患者营养状态,提高机体免疫力,保证化疗按剂量按周期完成,减少化疗相关不良反应,改善患者生活质量,延长生存期非常重要。

知识链接

营养素缺乏综合征

更年期不是病,但若不给予关注,也会引起身体、心理的不适。更年期女性多种营养素缺乏(以缺钙为主)后出现情绪不稳定、易发脾气、失眠、盗汗等表现。如果女性营养素充足,经历更年期(卵巢功能衰退)时可以不经受更年期综合征的折磨。而且一个人卵巢功能衰退的时间也与营养素缺乏与否有直接的关系。营养素不缺乏的人,卵巢功能可以延续到五十多岁,甚至六十多岁,这与人的一生中的营养状况都有关系。

附:放、化疗期间食疗小秘方

一、鲜藕姜汁粥

(1)材料:鲜藕(去节)500 g,生姜汁 10 g,米 100 g。

(2)用法:鲜藕去皮,洗净切碎,与小米一同放入清水中,以小火慢煮,熟时加入姜汁即成。

二、红萝卜粥

(1)材料:红萝卜 250 g,小米 100 g。

(2)用法:红萝卜洗净切净,与小米一同放入清水中煮成粥,煮熟后,加适量姜粉、山楂粉即可。

三、清蒸鲫鱼

(1)材料:鲫鱼一条(500 g),冬笋 60 g,香菇 30 g,葱、姜各 25 g。

(2)用法:将鲫鱼去鳞、腮,内脏洗净,盛入盆中,把冬笋片、香菇、葱、姜依次排放在鱼身上,入锅内蒸 20 min,蒸好后调口味即可食用。

(姚月荣)

材料 28　烧伤老年人营养护理

一、烧伤的定义

烧伤是指机体组织被热力所损害,主要损害部位包括皮肤黏膜、皮下组织、关节、骨骼、肌肉、内脏等。烫伤属于热力烧伤的一种。

二、烧伤的原因

烧伤的原因有热力导致的烧伤、化学物质导致的烧伤、电导致的烧伤、放射性物质导致的烧伤。

1.热力导致的烧伤　多见于日常生活或见于意外事故。

2.化学物质导致的烧伤　如酸、碱、磷等导致的烧伤。

3.电导致的烧伤　大多是因为缺乏安全用电知识或操作不当等原因而发生意外事故导致的烧伤。

4.放射性物质导致的烧伤　多见于特殊情况如放射性物质的污染物污染皮肤,清洁不及时和不完全而引起的烧伤。

5.老年人烧伤的常见原因　因感觉迟钝引起的持续接触温度过高的物体(如电热毯等)引起的烧伤;发生意外事故(如晕厥、昏迷等)突然跌倒触碰火炉、热水等引起的烧伤;保健仪器出现故障、火灾等引起的烧伤。

三、烧伤的临床表现及分类

1.Ⅰ度烧伤(红斑性烧伤)　烧伤范围只伤及表皮的一部分,3～5 日可愈合,不留瘢痕。

2.浅Ⅱ度烧伤　烧伤范围包括整个表皮和部分乳头层。如果没有继发感染,1～2 周可愈合,愈合后不留瘢痕。

3.深Ⅱ度烧伤　烧伤范围达到真皮乳头层以下,但仍残留部分真皮和皮肤附件,如果没有引发感染,3～4 周自行愈合,常留有瘢痕。

4.Ⅲ度烧伤(焦痂性烧伤)　全部皮肤的烧伤,包括表皮、真皮及皮肤附件全部受损,创面修复依赖于手术修复。

5.Ⅳ度烧伤　烧伤范围到达肌肉、骨骼甚至内脏器官,创面修复依赖于手术植皮或皮瓣修复,严重者需截肢。

6.浅度烧伤　烧伤创面在伤后 21 日内自行愈合的烧伤,包括Ⅰ度烧伤和浅Ⅱ度烧伤以及部分较浅的深Ⅱ度烧伤。

7.深度烧伤　创面自行愈合需要 21 日以上的烧伤。包括深Ⅱ度烧伤、Ⅲ度烧伤和Ⅳ度烧伤,一般需要手术治疗。愈合后有瘢痕。

8.中度烧伤　成人 11%～30%(小儿 5%～15%)的烧伤面积或Ⅲ度烧伤面积小于 10%(小儿小于 5%),并且无严重并发症的烧伤。

9.重度烧伤　成人 31%～50%(小儿 16%～25%)的烧伤面积或Ⅲ度烧伤面积在 10%～20%(小儿

5%～10%）。有下列情况之一者:复合伤、全身情况严重或有休克、婴儿头面部烧伤超过5%;中、重度吸入性损伤。

四、烧伤患者的营养代谢特点

1. 能量和产能营养素代谢特点 烧伤后,初期因为创面需要愈合,所以机体代谢旺盛,能量消耗明显增加,6～7日能量需求量最高,随着感染的消退和创面的逐渐愈合,能量的需求也在逐渐减少达到基础水平;因为蛋白质的分解代谢速度比合成代谢速度快,所以呈现负氮平衡和低蛋白血症;烧伤早期糖代谢的特点是体内储存的肝糖原分解,导致血糖升高;烧伤后脂肪分解,导致皮下脂肪减少,血清中脂肪浓度增高。

2. 维生素代谢特点 烧伤后因为机体代谢较快,所以维生素处于缺乏的状态,尤其是B族维生素,同时维生素A、维生素E的水平也较低,维生素C的含量也不足。

3. 矿物质代谢特点 血清钾及其他细胞内液中的矿物质含量升高。

五、烧伤患者营养原则

1. 充足的能量 适量的蛋白质,以优质蛋白为主(占全天蛋白质供给量的70%)。

2. 给予足量的维生素 补充B族维生素、维生素A、维生素E、维生素C。给予富含维生素的食物。休克期以肠道内营养为主,经肠内营养泵控制,持续给予少量肠内营养制剂,保护维持结构感染;感染期以肠道外营养逐渐过渡到肠道内营养;恢复期给予肠道内营养。

六、老年人烧伤的预防

(1)加强生活的照顾,避免意外的发生。老年人日常生活护理如洗澡、洗脚应有人帮助,注意调节好水温。

(2)所使用的取暖物品温度适宜,不宜过高。

(3)安全使用保健设备、仪器。

(4)加强老年人安全意识,多进行安全方面的健康教育。

 能力检测

一、选择题

1.烧伤的原因不包括( )。

A.电伤 　　　　B.放射性物质 　　　　C.烫伤 　　　　D.摔伤

2.烧伤的临床表现及分类中不留瘢痕的是( )。

A.红斑性烧伤 　　B.焦痂性烧伤 　　C.Ⅳ度烧伤 　　D.重度烧伤

3.烧伤患者的饮食中优质蛋白占的比例应为( )。

A.50% 　　　　B.60% 　　　　C.70% 　　　　D.80%

4.烧伤患者补充维生素,应优先补充( )。

A.维生素A 　　　B.B族维生素 　　C.维生素C 　　D.维生素D

5.烧伤患者蛋白质的代谢特点是( )。

A.不缺乏蛋白质 　B.平衡状态 　　C.负氮平衡 　　D.代谢减慢

参考答案:

1.D 　2.A 　3.C 　4.B 　5.C

二、填空题

1.引起烧伤的原因包括( )、( )、( )、( )。

2.烧伤患者应补充的维生素包括( )、( )、( )、( )。

3.烧伤患者矿物质代谢特点是缺乏(　　　)。

4.中度烧伤指成人的烧伤面积在(　　　)。

5.重度烧伤指成人的烧伤面积在(　　　)。

参考答案:

1.热力导致的烧伤　化学物质导致的烧伤　电导致的烧伤　放射性物质导致的烧伤

2.维生素A　B族维生素　维生素C　维生素E

3.钾

4.11%～30%

5.31%～50%

(张玉婷)

材料 29　中华新饮食

中华新饮食习俗的基础是家庭化、个人化的良好饮食习惯,核心是合理的家庭化食物结构与个人化食物结构。中华新饮食习俗是对中国传统饮食习俗的继承和发展,继承和发展的是传统的精华、民族的精华。将民族的传统的理想变为现实,这是继承优秀传统文化的一种最好方式。

一、中国菜的神韵

一提起日本料理,人们很容易想到寿司;一提起韩国菜,人们很容易想到泡菜;一提到意大利饮食,人们很容易想到空心粉。一谈到中国菜,人们可能想到很多。其中极具代表性的有川菜,或者是湘菜,又或者是粤菜。这说明了中国菜博大精深,还说明了中国菜缺乏形象代表。

菜系可表现中华饮食艺术的不同流派、不同风格。中华饮食艺术本是一种鲜活的东西,各大菜系如鲁菜、川菜、湘菜、粤菜等,都已超出了行政区域划分的范围,并且同一菜系在不同的地域也存在着差别,北京的川菜与成都的川菜就有很大不同。中华饮食艺术主流是走向开放与交融,呈现出你中有我、我中有你的发展态势,并且正在融合,成为有共同基础的中国菜肴文化,甚至扩散为世界菜肴文化。中国菜的形象代表,应该在共同基础上寻找。

中国菜的共同基础是五味调和,五味调和既是艺术性要求,也是科学性要求,五味调和的实现方式是合理食物结构,这才是中国菜的形象代表。中国菜的基本结构为饭菜结构,无论什么菜系,都离不开饭菜结构;理想的结构是养充益助式日常食物结构、君臣佐使式食补食疗结构,这是中国菜的核心价值,是中国菜的神韵,也是中国菜的灵魂。中国菜的各个菜系可以千变万化,但万变不离其宗,这个宗就是食物结构,以上理想的两式食物结构模型,就是引领中国饮食文化的发展方向。

二、饮食活动的状态

饮食与健康的关系,是一种状态与另一种状态的关系。饮食是人的一种基本活动,每一个人的饮食都呈现出一种状态,或随意,或刻意,或重味,或清淡,每一个人的饮食活动状态都是可以描述的,也都有个人的特点。

饮食是人体健康的物质基础,饮食活动状态与健康状态有必然联系。一方面,一定的健康状态要求一定的饮食活动状态与之相适应;另一方面,一定的饮食活动状态直接影响甚至决定一个人的健康状态。从健康状态来分析,人体健康大致分为健康、亚健康、疾病状态,一个人处于不同的健康状态,对饮食活动状态的要求是不同的,健康人的饮食与患者的饮食不能是一样的。这个道理很简单,但是很多人总是在身体健康的时候,寻补药吃,这就是饮食活动状态的问题,健康人应该有健康人的饮食活动状态,患者应该有患者的饮食活动状态,健康人采用患者的饮食活动状态,没有病也会吃出病来。从饮食活动状态来说,良好的饮食活动状态,可带来健康状态;不良的饮食活动状态,必定导致食源性疾病状态。

饮食活动状态与健康状态存在因果关系。饮食活动状态是因,健康状态是果。当然,影响健康状态的因素包括工作状态、运动状态、精神状态等,但饮食活动状态是最重要的因素,影响甚至决定健康状态。

在中华文化中,对状态的研究有三个很重要的观点,就是整体观、有序观、稳定观,注重研究事物的整体状态、有序状态、稳定状态,使得结构具有整体性、有序性、稳定性。我们所说的饮食活动状态,主要指运用合理食物结构所形成的饮食活动状态,因而,饮食活动状态也是整体性、有序性、稳定性的统一。

研究饮食活动,不是研究某种食物,也不是针对身体某种状况,研究单一性食补、食疗方案,而是把食物以及食补、食疗方案,放在食物结构中去研究。饮食养生,不在于吃个黄瓜、西红柿获得相应营养素,而在于处于一种什么样的饮食活动状态,如果一个人长年累月沉浸于厚甘肥腻的饮食活动状态之中,别说吃黄瓜、西红柿,吃灵丹妙药都不管用。

饮食有两重性,一是吃滋味,中国古人概括为质、香、色、形、器、味、适、序、境、趣的"十美风格",饮食是悦口艺术,也是悦鼻艺术、悦目艺术、悦耳艺术,高层次的饮食是"吃艺术",是美食享受;二是吃滋养,更准确地说是"吃科学",无论是从营养素角度,还是从气机角度,其科学依据是人体的物质需要,我们讲的饮食养生,是从科学角度出发的。滋味、艺术与健康存在对立性,滋养、科学与健康保持统一性,这构成饮食与健康的矛盾运动。人的一生的生理性活动,都离不开这对矛盾。只讲滋味、艺术,而不讲滋养、科学,要付出健康代价;只讲滋养、科学,而不讲滋味、艺术,生活会缺少情趣。

从饮食者的角度来说,饮食是人生的一种享受,不仅是物质享受,也是精神享受,从饮食中获得愉悦感,是符合人性的。民以食为天,就是对这种人生目标的高度概括。民以食为天的解释不能仅仅停留在食物是赖以生存的最重要的东西上,也要体现人生价值。一个人只是从食物中获得生存,却没有从食物中获得人生的乐趣,那样的人生无疑是有遗憾的。

三、四季饮食举例

(一)春季

中国的饮食文化博大精深,所谓春气之应,养生之道也。

1. 芝麻粳米粥　芝麻 50 g 炒熟研末,加入粳米 100 g 煮成粥后,拌入芝麻末同食。此粥对肝肾功能不足、习惯性便秘等有良好疗效。

2. 薄荷粳米粥　薄荷 15 g,粳米 10 g,先将薄荷煎 15 min 取汁备用,将粳米煮粥,待粥将成时兑入薄荷汁并加入冰糖适量。中老年人春季吃薄荷粳米粥,可以清心怡神,疏风散热,帮助消化。

3. 芹菜粳米粥　芹菜 100 g 连根洗净,加水煮,取汁与粳米 100 g 同煮成粥,早、晚食用。春季肝阳易动,常使人头疼、眩晕、目赤,常吃此粥可平肝降压。

4. 菊花粳米粥　菊花 50 g,粳米 100 g,先将菊花煎汤,再将菊花汤与粳米同煮成粥。此粥对中老年人风热头痛、肝火目赤、眩晕耳鸣等症状有良好疗效。

5. 胡萝卜粥　胡萝卜 1～2 根(按个人喜好定)洗净切成细丝,沸水微煮后,与植物油、葱花、姜末等佐料炒后待用。用 100 g 粳米加水煮,快熟时加入炒好的胡萝卜同煮。起锅时撒些香菜、芝麻油。胡萝卜富含维生素 A,凡食欲不振或消化不良、皮肤干燥、夜盲症、高血压者,可经常食用此粥。

6. 韭菜　春季是韭菜鲜嫩可口的时候,是当下的时令菜。李时珍把韭菜描述为"肝之菜",就是因为肝主升发,而韭菜是温性食物,能起到助肝升发的作用。而且,韭菜含有挥发性精油及硫化物等特殊成分,可散发出一种独特的辛香气味,有助于疏调肝气,增进食欲,增强消化功能。韭菜的吃法很多,韭菜炒鸡蛋、韭菜炒猪肉、韭菜馅饺子等都是不错的选择。但并不是所有人都适合吃韭菜,口舌生疮、咽干喉痛及肝火旺盛的人最好少吃。

7. 豆苗　清明前后是吃豆苗的好时节。豆苗有清肝明目的食疗功效,它含有大量的镁及叶绿素,有助于排出体内毒素,保护肝脏,而且豆苗富含胡萝卜素和叶黄素,对保护视神经、改善视力非常有益。豆苗口感鲜嫩,易于烹制,操作非常简单。因为其草酸含量不高,所以不用切得很碎,甚至可以大段烹制。

比较推荐的清淡做法是上汤豆苗,即将豆苗用沸水快速焯熟,再淋上烧开的鸡汤。

8. 西蓝花 西蓝花有护肝的功效。西蓝花中含有的植物营养素、黄酮类化合物、类胡萝卜素、胡萝卜素和吲哚,能帮助肝脏化解各类化学毒素和致癌物。

9. 海带 海带具有消痰平喘、排毒通便的功效。海带富含藻胶酸、甘露醇、蛋白质、脂肪、糖类、粗纤维、胡萝卜素、维生素 B_1、维生素 B_2、维生素 C、碘、钙、磷、铁等多种成分,尤其是含丰富的碘,对人体十分有益。海带中的碘化物被人体吸收后,能加速病变和炎症渗出物的排出,有降血压、防止动脉硬化、促进有害物质排出的作用。同时,海带中的硫酸多糖能够吸收血管中的胆固醇,并把它们排出体外,使血液中的胆固醇保持正常含量。另外,海带中的甘露醇,具有良好的利尿作用,可以治疗药物中毒、水肿等,所以,海带是理想的排毒养颜食物。

10. 黑芝麻 黑芝麻含有大量的不饱和脂肪酸和维生素 E,对延缓皮肤衰老非常有益。黑芝麻可做成乌麻散。其制作方法如下:将黑芝麻用温水拌匀,入锅蒸,待冒汽时,即离火,再暴晒干。如此蒸晒几遍,研成细末。空腹以温水调服 10 g,饭前服下。

11. 苦瓜 苦瓜有解毒排毒、养颜美容的功效。古书记载苦瓜能除邪热,解劳乏,清心明目。苦瓜富含蛋白质、糖类、粗纤维、维生素 C、维生素 B_1、维生素 B_2、胡萝卜素、钙、铁等成分。现代医学研究发现,苦瓜中存在一种具有明显抗癌作用的活性蛋白质,这种蛋白质能够激发体内免疫系统的防御功能,增加免疫细胞的活性,清除体内的有害物质。苦瓜虽然口感略苦,但余味甘甜,近年来渐渐风靡餐桌。

12. 木耳 木耳有排毒解毒、清胃涤肠、和血止血等功效。古书记载,木耳能益气不饥,轻身强志。木耳富含碳水化合物、胶质、脑磷脂、纤维素、葡萄糖、木糖、卵磷脂、胡萝卜素、维生素 B_1、维生素 B_2、维生素 C、蛋白质、铁、钙、磷等多种营养成分,被誉为"素中之荤"。木耳中所含的一种植物胶质,有较强的吸附力,可将残留在人体消化系统的灰尘杂质集中吸附,再排出体外,从而起到排毒清胃的作用。

13. 春笋 春天是春笋尝鲜的好时节。春笋被推为"素食第一品""春天的菜王"。春笋味清淡而鲜嫩,营养丰富,含量较高的是纤维素、氨基酸。春笋不仅是佳蔬还是良药,中医临床研究发现,春笋具有利九窍、通血脉、化痰涎、消食胀等功效。

值得一提的是,春笋的不同部位还有着不同的做法,如嫩头可用来炒食;中部可切成笋片炒、烧或作为菜肴的配料;根部质地较老,可供煮、煨,以及与肉类、禽类一起熬汤,还可放在瓶罐中经发酵制成笋片。

烹制春笋菜肴前最好将春笋在沸水里先焯一下,煮 1~2 min,甚至可以煮更久一些,可软化粗纤维,有助消化。这样既可以去除春笋的涩味,吃起来更爽口,还能去除大量的草酸。

(二)夏季

1. 枇杷 初夏时节,黄灿灿的枇杷已挂满枝头,正如唐朝诗人白居易的诗句"淮山侧畔楚江阴,五月枇杷正满林。"枇杷是我国南方特有的水果,不但口感好,还有非常好的药用价值。

2. 西瓜 西瓜性凉,吃了不会引起上火心烦,而且含有丰富的钾盐。但注意西瓜放入冰箱的时间不要超过 3 h。

3. 草莓 草莓不但好吃,还有药用价值。中医认为它有去火功效,能清暑、解热、除烦。

4. 西红柿 尽管一年四季都可见,但西红柿在夏季最多,最甜,营养也最丰富。它同样可以清热解毒、平肝去火。

5. 绿豆 绿豆具有清热解毒、消暑利尿的功效。古书记载,用绿豆煮食,可消肿下气、清热解毒、消暑解渴、调和五脏、安精神、补元气、滋润皮肤;绿豆治疮肿、疗烫伤;绿豆皮解热毒、退目翳。但要注意的是,绿豆性凉,所以脾胃虚弱的儿童不宜多食,适量就好。

6. 三花清肝茶 菊花、金银花、茉莉花适量,放入茶壶,加入沸水,5 min 后便可饮用。三花清肝茶可养肝、护肝。适度饮用可改善口苦咽干的症状。适用于时常熬夜、加班、视物模糊、心情不畅者。

7. 乌龙茶 乌龙茶除具有提神益思、消除疲劳、生津利尿、解热防暑、杀菌消炎、解毒防病、消食去腻、减肥健美等保健功能外,还具有防癌症、降血脂、抗衰老等特殊功效,适当饮用可达到养肝的目的。

8. 理气消滞茶 苏叶 6 g,陈皮 3 g,炒莱菔子 6 g,炒山楂 3 g,一同放入茶碗,加入沸水,加盖 5 min,

即可饮用,有解表化湿、消食化滞的功效,适用于肠胃不适、胃脘胀闷或外感寒湿、内有积滞的感冒患者。

（三）秋季

1. 百合汤 百合除去杂质洗净,在清水中反复漂洗后加水入锅,用水煮至极烂,加入适量白糖,带汤一并食用,可作为结核病患者的食疗佳品。食用时虽略带苦味,但细细品味则苦中带甜,令人回味。

2. 菊花大枣枸杞粥 菊花是秋天的"花中仙子",能很好地帮助人体补气、补力、除燥、解毒,对现代人的高血脂、高血压等慢性疾病及亚健康状态,有很好的调理作用。大枣有补气益血等功效。枸杞有解热、止咳化痰等疗效。

3. 芋头粉蒸排骨 芋头富含淀粉,营养丰富,主要含有蛋白质、钙、磷、铁、多种维生素,特别适宜脾胃虚弱者、肠道疾病和结核病患者以及正处恢复期的患者食用,同样也是婴幼儿和老年人的食用佳品。

4. 豆沙红薯饼 红薯含有丰富的淀粉、维生素等人体必需的营养成分,还含有丰富的镁、磷、钙等矿物元素和亚油酸等,能保持血管弹性,对防治老年人习惯性便秘十分有效。

5. 蒜泥拌茄子 茄子含有丰富的维生素 A、维生素 B_1、维生素 D 及蛋白质和钙,可使人体血管变得柔软,还能散淤血,降低发生血管栓塞的概率。在秋季多吃茄子,对减少老年斑有一定的作用。

（四）冬季

1. 萝卜 秋渐冻,冬寒冷,吃太多的生萝卜会寒上加寒,因此秋冬吃萝卜建议吃熟萝卜,一来没那么寒凉,二来萝卜汁有助于生津解渴。 一道非常简单的食疗——萝卜炖橄榄,可预防冬天感冒。食滞是常见的感冒诱因,青橄榄清热利咽,萝卜下气消食化痰,两者相配味甘可口,有很好的清热去积功效,对咽喉肿痛、咳嗽上气患者有一定的辅助治疗功效,也有助于去食滞、解酒毒、预防感冒。

2. 冬季进补原则 一要有保温功能,即多吃能增加热能供给,富含脂肪、蛋白质和碳水化合物的食物,包括肉类、蛋类、鱼类及豆制品等。

二要有御寒功能,人怕冷与其体内缺乏矿物质有关。因此,应注意补充矿物质。中国人一般以五谷为养、五果为助、五畜为益、五菜为充。只要不偏食,基本就可以保证人体对钾、铁、钠等矿物质的需求。特别怕冷的人可多补充一些带皮的蔬菜。这类蔬菜生长在土壤里,其根部和皮壳中含有大量的矿物质及营养素。

 能力检测

1. 中国人"五谷为养、五果为助、五畜为益、五菜为充"饮食结构中的"五畜"指的是（   ）。

A. 牛、羊、猪、鸡、鸭

B. 牛、羊、鹅、鸡、鸭

C. 牛、羊、兔、鸡、鸭

D. 牛、羊、猪、鸡、犬

2. 在菜肴色系中,能给人以素洁、软嫩、清淡之感,被他色衬托时又能给人以鲜美的味觉启示,这种颜色通常是（   ）。

A. 白色 　　　　　　 B. 紫色 　　　　　　 C. 黄色 　　　　　　 D. 绿色

参考答案:

1. D　2. A

（白　柳）

附录 A　中国居民膳食营养素参考摄入量

中国居民膳食营养素参考摄入量见附表 A-1 到附表 A-5。

附表 A-1　能量和蛋白质的 RNIs 及脂肪供能比

年龄/岁	能量* RNI/MJ 男	能量* RNI/MJ 女	能量* RNI/kcal 男	能量* RNI/kcal 女	蛋白质 RNI/g 男	蛋白质 RNI/g 女	脂肪供能比/(%)
0～	0.4 MJ/kg		95 kcal/kg**		1.5～3 g/(kg·d)		45～50
1.5～							35～40
1～	4.60	4.40	1 100	1 050	35	35	
2～	5.02	4.81	1 200	1 150	40	40	30～35
3～	5.64	5.43	1 350	1 300	45	45	
4～	6.06	5.83	1 450	1 400	50	50	
5～	6.70	6.27	1 600	1 500	55	55	
6～	7.10	6.67	1 700	1 600	55	55	
7～	7.53	7.10	1 800	1 700	60	60	25～30
8～	7.94	7.53	1 900	1 800	65	65	
9～	8.36	7.94	2 000	1 900	65	65	
10～	8.80	8.36	2 100	2 000	70	65	
11～	10.04	9.20	2 400	2 200	75	75	
14～	12.00	9.62	2 900	2 400	85	80	25～30
18～							20～30
体力活动 PAL⁻							
轻	10.03	8.80	2 400	2 100	75	65	
中	11.29	9.62	2 700	2 300	80	70	
重	13.38	11.30	3 200	2 700	90	80	
孕妇		＋0.84		＋200		＋5,＋15,＋20	
乳母		＋2.09		＋500		＋20	
50～							20～30
体力活动 PAL⁻							
轻	9.62	8.00	2 300	1 900			
中	10.87	8.36	2 600	2 000			
重	13.00	9.20	3 100	2 200			
60～					75	65	20～30
体力活动 PAL⁻							
轻	7.94	7.53	1 900	1 800			
中	9.20	8.36	2 200	2 000			
70～					75	65	20～30
体力活动 PAL⁻							
轻	7.94	7.10	1 900	1 700			
中	8.80	8.00	2 100	1 900			
80～	7.74	7.10	1 900	1 700	75	65	20～30

*表示各年龄组的能量的 RNI 值与其 EAR 值相同。 **表示 AI 值,非母乳喂养应增加 20%。PAL⁻ 表示体力活动水平。凡表中数字缺如之处表示未制定该参考值。

附表 A-2　常量元素和微量元素的 RNIs 或 AIs

年龄/岁	钙/(AI/mg)	磷/(AI/mg)	钾/(AI/mg)	钠/(AI/mg)	镁/(AI/mg)	铁/(AI/mg)	碘/(RNI/μg)	锌/(RNI/mg)	硒/(RNI/μg)	铜/(AI/mg)	氟/(AI/μg)	铬/(AI/μg)	锰/(AI/mg)	钼/(AI/μg)
0~	300	150	500	200	30	0.3	50	1.5	15(AI)	0.4	0.1	10		
0.5~	400	300	700	500	70	10	50	8.0	20(AI)	0.6	0.4	15		
1~	600	450	1 000	650	100	12	50	9.0	20	0.8	0.6	20		15
4~	800	500	1 500	900	150	12	90	12.0	25	1.0	0.8	30		20
7~	800	700	1 500	1 000	250	12	90	13.5	35	1.2	1.0	30		30
11~	1 000	1 000	1 500	1 200	350	男16 女18	120	男18.0 女15.0	45	1.8	1.2	40		50
14~	1 000	1 000	2 000	1 800	350	男20 女25	150	男19.0 女15.5	50	2.0	1.4	40		50
18~	800	700	2 000	2 200	350	男15 女20	150	男15.0 女11.5	50	2.0	1.5	50	3.5	60
50~	1 000	700	2 000	2 200	350	15	150	11.5	50	2.0	1.5	50	3.5	60
孕妇														
早期	800	700	2 500	2 200	400	15	200	11.5	50					
中期	1 000	700	2 500	2 200	400	25	200	16.5	50					
晚期	1 200	700	2 500	2 200	400	35	200	16.5	50					
乳母	1 200	700	2 500	2 200	400	25	200	21.5	65					

凡表中数字缺如之处表示未制定该参考值。

附表 A-3 脂溶性维生素和水溶性维生素的 RNIs 或 AIs

年龄/岁	维生素 A /(RNI/μgRE) 男 女	维生素 D /(RNI/μg)	维生素 E /(AI/mg α-TE*)	维生素 B₁ /(RNI/mg) 男 女	维生素 B₂ /(RNI/mg) 男 女	维生素 B₆ /(AI/mg)	维生素 B₁₂ /(AI/μg)	维生素 C /(RNI/mg)	泛酸 /(AI/mg)	叶酸 /(RNI/μgDFE)	烟酸 /(RNI/mgNE) 男 女	胆碱 /(AI/mg)	生物素 /(AI/μg)
0~	400(AI)	10	3	0.2(AI)	0.4(AI)	0.1	0.4	40	1.7	65(AI)	2(AI)	100	5
0.5~	400(AI)	10	3	0.3(AI)	0.5(AI)	0.3	0.5	50	1.8	80(AI)	3(AI)	150	6
1~	500	10	4	0.6	0.6	0.5	0.9	60	2.0	150	6	200	8
4~	600	10	5	0.7	0.7	0.6	1.2	70	3.0	200	6	250	12
7~	700	10	7	0.9	1.0	0.7	1.2	80	4.0	200	9	300	16
11~	700 700	5	10	1.2	1.2	0.9	1.8	90	5.0	300	12	350	20
14~	800 700	5	14	1.5 1.2	1.5 1.2	1.1	2.4	100	5.0	400	15 12	450	25
18~	800 700	5	14	1.4 1.3	1.4 1.2	1.2	2.4	100	5.0	400	14 13	500	30
50~	800 700	10	14	1.3	1.4	1.5	2.4	100	5.0	400	13	500	30
孕妇 早期	800	5	14	1.5	1.7	1.9	2.6	100	6.0	600	15	500	30
中期	900	10	14	1.5	1.7	1.9	2.6	130	6.0	600	15	500	30
晚期	900	10	14	1.5	1.7	1.9	2.6	130	6.0	600	15	500	30
乳母	1 200	10	14	1.8	1.7	1.9	2.8	130	7.0	500	18	500	35

*表示 α-TE=α-生育酚当量。凡表中数字缺如之处表示未制定该参考值。

附表 A-4　某些微量营养素的 ULs

年龄/岁	钙/mg	磷/mg	镁/mg	铁/mg	碘/µg	锌/mg	硒/µg	铜/mg	铬/µg	锰/mg	钼/µg	维生素A/µgRE	维生素D/µg	维生素B$_1$/mg	维生素C/mg	叶酸/µgDFE#	烟酸/mgNE*	胆碱/mg
0~							55								400			600
0.5~				10		13	80								500			800
1~	2 000	3 000	200	30		23	120	1.5	200		80				600	300	10	1 000
4~	2 000	3 000	300	30		23	180	2.0	300		110	2 000	20		700	400	15	1 500
7~	2 000	3 000	500	30	800	28	240	3.5	300		160	2 000	20	50	800	400	20	2 000
11~	2 000	3 500	700	50	800	男37/女34	300	5.0	400		280	2 000	20	50	900	600	30	2 500
14~	2 000	3 500	700	50	800	42/35	360	7.0	400		280	2 000	20	50	1 000	800	30	3 000
18~	2 000	3 500	700	50	1 000	45/37	400	8.0	500	10	350	3 000	20	50	1 000	1 000	35	3 500
50~	2 000	3 500	700	50	1 000	37/37	400	8.0	500	10	350	3 000	20	50	1 000	1 000	35	3 500
孕妇	2 000	3 000	700	60	1 000	35	400						20		1 000	1 000		3 500
乳母	2 000	3 500	700	50	1 000	35	400					2 400	20		1 000	1 000		3 500

* 表示 NE 为烟酸当量。# 表示 DFE 为叶酸当量。60 岁以上磷的 UL 为 3 000 mg。凡表中数字缺如之处表示未制定该参考值。

附表 A-5　蛋白质及某些微量营养素的 EARs

年龄/岁	蛋白质/(g/kg)	锌/mg	硒/µg	维生素A/µgRE**	维生素D/µg	维生素B$_1$/mg	维生素B$_2$/mg	维生素C/mg	叶酸/µgDFE
0~	2.25~1.25	1.5		375	8.8*				
0.5~	1.25~1.15	6.7		400	13.8*				
1~		7.4	17	300		0.4	0.5	13	320
4~		8.7	20			0.5	0.6	22	320
7~		9.7	26	700		0.5	0.8	39	320
11~		男13.1/女10.8	36			男0.7/女0.7	男1.0/女1.0	13	320
14~		13.9/11.2	40			1.0/0.9	1.3/1.0	75	320
18~	0.92	13.2/8.3	41	700		1.4/1.3	1.2/1	66	320
孕妇　早期			50						
中期	+5		50						520
晚期	+5		50			1.3			
乳母	+0.18	+10	65				1.45	96	450
50~	0.92	8.3	50			1.3	1.4	75	320

* 表示 0~2.9 岁南方地区为 8.8 µg。北方地区为 13.8 µg。** 表示 RE 为维生素 A 当量。凡表中数字缺如之处表示未制定该参考值。

（白　柳）

附录 B 常用食物成分表

常用食物成分表见附表 B。

附表 B 食物成分表（食部 100 g）

食物类别	食物名称	食部/(%)	能量 /kJ	能量 /kcal	蛋白质/g	脂肪/g	膳食纤维/g	糖类/g	视黄醇当量/μg	硫胺素/mg	核黄素/mg	维生素C/mg	钙/mg	铁/mg	锌/mg
谷类及谷类制品	粳米（标一）	100	1 435	384	7.7	0.6	0.6	76.8		0.16	0.08		11	1.1	1.45
	粳米（特级）	100	1 397	334	7.3	0.4	0.4	75.3		0.08	0.04		24	0.9	1.07
	晚籼（特）	100	1 431	342	8.1	0.3	0.2	76.7		0.09	0.10		6	0.7	1.50
	籼米（标准）	100	1 452	347	7.9	0.6	0.8	77.5		0.09	0.04		12	1.6	1.47
	糯米（粳）	100	1 435	343	7.9	0.8	0.7	76.0		0.20	0.05		21	1.9	1.77
	糯米（紫红）	100	1 435	343	8.3	1.7	1.4	73.7		0.31	0.12		13	3.9	2.16
	富强粉	100	1 488	355	10.3	1.2	0.3	75.9	0	0.39	0.08	0	5	2.8	1.58
	小麦粉（标准粉）	100	1 439	344	11.2	1.5	2.1	71.5		0.28	0.08		31	3.5	1.64
	挂面（标准粉）	100	1 439	334	10.1	0.7	1.6	74.4		0.19	0.04		14	3.5	1.22
	挂面（精白粉）	100	1 452	347	9.6	0.6	0.3	75.7		0.20	0.04		21	3.2	0.74
	小米	100	1 498	358	9.0	3.1	1.6	73.5	17	0.33	0.10		41	5.1	1.87
	燕麦片	100	1 536	367	15.0	6.7	5.3	61.6		0.30	0.13		186	7.0	2.59
干豆类及豆制品	黄豆	100	1 502	359	35.1	16.0	15.5	18.6	37	0.41	0.20		191	8.2	3.34
	黄豆粉	100	1 749	418	32.8	18.3	7.0	30.5	63	0.31	0.22		207	8.1	3.89
	豆腐	100	339	81	8.1	3.7	0.4	3.8		0.04	0.03		164	1.9	1.11
	豆腐（南）	100	238	57	6.2	2.5	0.2	2.4		0.02	0.04		116	1.5	0.59
	腐竹	100	1 929	459	44.6	21.7	1.0	21.3		0.13	0.07		77	16.5	3.69
	千张	100	1 088	260	24.5	16.0	1.0	4.5	5	0.04	0.05		313	6.4	2.52
	香干	100	615	147	15.8	7.8	0.8	3.3	7	0.04	0.03		299	5.7	1.59

Note

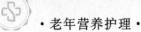

续表

食物类别	食物名称	食部/(%)	能量/kJ	能量/kcal	蛋白质/g	脂肪/g	膳食纤维/g	糖类/g	视黄醇当量/μg	硫胺素/mg	核黄素/mg	维生素C/mg	钙/mg	铁/mg	锌/mg
干豆类及豆制品	豆浆	100	54	13	1.8	0.7	1.1	0.0	15	0.02	0.02		10	0.5	0.24
	赤小豆	100	1 293	309	20.2	0.6	7.7	55.7	13	0.16	0.11		74	7.4	2.20
	绿豆	100	1 322	316	21.6	0.8	6.4	55.6	22	0.25	0.11		81	6.5	2.18
	豌豆	100	1 310	313	20.3	1.1	10.4	55.4	42	0.49	0.14		97	4.9	2.35
鲜豆类	扁豆	91	155	37	2.7	0.2	2.1	6.1	25	0.04	0.07	13	38	1.9	0.72
	蚕豆	31	435	104	8.8	0.4	3.1	16.4	52	0.37	0.10	16	16	3.5	1.37
	黄豆芽	100	184	44	4.5	1.6	1.5	3.0	5	0.04	0.07	8	21	0.9	0.54
	毛豆	53	515	123	13.1	5.0	4.0	6.5	22	0.15	0.07	27	135	3.5	1.73
	豇豆	97	121	29	2.9	0.3	2.3	3.6	42	0.07	0.09	19	27	0.5	0.54
	绿豆芽	100	75	18	2.1	0.1	0.8	2.1	3	0.05	0.06	6	9	0.6	0.35
	豆角	96	126	30	2.5	0.2	2.1	4.6	33	0.05	0.07	18	29	1.5	0.54
	豌豆（带荚）	42	439	105	7.4	0.3	3.0	18.2	37	0.43	0.09	14	21	1.7	1.29
根茎类	荸荠	78	247	59	1.2	0.2	1.1	13.1	3	0.02	0.02	7	4	0.6	0.34
	茭白	78	126	30	1.3	0.2	1.3	5.7	3	0.04	0.02	41	25	0.3	0.17
	甘薯（白心）	86	435	104	1.4	0.2	1.0	24.2	37	0.07	0.04	24	24	0.8	0.22
	甘薯（红心）	90	414	99	1.1	0.2	1.6	23.1	125	0.04	0.04	26	23	0.5	0.15
	胡萝卜（橙）	96	155	37	1.0	0.2	1.1	7.7	688	0.04	0.03	13	32	1.0	0.23
	凉薯	91	230	55	0.9	0.1	0.8	12.6		0.03	0.03	13	21	0.6	0.23
	白萝卜	95	84	20	0.9	0.1	1.0	4.0	3	0.02	0.03	21	36	0.5	0.30
	马铃薯	94	318	76	2.0	0.2	0.7	16.5	5	0.08	0.04	27	8	0.8	0.37
	藕	88	293	70	1.9	0.2	1.2	15.2	3	0.09	0.03	44	39	1.4	0.23
	山药	83	234	56	1.9	0.2	0.8	11.6	7	0.05	0.02	5	16	0.3	0.27

Note

续表

食物类别	食物名称	食部/(%)	能量 /kJ	能量 /kcal	蛋白质/g	脂肪/g	膳食纤维/g	糖类/g	视黄醇当量/μg	硫胺素/mg	核黄素/mg	维生素C/mg	钙/mg	铁/mg	锌/mg
根茎类	芋头	84	331	79	2.2	0.2	1.0	17.1	27	0.06	0.05	6	36	1.0	0.49
	春笋	66	84	20	2.4	0.1	2.8	2.3	5	0.05	0.04	5	8	2.4	0.43
茎,叶,苔,	菠菜(赤根菜)	89	100	24	2.6	0.3	1.7	2.8	487	0.20	0.18	82	411	25.9	3.91
花类蔬菜	菜花	82	100	24	2.1	0.2	1.2	3.4	5	0.03	0.08	61	23	1.1	0.38
	大白菜(青白口)	83	63	15	1.4	0.1	0.9	2.1	13	0.03	0.04	28	35	0.6	0.61
	小白菜	81	63	15	1.5	0.3	1.1	1.6	280	0.02	0.09	28	90	1.9	0.51
	大葱	82	126	30	1.7	0.3	1.3	5.2	10	0.01	0.12	8	24	…	0.13
	大蒜	85	527	126	4.5	0.2	1.1	26.5	5	0.04	0.06	7	39	1.2	0.88
	蒜苗	82	155	37	2.1	0.4	1.8	6.2	47	0.11	0.08	35	29	1.4	0.46
	茴香菜	86	100	24	2.5	0.4	1.6	2.6	402	0.06	0.09	26	154	1.2	0.73
	茭白	74	96	23	1.2	0.2	1.9	4.0	5	0.02	0.03	5	4	0.4	0.33
	金针菜	98	832	199	19.4	1.4	7.7	27.2	307	0.05	0.21	10	301	8.1	3.99
	韭菜	90	109	26	2.4	0.4	1.4	3.2	235	0.02	0.09	24	42	1.6	0.43
	芦笋	90	75	18	1.4	0.1	1.9	3.0	17	0.04	0.05	45	10	1.4	0.41
	芹菜茎	67	84	20	1.2	0.2	1.2	3.3	57	0.02	0.06	8	80	1.2	0.24
	花叶生菜	94	54	13	1.3	0.3	0.7	1.3	298	0.03	0.06	13	34	0.9	0.27
	茼蒿	82	88	21	1.9	0.3	1.2	2.7	252	0.04	0.09	18	73	2.5	0.35
	蕹菜	76	84	20	2.2	0.3	1.4	2.2	253	0.03	0.08	25	99	2.3	0.39
	莴苣笋	62	99	14	1.0	0.1	0.6	2.2	25	0.02	0.02	4	23	0.9	0.33
	西蓝花	83	138	33	4.1	0.6	1.6	2.7	1 202	0.09	0.13	51	67	1.0	0.78
	苋菜(青)	74	105	25	2.8	0.3	2.2	2.8	352	0.03	0.12	47	187	5.4	0.80
	小葱	73	100	24	1.6	0.4	1.4	3.5	140						

续表

食物类别	食物名称	食部/(%)	能量/kJ	能量/kcal	蛋白质/g	脂肪/g	膳食纤维/g	糖类/g	视黄醇当量/μg	硫胺素/mg	核黄素/mg	维生素C/mg	钙/mg	铁/mg	锌/mg
茎,叶,花类蔬菜	油菜	87	96	23	1.8	0.5	1.1	2.7	103	0.08	0.07	65	156	2.8	0.72
	圆白菜	86	92	22	1.5	0.2	1.0	3.8	12	0.03	0.03	40	49	0.6	0.25
瓜茄类	菜瓜	88	75	18	0.6	0.2	0.4	3.5	5	0.02	0.01	12	20	0.5	0.10
	冬瓜	80	46	11	0.4	0.2	0.7	1.9	13	0.01	0.01	18	19	0.2	0.07
	黄瓜	92	63	15	0.8	0.2	0.5	2.4	15	0.02	0.03	9	24	0.5	0.18
	苦瓜	81	79	19	1.0	0.1	1.4	3.5	17	0.03	0.03	56	14	0.7	0.36
	南瓜	85	92	22	0.7	0.1	0.8	4.5	148	0.03	0.04	8	16	0.4	0.14
	丝瓜	83	84	20	1.0	0.2	0.6	3.6	15	0.02	0.04	5	14	0.4	0.21
	西葫芦	73	75	18	0.8	0.2	0.6	3.2	5	0.01	0.03	6	15	0.3	0.12
	辣椒(尖,青)	84	96	23	1.4	0.3	2.1	3.7	57	0.03	0.04	62	15	0.7	0.22
	茄子	93	88	21	1.1	0.2	1.3	3.6	8	0.02	0.04	5	24	0.5	0.23
	灯笼椒	82	92	22	1.0	0.2	1.4	4.0	57	0.03	0.03	72	14	0.8	0.19
	番茄	97	79	19	0.9	0.2	0.5	3.5	92	0.03	0.03	19	10	0.4	0.13
咸菜类	腌雪里蕻	100	105	25	2.4	0.2	2.1	3.3	8	0.05	0.07	4	294	5.5	0.74
	榨菜	100	121	29	2.2	0.3	2.1	4.4	83	0.03	0.06	2	155	3.9	0.63
	酱黄瓜	100	100	24	3.0	0.3	1.2	2.2	30	0.06	0.01		52	0.7	0.89
	酱萝卜	100	126	30	3.5	0.4	1.3	3.2		0.05	0.09		102	3.8	0.61
	酱大头菜	100	151	36	2.4	0.3	2.4	6.0		0.03	0.08	5	77	6.7	0.78
	酱莴笋	100	96	23	2.3	0.2	1.0	3.1		0.06	0.05		28	3.1	0.42
菌藻类	海带	100	50	12	1.2	0.1	0.5	1.6		0.02	0.15		46	0.9	0.16
	金针菇	100	109	26	2.4	0.4	2.7	3.3	5	0.15	0.19	2		1.4	0.39
	口蘑	100	1 013	242	38.7	3.3	17.2	14.4		0.07	0.08		169	19.4	9.04

续表

食物类别	食物名称	食部 /(%)	能量 /kJ	能量 /kcal	蛋白质 /g	脂肪 /g	膳食纤维 /g	糖类 /g	视黄醇当量 /μg	硫胺素 /mg	核黄素 /mg	维生素C /mg	钙 /mg	铁 /mg	锌 /mg
菌藻类	木耳	100	858	205	12.1	1.5	29.2	35.7	17	0.17	0.44		247	97.4	3.18
	平菇	93	84	20	1.9	0.3	2.3	2.3	2	0.06	0.16	4	5	1.0	0.61
	香菇（干）	95	883	211	20.0	1.2	31.6	30.1	3	0.19	1.26	5	83	10.5	8.57
	银耳	96	837	200	10.0	1.4	30.4	36.9	8	0.05	0.25		36	4.1	3.03
	紫菜	100	866	207	26.7	1.1	21.6	22.5	228	0.27	1.02	2	264	54.9	2.47
水果类	菠萝	68	172	41	0.5	0.1	1.3	9.5	33	0.04	0.02	18	12	0.6	0.14
	草莓	97	126	30	1.0	0.2	1.1	6.0	5	0.02	0.03	47	18	1.8	0.14
	橙	74	197	47	0.8	0.2	0.6	10.5	27	0.05	0.04	33	20	0.4	0.14
	柑橘	77	213	51	0.7	0.2	0.4	11.5	148	0.08	0.04	28	35	0.2	0.08
	金橘	89	230	55	1.0	0.2	1.4	12.3	62	0.04	0.03	35	56	1.0	0.21
	梨	75	134	32	0.4	0.1	2.0	7.3		0.01	0.04	1	11		
	荔枝	73	293	70	0.9	0.2	0.5	16.1	2	0.10	0.04	41	2	0.4	0.17
	芒果	60	134	32	0.6	0.2	1.3	7.0	1 342	0.01	0.04	23	微量	0.2	0.09
	中华猕猴桃	83	234	56	0.8	0.6	2.6	11.9	22	0.05	0.02	62	27	1.2	0.57
	西瓜	56	105	25	0.6	0.1	0.3	5.5	75	0.02	0.03	6	8	0.3	0.10
	哈密瓜	71	142	34	0.5	0.1	0.2	7.7	153		0.01	12	4	0.2	0.13
	蜜橘	76	176	42	0.8	0.4	1.4	8.9	277	0.05	0.04	19	19	0.2	0.10
	苹果	76	218	52	0.2	0.2	1.2	12.3	3	0.06	0.02	4	4	0.6	0.19
	葡萄	86	180	43	0.5	0.2	0.4	9.9	8	0.04	0.02	25	5	0.4	0.18
	红果	76	397	95	0.5	0.6	3.1	22.0	17	0.02	0.02	53	52	0.9	0.28
	柿	87	297	71	0.4	0.1	1.4	17.1	20	0.02	0.02	30	9	0.2	0.08
	酸枣	52	1 163	278	3.5	1.5	10.6	62.7		0.01	0.02	900	435	5.6	0.68

Note

食物类别	食物名称	食部/(%)	能量/kJ	能量/kcal	蛋白质/g	脂肪/g	膳食纤维/g	糖类/g	视黄醇当量/μg	硫胺素/mg	核黄素/mg	维生素C/mg	钙/mg	铁/mg	锌/mg
水果类	桃	86	201	48	0.9	0.1	1.3	10.9	3	0.01	0.03	7	6	0.8	0.34
	香蕉	59	381	91	1.4	02	1.2	20.8	10	0.02	0.04	8	7	0.4	0.18
	杏	91	151	36	0.9	0.1	1.3	7.8	75	0.02	0.03	4	14	0.6	0.20
	鸭梨	82	180	43	0.2	0.2	1.1	10.0	2	0.03	0.03	4	4	0.9	0.10
	椰子	33	967	231	4.0	12.1	4.7	26.6		0.01	0.01	6	2	1.8	0.92
	樱桃	80	192	46	1.1	0.2	0.3	9.9	35	0.02	0.02	10	11	0.4	0.23
	柚	69	172	41	0.8	0.2	0.4	9.1	2		0.03	23	4	0.3	0.40
	枣	87	510	122	1.1	0.3	1.9	28.6	40	0.06	0.09	243	22	1.2	1.52
	枣（干）	80	1 105	264	3.2	0.5	6.2	61.6	2	0.04	0.16	14	64	2.3	0.65
坚果类	核桃	43	1 368	327	12.8	29.9	4.3	1.8	10	0.07	0.14	10			
	花生（炒）	71	2 464	589	21.9	48.0	6.3	17.3		0.13	0.12		47	1.5	2.03
	栗子	80	774	185	4.2	0.7	1.7	40.5	32	0.14	0.17	24	17	1.1	0.57
	南瓜子（炒）	68	2 402	574	36.0	46.1	4.1	3.8		0.08	0.16		37	6.5	7.12
	松子仁	100	2 920	698	13.4	70.6	10.0	2.2	2	0.19	0.25		78	4.3	4.61
	西瓜子（炒）	43	2 397	573	32.7	44.8	4.5	9.7		0.04	0.08		28	8.2	6.76
	葵花子（炒）	52	2 577	616	22.6	52.8	4.8	12.5	5	0.43	0.26	26	72	6.1	5.91
	杏仁	100	2 149	514	24.7	44.8	19.2	2.9		0.08	1.25		71	1.3	3.64
	榛子（干）	27	2 268	542	20.0	44.8	9.6	14.7	8	0.62	0.14		104	6.4	5.83
畜肉及其制品	羊肉（肥瘦）	90	848	203	19.0	14.1		0.0	22	0.05	0.14		6	2.3	3.22
	羊肉（瘦）	90	494	118	20.5	3.9		0.2	11	0.15	0.16		9	3.9	6.06
	牛肉（肥瘦）	100	807	193	18.1	134		0.0	9	0.03	0.11		8	3.2	3.67
	牛肉（瘦）	100	444	106	20.2	2.3		1.2	6	0.07	0.13		9	2.8	3.71

续表

食物类别	食物名称	食部/(%)	能量/kJ	能量/kcal	蛋白质/g	脂肪/g	膳食纤维/g	糖类/g	视黄醇当量/μg	硫胺素/mg	核黄素/mg	维生素C/mg	钙/mg	铁/mg	锌/mg
畜肉及其制品	香肠	100	2 125	508	24.1	40.7		11.2		0.48	0.11		14	5.8	7.61
	猪肝	99	540	129	19.3	3.5		5.0	4 972	0.21	2.08	20	6	22.6	5.78
	猪肉(肥瘦)	100	1 654	395	13.2	37.0		6.8	114	0.22	0.16		6	1.6	2.06
	猪肉(瘦)	100	598	143	20.3	6.2		1.5	44	0.54	0.10		6	3.0	2.99
	猪肉松	100	1 657	396	23.4	11.5		49.7	44	0.04	0.13		41	6.4	4.28
	猪小排	72	1 163	278	16.7	23.1		0.7	5	0.30	0.16		14	1.4	3.36
	猪血	100	230	55	12.2	0.3		0.9		0.03	0.04		4	8.7	0.28
禽肉及其制品	鸡腿	69	757	181	16.0	13.0		0.0	44	0.02	0.14		6	1.5	1.12
	鸡血	100	205	49	7.8	0.2		4.1	56	0.05	0.04		10	25.0	0.45
	土鸡	58	519	124	20.8	4.5		0.0	64	0.09	0.08		9	2.1	1.06
	肯德基(炸鸡)	70	1 167	279	20.3	17.3		10.5	23	0.03	0.17		109	2.2	1.66
	盐水鸭(熟)	81	1 305	312	16.6	26.1		2.8	35	0.07	0.21		10	0.7	2.04
	北京烤鸭	80	1 824	436	16.6	38.4		6.0	36	0.04	0.32		35	2.4	1.25
乳及乳制品	奶酪	100	1 372	328	25.7	23.5		3.5	152	0.06	0.91		799	2.4	6.97
	奶油	100	3 012	720	2.5	78.6		0.7	1 042		0.05		1	0.7	0.12
	全脂牛乳粉	100	2 000	478	20.1	21.2		51.7	141	0.11	0.73	4	676	1.2	3.14
	炼乳(罐头·甜)	100	1 389	332	8.0	8.7		55.4	41	0.03	0.16	2	242	0.4	1.53
	牛乳	100	226	54	3.0	3.2		3.4	24	0.03	0.14	1	104	0.3	0.42
	酸奶	100	301	72	2.5	2.7		9.3	26	0.03	0.15	1	118	0.4	0.53
禽蛋类	白皮鸡蛋	87	577	138	12.7	9.0		1.5	310	0.09	0.31		48	2.0	1.00
	红皮鸡蛋	88	653	156	12.8	11.1		1.3	194	0.13	0.32		444	2.3	1.01
	松花(鸭)	90	715	171	14.2	10.7		4.5	215	0.06	0.18		63	3.3	1.48

Note

续表

食物类别	食物名称	食部/(%)	能量 /kJ	能量 /kcal	蛋白质/g	脂肪/g	膳食纤维/g	糖类/g	视黄醇当量/μg	硫胺素/mg	核黄素/mg	维生素C/mg	钙/mg	铁/mg	锌/mg
禽蛋类	鸭蛋	87	753	180	12.6	13.0		3.1	261	0.17	0.35		62	2.9	1.67
	鸭蛋(咸)	88	795	190	12.7	12.7		6.3	134	0.16	0.33		118	3.6	1.74
鱼虾类	鳊鱼	59	565	135	18.3	6.3		1.2	28	0.02	0.07		89	0.7	0.89
	草鱼	58	472	113	16.6	5.2		0.0	11	0.04	0.11		38	0.8	0.87
	大黄鱼	66	402	96	17.7	2.5		0.8	10	0.03	0.10		53	0.7	0.58
	带鱼	76	531	127	17.7	4.9		3.1	29	0.02	0.06		28	1.2	0.70
	鳜鱼	61	490	117	19.9	4.2		0.0	12	0.02	0.07		63	1.0	1.07
	鲫鱼	54	452	108	17.1	2.7		3.8	17	0.04	0.09		79	1.3	1.94
	鲑鱼	61	433	104	17.8	3.6		0.0	20	0.03	0.07		53	1.4	1.17
	马面鲀(橡皮鱼)	52	347	83	18.1	0.6		1.2	15	0.02	0.05		54	0.9	1.44
	鲈鱼	58	439	105	18.6	3.4		0.0	19	0.03	0.17		138	2.0	2.83
	青鱼	63	485	120	20.1	4.2		0.2	42	0.03	0.07		31	0.9	0.96
	黄鳝	67	372	89	18.0	1.4		1.2	50	0.06	0.98		42	2.5	1.97
	鲐鱼	66	649	155	19.9	7.4		2.2	38	0.08	0.12		50	1.5	1.02
	小凤尾鱼	90	519	124	15.5	5.1		4.0	14	0.06	0.06		78	1.6	1.30
	小黄鱼	63	414	99	17.9	3.0		0.1		0.04	0.04		78	0.9	0.94
	银鱼	100	497	119	17.2	4.0		0.0		0.03	0.05		46	0.9	0.16
	海蜇皮	100	137	33	3.7	0.3		3.8		0.03	0.05		150	4.8	0.55
	螺蛳	37	248	59	7.5	0.6		6.0		微量	0.28		156	1.4	10.27
	乌贼(鲜)	97	351	84	17.4	1.6		0.0	35	0.02	0.06		44	0.9	2.38
	基围虾	60	423	101	18.2	1.4		3.9	微量	0.03	0.06		36	2.9	1.55

(白 柳)

参考文献

［1］ 邓一洁.老年护理学［M］.北京:北京出版社,2014.

［2］ 郑修霞.妇产科护理学［M］.5 版.北京:人民卫生出版社,2015.

［3］ 尤黎明,吴瑛.内科护理学［M］.5 版.北京:人民卫生出版社,2012.

［4］ 中国营养学会.中国居民膳食指南 2016［M］.北京:人民卫生出版社,2016.

［5］ 刘明,张泗鹏.中老年人营养指南［M］.北京:中国医药科技出版社,2013.

［6］ 夏海鸥.妇产科护理学［M］.3 版.北京:人民卫生出版社,2014.

［7］ 陈峥.老年病多学科整合管理［M］.北京:中国协和医科大学出版社,2013.

［8］ 李秋萍.内科护理学［M］.2 版.北京:人民卫生出版社,2007.

［9］ 刘均娥,范旻.临床营养护理学［M］.北京:北京大学医学出版社,2009.

［10］ 吴定,高云.食品营养与卫生保健［M］.北京:中国计量出版社,2008.

［11］ 高宇萍,袁静宇.食品营养与卫生［M］.北京:海洋出版社,2010.

［12］ 陶宁萍,王锡昌.食品营养与健康［M］.2 版.北京:中国轻工业出版社,2010.

［13］ 周文化,刘绍.食品营养与卫生学［M］.湖南:中南大学出版社,2013.

［14］ 李铎.食品营养学［M］.北京:化学工业出版社,2011.

［15］ 化前珍,胡秀英.老年护理学［M］.4 版.北京:人民卫生出版社,2017.

［16］ 张玉婷,王术华.儿科护理技术［M］.北京:人民卫生出版社,2018.